건강은 부엌에서 나온다

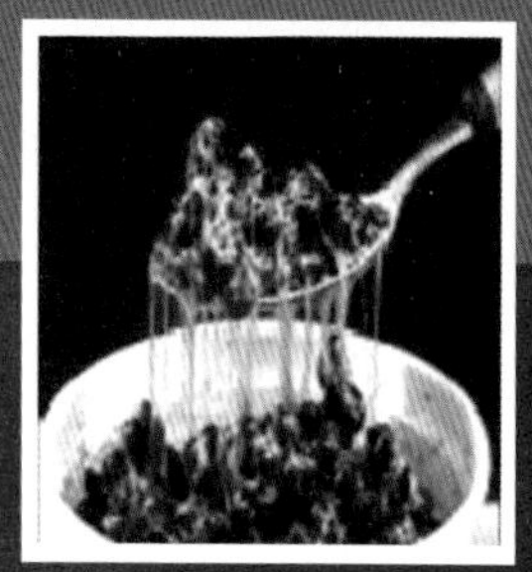

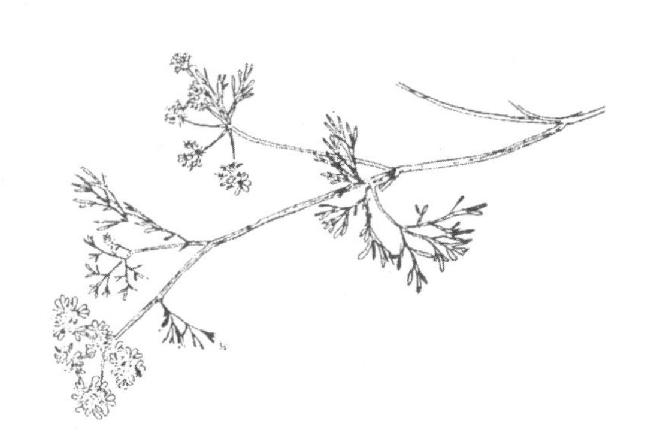

건강은 부엌에서 나온다

글쓴이 정민성

학민사

저자의 말

『건강을 위한 소금의 역할』

건강이야말로 이 세상의 그 무엇과도 바꿀 수 없는 가장 큰 재산이요 보람이다. 몸만 건강하면 어떠한 어려움이 닥쳤다 할지라도 그것을 거뜬하게 이겨내고 힘차게 일어설 수 있지만, 건강하지 못하다면 패망할 수밖에 없는 것이다.

그러므로 "돈을 잃은 것은 조금 잃은 것이요, 명예를 잃은 것은 많이 잃은 것이요, 건강을 잃은 것은 다 잃은 것이다"라는 말이 있다. 따라서 인류 탄생 이래 모든 사람들의 한결같은 소망은 건강하게 오래 사는 것이었고, 또 인류애로 삶을 일관했던 많은 선각자들은 질병에서의 해방을 위해 무던히도 정열을 쏟아왔다.

그러나 사람들은 역사상 아직 한번도 질병에서 해방된 기쁨의 세상을 누려보지 못하였다. 20세기에 들어서면서 사람들은 눈부시게 발전시킨 만능과학으로 으리으리하고 요란스런 각종 의료기재와 진기하고 기묘한 화학약품들을 풍성하게 생산해 냄으로써 병마를 퇴치하고자 하고 있지만, 병마는 오히려 현대인들이 만능과학의 시녀가 되어 주체성을 잃고 자연을 파괴하며 획일적으로 살아가는 것을 비웃기라도 하는 듯 각종 난치병, 불치병을 퍼뜨리고 있다.

그런데 만능과학에서 속수무책인 난치병, 불치병이 때로는 생활 주변에 널려 있는 하찮은 풀들로 거뜬하게 해결하게 되는 효험이 있음을 볼 때 사람들은 자연과 환경에 대해 새삼 감사하게 된다. 따라서 건강이란 남이 가져다 주는 것이 아니라 스스로의 섭생으로 가꾸는 것이요, 나아가 사람마다 집집마다 의약을 알고 주체성있게 자기식대로 살아가야 한다는 생활의약정신을 깨닫게 된다.

그리하여 저자도 생활 속의 건강법을 간추려 지금껏 신문, 잡지, 방송 등 각종 보도매체를 통해 외쳐오고 있다. 이에 독자와 시청자들은 저자의 서투른 글재주와 어눌한 말솜씨를 상관하지 않고 분에 넘치는 성원을 해주었고, 또 책으로 엮어내라는 주문도 만만치가 않았다.

이제 그간에 모아 두었던 스크랩을 뒤져보니 원고량은 한 권의 책으로 엮어낼만 하지만 내용을 훑어볼 때 다시 다듬어야 할 부분들이 적지 않게 눈에 띄었다. 그럼에도 불구하고 새로 써야 할 원고청탁에 쫓기다 보니 기왕의 원고는 미처 손질할 짬을 얻지 못하고 모아 두었던 스크랩만 그대로 학민사에 넘겨주게 되었다.

학민사는 민족적 충정이 유별난데다가 그간 저자의 다른 책인 『민족의약의 재발견』, 『우리 의약의 역사』, 『생활침뜸학』, 『침뜸치료학』 등을 발행해서 좋은 평판을 얻고 있는 터여서, 필자의 뜻을 헤아려 보완작업을 잘 해줄 것으로 믿고서 말이다. 저자로서의 책임을 다하지 못한 것이 못내 아쉽고, 아울러 독자들에게 송구함을 금할 길이 없다.

다만 이 책은 어디까지나 학술논문이 아니요, 생활 속에서 필요로 하는 일종의 잡문이기 때문에 책의 어느 장, 어느 쪽에서나 차례를 가릴 것없이 마음 내키는대로 읽어도 되고, 또 자기에게 해당되는 구절만을 찾아서 읽어도 되는 것이 특징이다. 독자들의 건강을 위한 소금의 역할을 해냈으면 하는 바램뿐이다.

끝으로 책을 알차게 꾸미기 위해 정성을 아끼지 않은 학민사 대표 김학민님과 그 직원들에게 깊은 감사를 표한다. 아울러 이 원고를 실어주었던 「한겨레신문」을 비롯하여 여러 보도매체 종사자들에게 이 기회를 통해 심심한 감사를 드린다.

정민성

차 례

3 보약이 되는 식물

4 바른 먹거리, 완전한 건강

5
건강하게 오래 사는 길

1
「우리 의약의 재조명」

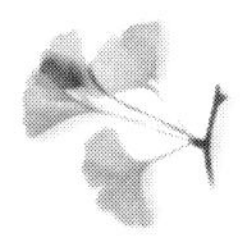

향약鄕藥이란 무엇인가

산 곱고 물 맑은 우리나라에는 곳곳마다 효능좋고 진귀한 약재들이 풍성하다. 우리 선조들은 이들 진귀한 약재들을 경험적으로 이용하여 질병을 퇴치하고 건강을 보호해 왔다. 슬기로운 우리 민중들은 하나의 풀로 하나의 병을 다스려 신통하기 헤아릴 바 없는 효험을 얻어내고, 그것을 묶어세워 향약학(鄕藥學)으로 발전시켰다.

그리하여 고려에서는 『향약구급방』, 『삼화자향약방』, 『향토고방』, 『향약혜민방』 등의 책을 내놓았고, 조선에서는 『향약간이방』, 『향약제생집성방』, 『향약채취월령』, 『향약집성방』 등 숱한 향약학 책들을 엮어내다가 『의방류취』, 『동의보감』 등으로 꽃을 피웠다.

그런데 이 땅을 강점한 일제는 우리의 빛나는 향약학을 중국의 후한(後漢)에서 옮겨온 것이라고 터무니없는 억지를 내세워 한방(漢方)이라 이름붙여 매도하고 말살하려 했는가 하면, 갖은 학대와 탄압을 가해서 민간요법으로 전락시켰다.

그 결과 지금 사람들은 향약학을 망각하고 민간요법이라 스스럼없이 말하고 있지만, 사실 그것은 일제의 교활한 공작에 의해 찢기고 발겨진 향약학의 조각들이다. 그리고 그 조각들은 애국애족정신에 불타는 향약 일꾼들의 피눈물 나는 노력과 뜨거운 사랑의 결정들이다.

사실 향약학에는 일상적 건강보호와 질병의 예방 및 치료에 대한 과학적 타당성을 갖는 수단과 방법들이 헤아릴 수없이 많다. 이를테면 양생요법, 온천요법, 한증요법, 식이요법, 부항요법, 침뜸요법, 약물요법 등등.

그 가운데 약물요법 몇가지만 들어 본다면 인삼·단너삼은 온몸 보(補)에, 승검초·송이마는 순환기 계통에, 살구씨·도라지는 호흡기 계통에, 조기·가물치는 비뇨기 계통에 이용하여 신비스런 효능을 얻어 내고 있다.

이제 우리는 치료의학으로 치닫고 있는 서양의학에만 매달리지 말고 향약학의 슬기를 재조명해서 일상적으로, 그리고 알뜰하게 스스로의 건강을 보호하는데 관심을 돌려야 하겠다.

향약의 정신

향약의 기본정신은 한마디로 신토불이(身土不二)이다. 신토불이란 일체의 생명은 향토에서 태어나서 살아가는 것이기 때문에 향토를 떠나서는 어떤 생명도 있을 수 없다는 뜻이다. 다시 말해서 일체의 사물은 시간과 장소와 조건의 제약 속에서 주체성있게 자주·자립·자활한다는 사상의 표현이다.

그것은 『향약집성방』의 서문에 "우리나라는 자연의 섭리에 따라 동쪽에 위치하게 되는데, 나라 안의 산과 바다에는 진기한 보물이 많고, 또 풀과 나무를 비롯해서 풍부한 약재가 생산되고 있다. 그러므로 민중의 질병을 다스리는데 부족함이 없다. 가까이 있는 것은 소홀하게 여기고 멀리서만 구하여 사람들이 병들게 되면 반드시 중국에서만 찾고자 하니 약을 얻기가 어렵게 됐다. 뿐만 아니라 7년병에 3년 묵은 쑥을 구하다가 병으로 죽게 된다. 그러나 오직 민간의 지혜있는 늙은이는 하나의 풀로 하나의 병을 다스리는데 그 효험이 신통하기 이를 데 없다. 또 우리 민족이 경험한 것을 분류해 놓게 됨에 따라 이로부터 약을 구하기가 쉽고 병을 다스리기 쉽게 되어 민중들은 편리하게 이용할 수 있게 되었다" 고 쓰고 있다.

또 『동의보감』의 서문에는 "……중국의 방서란 모두 대충 간추려 놓은 보잘것없는 것들이기 때문에 만족스럽지 못하므로 모든 방을 모아서 한 권의 책으로 묶는 것이 좋겠다. 우리나라에는 향약이 많이 나지만 사람들이 잘 알지 못하고 있다. 그러므로 옳게 분류하고 향명(鄕名)을 아울러 기록해서 민중으로 하여금 알기 쉽게 하고 ……"라고 하였다.

이와같이 우리 선조들은 신토불이의 정신에 따라 조국의 산과 들과 바다에 널려 있는 식물자원, 동물자원, 광물자원들을 효능높은 약재로 개발하여 향약을 집대성하였다.

그런데 지금 우리는 선조들의 슬기로운 가르침을 까맣게 잊어버린 채 무턱대고 외국 것에만 매달리고 있다. 먹거리, 입새, 살림터 그 모두를 서양 흉내나 내면서 넋을 잃고 있다. 더구나 방사선 처리를 해서 이미 생명력이 파괴되어 버렸기 때문에 '죽음의 신' 이라고 일컬어지고 있는 것들을 영양가높은 고급식품이라며 감지덕지하고 있다.

이 엄중한 현실을 헤쳐나갈 길은 오직 향약의 신토불이 정신을 되살려 우리 선조들의 슬기와 긍지를 구현하는 길 뿐이다.

향약사鄉藥史의 전개과정

민족의약의 시작

우리 겨레는 과학과 문화를 발전시키는 데서 빛나는 전통을 창조한 재능있고 지혜로운 문명한 겨레이다. 우리 겨레는 고대국가에서 민족 고유의 침요법, 뜸요법, 약물요법을 창출해서 건강을 관리하고 질병을 퇴치해 왔다.

현재에 전해오고 있는 우리 옛 문헌에는 "환웅이 마늘 20쪽과 쑥 1심지를 곰과 호랑이에게 주어 사람이 되게 하였다"는 기록이 있다. 그런데 이때 쑥과 마늘을 어떻게 이용하였는지에 대해서는 자세히 알 수 없다.

그러나 쑥 1심지라고 한 말에서 예나 지금이나 뜸을 뜰 때 쑥을 비벼 만든 불기둥을 쑥심지(애주)라 하고 있는 것을 보면 환웅이 이미 쑥을 뜸 재료로 이용하고 있었던 것이 아닌가 짐작하게 된다. 이를 밑받침해 주는 기록은 중국의 옛 문헌에 "오환인이 병이 있음에 쑥뜸을 알 뿐이다"(『삼국지』 위지 원기 용이전)라는 기술이다.

그리고 우리 겨레 고유 의약이 고대국가에서 독창적으로 발생·발전하였다는 사실에 대해서도 중국의 옛 문헌에서는 분명하게 밝혀 놓고 있다.

이를테면 『황제내경』의 「소문편」에는 이렇게 적혀 있다.

> 동쪽지역은 하늘과 땅이 시작되는 곳이다. 물고기와 소금이 많으며 바닷가에 있다. 그곳 사람들은 물고기를 먹고 짠것을 즐기며, 그 사는 곳이 편안하고 먹거리가 사치스럽다. 물고기는 사람의 속을 달게(뜨겁게) 하고, 소금은 피돌림을 억제한다. 그리하여 그곳 사람들은 얼굴이 검고 살갗이 성글게 되며, 그 병은 모두 뾰두라지(옹양)가 되는데 그 치료에는 돌침이 마땅하다. 그러므로 돌침이란 동방에서 온 것이다.
>
> 북방의 나라는 구름이 낮게 하늘을 덮고 있으므로 햇빛이 적은 곳이다. 거기는 고원지대이며 바람이 한냉하고 땅은 얼어 있다. 그곳 주민은 방목인이므로 일정한 곳에 상주하지 않고 항상 이주하여 우유같은 것을 주식으로 한다. 그 때문에 오장육부가 차가워져서 병에 걸리기 쉽다. 이런 경우에는 치료법으로서 뜸으로 지지고 볶는 요법이 적합하므로 이와같은 치료법은 북방나라에서 발달하여 그곳에서 전해진 것이다.

이밖에 "고조선 지역의 산 위에는 옥돌이 많고 그 밑에는 침돌이 많다"(『산해경』 동산경)이라든가, "병이 혈맥에 있으므로 돌침이라야 된다"(『사기』 사마정의 색은)는 등의 기록도 있다.

이상의 기록들은 중국의 동북쪽에 자리잡고 있던 우리나라의 지리적 위치, 식생활의 특성(중국과의 차이점), 질병의 차이, 치료법의 특이성을 지적하고 있다. 그리고 돌침요법과 쑥뜸요법을 발전시킬 수 있는 조건이 풍부하게 갖추어져 있다는 것을 지적해 놓고 있다.

모든 기술은 그 기술을 필요로 하는 사람들의 창조적 지혜와 노력에 의해 발생한다. 따라서 그 기술의 발생과 발전을 밑받침해주는 물질적 토대가 풍부해야 한다는 점을 고려할 때 돌침요법이나 쑥뜸요법에 필요한 침돌과 쑥이 풍부하게 널려 있는 우리나라에서 발생 · 발전할 수밖에 없었던 것은 당연한 이치다.

이를테면 환웅이 사용하였다는 마늘과 쑥에 대해서만 보더라도 중국 최초의 약물학 책인 『신농본초경』에는 없고, 기원전 5~6세기에 걸쳐 활동한 도홍경이 썼다는 『명의별록』에 처음으로 나타나고 있다. 이러한 역사적 사실은, 마늘과 쑥을 약으로 쓴 것은 우리 선조들의 고유한 경험과 발견으로써 그 뒤 이 경험이 중국에도 보급되게 되어 비로소 『명의별록』에 수록되게 된 것이라고 볼 수 있다.

민족의약의 체계적 발전

고대국가에서 시작된 우리 의약은 그뒤 발전을 거듭하면서 돌침을 뼈침, 구리침, 쇠침 등으로 바꿔갔고, 자연산 동식물 및 광물을 천연 그대로 경험적으로 이용하던 약물요법을 훨씬 진보·발전시켜 가공과 조작을 가하는 제약의 단계로 들어섰다.

따라서 일찍부터 상당한 수준의 화학적 지식을 갖고 그것을 약물요법에 이용해 왔다. 그것은 이웃나라의 옛 기록을 통해서 알 수 있다.

중국의 옛 문헌에는 "읍루족이 화살에 독을 발라 쓰는데 사람이 맞으면 모두 죽는다"(『위지』 동이전), "물길족(돌궐족)들이 항상 7~8월에 독약을 만들어 화살촉에 발라 짐승을 쏘는데 맞는 놈은 즉사하며, 약을 끓일 때 그 독기가 사람을 죽게 한다(『후위서』 물길 하)라는 기록이 있다.

이 기록에서 알 수 있는 것처럼 우리 선조들은 고대 시기에 벌써 일련의 약재를 가공하여 그 속의 독성물질을 분리시켜 썼으며, 또한 약을 끓이는 법, 바르는 법 등 여러가지 방법을 이용하였음을 알 수 있다. 따라서 약을 끓여서 독성물질을 추출해 썼다는 것은 약물에 대한 일정한 지식을 바탕으로 하고 있으며, 제약에 관한 높은 화학적 지식을 소유했다는 것을 말하여 준다.

뿐만 아니라 우리 선조들은 화학적 지식을 이용해서 연단술을 개발하여 늙지 않고 오래 산다는 선 사상의 바탕 위에 연단약을 만들어 먹으며 일상적 몸단련, 먹거리 위생, 환경위생 등에도 깊은 관심을 쏟고 발전시켰다.

그러므로 고대국가 시기보다 한층 발전한 국가조직을 이루고 있던 고구려, 백제, 신라의 세 나라 시기에서는 더욱 괄목할 만한 의약발전이 있었을 것은 불보듯 뻔한 일인데도 그에 대한 것은 현존하는 빈약한 문헌에서는 찾아볼 수 없다. 오직 외국 문헌의 단편적 기록에 의해 고구려에 『로사방』, 백제에 『백제신집방』, 신라에 『신라법사방』, 『신라법사류관비밀요술방』, 『신라법사비밀방』이라는 의약책이 있었다는 것을 알 수 있을 뿐이다.

향약의 정립

남북 두 나라 시기에 신라에서는 나라말을 '향어'라 하였고, 또 우리 고유의 노래말을 '향가'라 하였다는 역사적 기록은 누구나 다 잘 알고 있는 사실이다. 이것은 우리 고유 것을 아끼는 신라 민중들이 당나라 문물에 대칭적으로 우리 것에는 모두 고국 또는 고향의 뜻을 갖고 있는 '향' 자를 붙여서 불렀다는 단편적 증거이다. 그러므로 신라 시기에는 우리 고유의 약에도 당 의약을 지칭하는 '당약'과 대칭적으로 '향약'이라 이름했으리라 짐작된다.

그러나 불행하게도 이것을 밝힐 수 있는 기록은 나타나 있지 않다. 다만 고려 중기인 12세기 후반에 들어서면서 비로소 '향약'이라는 낱말이 분명하게 기록되어 전해오고 있을 뿐이다.

그것은 잦은 외국 침략자들의 우리 문화 말살책동과 김춘추 이래 후기 신라 통치자들을 비롯하여 고려와 조선의 통치자들에 이르기까지 한결같이 당을 비롯한 외국 문물에만 매달리면서 민족의 문물을 홀대하였다는 사정과 관련한 것이다.

봉건통치자들이 외국 의술에 매달렸던 하나의 예를 든다면 1079년 고려 문종이 늙은 데다가 풍비증(뇌출혈 후유증)을 앓게 되었는데, 우리나라에 좋은 약과 뛰어난 의료일꾼들이 있다는 것은 아랑곳하지 않고 송나라에 약과 의사를 보내줄 것을 요청한 사실을 두고도 잘 알 수 있다.

그런데 이같은 사실은 당시 애국적 의료일꾼들의 큰 반발을 사게 되었다. 당장 끼니를 때울 한 됫박의 알곡이 아쉬운 빈민 대중은 값비싼 '당재' 약 따위는 알지도 못하였으며, 남의 나라 치료법같은 것에는 애당초 관심도 없었다.

뿐만 아니라 부유한 지배층이 흔히 벌려 놓던 미신적 행위인 부처에 공양할 경제적 여유도 갖지 못했다. 그렇기 때문에 빈민 대중이 질병 치료에 이용할 수 있는 것은 오직 고향산천에 풍성하게 널려 있는 약초와 약재였다. 게다가 애국적 의료일꾼들의 실천과 경험에 의해 우리 것에 대한 확신을 갖게 됨에 따라 고대 의약을 발전시켜 향약으로 정립하게 되었다.

그런데 이렇게 정립된 향약이란 단순히 고향산천에 나는 약재를 일컬음이 아니라, 그것은 우리 전통의학이 토대하고 있는 우리나라의 산과 들, 그리고 바다와 강에서 나는 모든 약재와 그 이용법에 대한 총칭이며, 나아가 중국약을 당재라 부르는데 대치하여 우리의 약을 긍지높게 강조한 애국적이고 애족적인 민족의약의 학술명이었다.

평민 출신 의료일꾼들의 탄생

앞에서 본 바와 같이 11세기 후반부터 점차 우리나라 약재에 기초하여 모든 질병을 치료하고 그에 대한 정연한 체계를 세우려는 애국적·진보적 지향이 대두되기 시작했다. 그리하여 12세기에서 14세기에 이르기까지만 해도 향약을 체계화하고 그에 기초한 치료경험을 정연하게 제시하는 『향약구급방』, 『향약혜민방』, 『향약고방』, 『삼화자향약방』, 『향약간이방』 등 많은 의약책들이 쏟아져 나오게 됐다.

이것은 봉건시기 보건 발전에서 한 단계를 구획하는 의의있는 결과로서 우리 의약의 새로운 물질적 증거로써 우리 보건 발전의 새로운 국면을 열어주는 의의있는 현상이었다.

12세기 이후 빛나는 향약의 발전에 따라 우리 의료일꾼들은 약재의 형태학적·약리학적 감별능력이 매우 높아졌으며, 질병에 대한 이해도 과학적으로 상당히 근접하고 있었다.

예를 들면 사삼이 고려와 중국에서 같은 이름으로 불리우고 있지만, 실물에 있어서는 중국의 사삼과 고려의 더덕(사삼)이 다르다는 것을 고려의 의료일꾼들은 알고 있었다. 또한 측백나무씨는 경주 것이 제일이라는 등 현대약물학의 성과에서 보여주는 것처럼 약재가 그 생산지에 따라 성분이나 작용에 있어서 상당한 차이가 있다는 것도 알고 있었다.

이같은 향약은 조선에 들어서면서 더욱 발전하여 『향약집성방』(전85권), 『의방류취』(전365권), 『동의보감』(전25권)이라는 방대한 의약책과 함께 수많은 향약책들이 쏟아져 나오면서 더욱 심화 발전하였다.

1444년 훈민정음이 창제됨에 따라 『언해태산요록』, 『언해구급방』, 『언해창진집』 등 국문으로 주석을 단 의학책들이 출판 보급되어 의약지식과 기술을 보다 광범한 민중들이 가질 수 있게 되었다. 그것은 건강과 생명보호를 위한 투쟁에서 민중의 힘을 증대시켰을 뿐아니라 보건사업 발전에서도 민중들의 재능과 창조성이 광범하게 반영될 수 있게 하였다.

그리하여 조선조 시기에는 의약책의 출판 보급에 평민 출신 의료일꾼들이 널리 참가하여 민중의 창조적 지혜와 노력을 기울였다는 중요한 특징을 드러내게 되었다.

물론 조선조에서도 고려와 마찬가지로 방대한 규모의 의약책 집필 및 편찬사업은 국가가 직접 조직 집행하였다. 그러나 조선조 시기에는 민간 의료일꾼들의 진출이 두드러졌고, 또 그들의 저작은 독특한 이론과 경험을 통해 높은 가치를 담보하고 있었다.

그것은 우리 침구의학 발전에 커다란 의의를 부여하고 있는 허임의 『침구경험방』과 사암의 『사암도인침구요결』, 그리고 우리 전통의약의 소아과의학 성과를 집대성한 조정준의 『급유방』, 또 구급질병 치료에 이바지한 이경화의 『광제비급』, 향약의 임상실천에 이바지하였을 뿐아니라 향약 고유의 전통을 고수하면서 그를 한 단계 높은 수준으로 발전시킨 황도연의 『의종손익』과 『의방활투』, 『방약합편』, 그리고 사상체질론을 새롭게 창안해낸 이제마의 『동의수세보원』 등은 다 평민 출신 민간 의료일꾼들의 노작이다.

바로 이러한 노작은 조선 5백년 의약사에 지울 수 없는 위치를 차지하였을 뿐아니라 어떤 기존 이론과 권위에도 오염되지 않은 민중들이 실천 속에서 체험하고 체득한 신성한 이론과 방법을 담은 것이다. 나아가 그 체계와 내용이 독특하고 실천에 크게 이바지하고 있는 것으로 현재에도 커다란 의의를 갖고 있다.

이와같은 사실은 『의종손익』 하나만 들어봐도 알 수 있다. 『의종손익』

은 저자인 황도연에게 동네 사람들이 찾아와서 그의 저서로 이미 세상에 널리 알려진 『부방편람』을 재판하여 민중들에게 널리 보급하자는 제의를 하게 되자, 이에 감격한 황도연이 늙은 나이에도 민중들의 성의에 보답하고자 『부방편람』을 보완하여 쓴 책이다.

이 책이 집필되자 민중들은 자신들의 힘과 지방의 원료로 한 장 두 장 종이를 뜨고 인쇄하여 귀중한 의약책을 남기게 했다. 그것은 민중 자신들이 겪는 육체적 고통을 덜고자 하는 피나는 노력과 뜨거운 정성의 결실이었다.

개화파 보건정책의 좌절

19세기에 들어서면서 세계의 정세는 급변하고 있었다. 18세기부터 움트기 시작했던 자본주의적 관계는 더욱 성장하여 새로운 자본주의적 관계와 낡은 봉건주의적 관계의 모순이 한층 심화되었다.

한편 구미 자본주의 국가들을 비롯하여 뒤늦게 자본주의에 뛰어든 일본 등은 식민지 확보에 전력투구하여 19세기 중엽부터 본격적으로 이민족 침략을 감행하고 있었다.

이러한 정세 밑에서 조선 봉건사회에도 국가부강을 이룩하기 위해 낡은 제도를 청산하고 새로운 질서와 사상이 나와야 한다는 사회적 요구에 의해 개화사상이 태동하기 시작하였다. 개화사상은 우리나라에서 처음으로 봉건제도의 청산과 자본주의 제도의 수립을 주장한 부르조아 계몽사상이었다. 또한 개화사상은 반봉건적 부르조아적 성격과 함께 반침략적 애국적 성격도 띠고 있었다.

이같은 개화사상은 19세기 70년대 초에 와서 김옥균을 위시한 개화사상가들의 정치세력인 개화파를 형성하였는데, 개화파들은 의약기술을 발전시키는 새로운 보건정책을 펴는 것이 근대화 초석의 하나로 보고 있었다.

그리하여 개화파들은 자기들의 정책 주장을 실현하기 위해 1884년 부르조아 혁명을 일으켰는데, 이 혁명은 침략자들의 교활한 책동에 의해 3일천하로 막을 내리게 되고, 개화파들이 내놓은 어느 하나도 실현되지 못하고 말았다. 그러나 개화파들이 내세운 보건에 대한 주창은 뒷날 보건사업을 근대적으로 개혁해 나가는 데 중요한 역할을 하였다.

구체적으로 1894년 갑오개혁 때 보건사업 개혁에 반영되었다.갑오개혁에서 탄생한 내각에서는 혁신 관료들에 의한 관제개혁안에서 조선 5백년동안 존속되어 온 일체의 의료관제가 폐지되고 모든 위생사업은 내부아문에 소속된 위생국이 맡아 해내게 되었다. 그리고 관립의학교가 설립되어 근대 의약지식을 습득한 진보적 의료일꾼들을 우리 손으로 양성해내기 시작했다.

제국주의 침략자들, 특히 일제 침략자들은 우리나라에서 일고 있던 진보적 사회정치운동을 적대시하고 말살하는데 수단방법을 가리지 않았는데, 거기에 부패무능한 조선조 봉건통치자들의 매국매족행위가 맞아떨어져 5천년의 전통을 자랑하는 향약을 비롯해서 조국과 민족을 송두리째 침략자들의 아가리에 밀어넣고 말았다.

그리하여 가장 야만적인 일제는 우리나라를 강점한 뒤 우리 보건체계를 완전하게 틀어쥐고 자기들식으로 개편하여 의료수탈을 강화하고, 또 향약을 말살시키는 놀음을 반세기에 가깝게 벌였다. 일제는 우리 고유의 향약을 중국의약의 아류라 매도하는가 하면, 향약을 실천하는 의료일꾼들에게서 의사나 약사라는 칭호마저 박탈해 버리고 한껏 그 지위를 낮추어 의생이니 한약종상이니 하는 이름을 붙여 갖은 학대와 탄압을 자행했다.

일제의 향약 말살정책

일제는 이 땅에서 의료기술을 상술화하고, 그것을 우리 민족의 피를 빨기 위한 수탈기술로 최대한 악용하였다. 제국주의자들이 의료사업을 벌여 수탈을 강화하는 것은 식민지 착취의 한 고리이다. 자본주의 사회에서는 의술이 인술이기를 포기하고 돈벌이를 위한 상술로 둔갑하는 것은 당연한 사리이다.

그러므로 일제가 망하고 미군정이 바뀌어 독립정부가 들어선 우리나라에 있어서도 자본주의를 지향하는 정치질서 속에서 미국 자본주의 의료체제를 흉내내는 자만이 의료혜택을 누릴 수 있는 정황이 심화되어 가고 있다.

그러나 우리 헌법에는 모든 국민은 건강하게 살 권리를 누릴 수 있다고 규정해 놓고 있다. 그렇다면 가진 자보다 안가진 자가 훨씬 더 많은 우리 국민들 가운데 안가진 자는 어떻게 건강할 수 있을까?

우리는 5천년 유구한 전통의술을 갖고 있다. 조국강산에는 부족할 것없는 약재들이 풍성하게 널려 있다. 조국강산에 풍성한 약재를 이용해서 건강을 누리자는 것이 향약의 기본정신이다. 이 향약정신을 다른 말로 '신토불이' (身土不二)라 한다.

향약정신인 신토불이를 실천하는 방편은 '업' 이 아니라 '도' 다. 그러므로 향약에서는 의업이라 하지 않고 의도라 한다. 업에는 돈이 문제지만 도에는 인이 문제다. 그리하여 의도에서는 인술을 말한다. 따라서 인술을 행하는 의도만이 진짜 의술일 수 있다. 인술이 없는 의술은 의술이 아니라 상술이다. 상술에는 피도 눈물도 없고 오직 돈만이 있다. 돈, 그것은 필요의 악이지 절대 선이 아니다.

그런데 오늘의 의료현실은 돈이 절대 선인 것처럼 보여지고 있고, 그에 따라 국민의 건강은 수렁에 빠져 있다. 거듭 강조하거니와 수렁에 빠져 있는 국민의 건강을 구할 수 있는 길은 향약정신을 되새겨서 신토불이를 실천하는데 있는 것이다.

향약의 부흥과 고려의 의약정책

향약이란 우리 나라에서 산출되고 있는 약재를 이용해서 우리의 손으로 우리 겨레의 건강을 다스린 의약을 의미한다. 즉 우리나라 말을 향어, 그리고 우리 글과 노래를 향가라 했듯이 향약이란 중국의 의약을 당약이라 부른 데 대한 우리 의약의 대명사이다. 따라서 향약이란 그것이 겨레를 위해서, 겨레에 의해서, 겨레 속에서 탄생하고 발전하고 부활하고 있다. 뿐만 아니라 향약이란 개인주의자이건 계급주의자이건 그 어떠한 주의주장하에서도 배타적으로, 개인 또는 계급이나 계층의 이윤추구의 수단으로 되어서는 안된다는 것을 기본 사명으로 하고 있다.

그러함에도 불구하고 정권욕에 눈이 어두웠던 일부 집권층과 철없는 추세파들은 역사의 마디마디에서 외세를 등에 업고 향약을 쓸어버리려 했었다. 그러나 이 땅에서 태어나 이 땅에서 살아야만 하는 이 땅의 민중들은 향약으로 연명하고, 향약으로 정신을 가다듬어 줄기차게 일어서곤 하였으며, 현명한 지도자들은 향약을 부흥시켜서 국민의 건강을 알뜰하게 보살핌으로써 튼튼하게 다듬고자 했었다.

이와같은 최초의 기록을 우리는 고려의 역사에서 읽을 수가 있다. 물론 고려는 형식적이나마 신라 왕실의 후계자인 것처럼 위장했기 때문에 당나라의 문물제도를 모방했던 신라의 문물제도를 답습하면서 의약도 표면적으로는 당약을 이용하고 있었다.

그러나 고려는 의학이라는 교육기관을 중앙에 설치한데 지나지 않은 신라의 의약 교육정책을 쇄신해서 건국 초에 중앙과 서경에 의학원을 두고, 지방 12목에 의박사를 두어 주·군·현의 자제들을 비롯해서 서인·악곡·잡류까지 의약을 교육케 하였다. 그리고 신라에서는 엄두도 내지 못했던 의약교육에 대한 법령을 제정·반포하고, 과거제도를 실시하여 의약지식을 선양하고 보급하는 데 심혈을 기울였다.

그리고 이상과 같은 의약제도를 그 미비한 점이 발견될 때마다 그때그때 보충하고, 또 부적절한 점을 개혁하면서 향약을 발전시켜 왔었다. 고려의 의약은 중국·인도·아라비아·거란·여진·일본 등의 의약과 교류하면서 고려 중기에 이르러서는 더욱더 활력을 띠게 되었고, 또 자국산 약재로써 자국민의 질병을 치료코자 하는 의약 자립의 민중적 요구가 거세게 일어나게 되어 마침내 대장도감에서는 『향약구급방』 상·중·하 3권 1책을 간행하게 되었고, 『삼화자향약방』, 『향약고방』, 『향약혜민방』 등 수종의 향약책을 펴내게 되었다.

그런데 이들 의약책은 사변적 이론에 치중하고 있는 『의경』의 지식보다는 실제 치료에 응용할 수 있는 임상에 중점을 두고 있다는 데서 그 가치를 높이 평가할 수 있다.

이상과 같은 향약책의 간행은 우리 의약을 자주적 방향으로 발전시키는 기초가 되었을 뿐아니라 우리의 자연과학 내지 일반 문화의 전통을 형성하는 데도 크게 공헌하게 되었다는 것은 두말의 여지가 없다.

이와같은 고려의 의약제도도 여러 차례 변혁을 하고 있는 것은 사실이다. 그러나 그 대체적인 골격은 중앙에 의약행정을 총괄하는 태의감(전의사)과 한림원을 두고 있으며, 또 서민의 구료사업을 당당하는 제위보(제위포), 동서대비원, 혜민국 등을 두었고, 또한 병부와 전옥서에도 각각 의약인을 배속시켰다. 궁중에는 상약국(봉의서), 사선서, 동궁관에 각각 의약인을 배속시켰다.

그리고 지방에는 서경유수관의 의학원에 분사태의감, 판감, 지감, 약점을 두고, 동경유수관과 남경유수관을 비롯해서 태도호부·방어진·주·부·군·현에 각각 약점을 두고 의약인을 배치하였는데, 주·부·군·현의 호수에 비례하여 약점사의 수를 증감하였다. 즉 1천호 이상에는 약점사 4명, 5백호 또는 3백호 이상에는 약점사 2명, 1백호 이상에는 약점사 1명을 두었다. 그리고 1천호 이상에는 동서제방어사 진장현령관에 약점사 2명을 배속시켜 지방의 의약제도의 불비한 점을 보충하기도 했고, 이밖에도 학문이 있는 지도급 인사들이나 승려들에게도 의약을 권장하여 그들로 하여금 사심없이 민중의 질병을 구제하도록 하게 했다.

이와같은 고려의 의약제도는 조선 5백년 동안에도 그 대체적인 골격이 유지·계승·발전되면서 문자 그대로의 인술을 베풀어 의약의 독점이나 영리추구를 배격하고 있었다.

따라서 오늘날 우리 의약인들이 언필칭 인술을 내세우면서도 법질서 유지와 의약의 질적 향상이라는 미명 하에 영리추구의 수단으로 사유화하고, 또 독점과 경쟁의 와중에서 방황하고 있는 의약현실 타파에 향약정신은 많은 시사점을 주고 있는 것이다.

향약과 민족의 생리生理

우리 겨레는 먼 옛날부터 이 땅의 특산품인 침돌을 이용하여 침술을 창안하였고, 또 조국강산에 풍성하게 널려 있는 동식물자원 및 광물자원을 건강보호와 질병치료에 써왔다.

슬기로운 우리 민중들은 반만년 오랜 역사과정에서 건강보호와 질병치료의 실천을 통하여 훌륭한 경험을 축적하고 또 그것을 체계화하고 향약학으로 묶어세워, 고려 시기에는 『향약구급방』, 『삼화자향약방』, 『향약고방』, 『향약혜민방』 등의 책을 펴냈고, 조선 시기에 들어서서는 『향약간이방』, 『향약제생집성방』, 『향약채취월령』, 『향약집성방』, 『의방류취』, 『동의보감』으로 정립하여 민족 민중의약의 성과를 높였다.

물론 이와같은 향약책은 실천적 생활 속에서 얻어낸 것이기 때문에 경험적인 내용이 많이 담겨 있다. 그러나 향약학 속에는 근대의학에서 알지 못하고 있는 치료 효과와 약재의 가공 및 배합과 처방 등 훌륭한 경지들이 들어 있다. 뿐만 아니라 우리 민중들이 개발한 향약재에는 그 효능이 높고, 또 거기에는 수많은 성분들이 들어 있으며 그것들의 생리활성도 다양하다.

현대의 임상실천을 통해 약물치료과정에서 얻게 된 중요한 경험의 하나는, 치료에서 성과를 거두려면 여러가지 생리작용을 가진 복합성분제재의 약품이 있어야 한다는 것이다. 그것은 어떤 질병이건 유기체 전반에 영향을 주지 않는 질병이란 없다는 사실과 관련한다.

따라서 질병을 효과적으로 치료하기 위해서는 유기체 전반에 대한 치료를 해야 하며, 그렇게 하려면 향약재와 같은 여러가지 생리작용을 가진 성분으로 이루어진 종합적인 의약품이 필요한 것이다. 바로 그렇기 때문에 화학제재 약으로 질병을 치료하는 서양의학의 치료법을 대증요법(증상치료법)이라 하며, 생약재를 쓰는 동양의학 치료법 등을 원인치료법 또는 전신치료법이라 한다.

그리고 모든 생명은 생활환경과 조건에 따라 생리 및 병리의 특성을 갖고 있으므로 우리 민족 특유의 생리와 병리를 고려하여 우리 민중들이 개발한 향약치료법은 우리 민중들의 체질적 특성에 맞으며 부작용도 없는 것이다.

그것은 향약재란 넓은 의미에서 우리 민중들이 오랜 기간의 진화과정에서 이용해온 먹거리 성분이라 볼 수 있을 뿐아니라, 향약 치료란 우리 민중들의 오랜기간의 치료경험에 기초하여 이루어진 민족민중 의약이기 때문이다.

민중의약으로서의 향약

국민은 건강하게 살 권리가 있다. 또 국가는 국민의 건강을 보호해야 할 의무가 있다. 따라서 의약계에 종사하는 사람들은 국민들의 건강을 위해서 철저하게 봉사해야 할 책임이 있다. 그럼에도 불구하고 지금 이 땅의 정부는 그 의무를 다하지 못하고 있고, 의약 종사자들은 샛길로 빠지고 있다. 그래서 대다수 국민들의 건강은 말이 아니다.

예로부터 산 곱고, 물 맑고, 살기좋고, 불로장생하고, 문화의 요람이라던 동방의 등불은 지금 모질고 사나운 외풍에 휘말려서 가물거리고 있다. 반만년 오랜 전통 속에서 갈고 닦아놓은 향약의 슬기도 어둠 속으로 밀려난 지 오래됐다.

7백여 종의 약초와 침과 뜸, 그리고 도인법(導引法)을 재료로 삼아 '홍익인간' 했던 환웅천황의 뜻을 이어받아 비바람 눈서리 속에서도 이 겨레의 건강을 알뜰하게 보살펴 오면서 한때는 일본·중국 등지에까지 그 위용을 드날리기도 한 것이 향약이다.

그러나 근래에 와서는 외세에 밀려 찌들대로 찌들어 버렸다. 그래서 요새 사람들은 차라리 잊어야 할 문화유산으로 홀대하면서 향약부흥운동마저 외면하다 못해 조소하고 비난하곤 했다. 그러나 겨레 전승의술인 향약은 지금도 가난하고 서럽고 고달픈 민중들의 보건수단으로서 그 소임을 다하고 있다.

한방이다 양방이다, 옳거니 그르거니 자랑하고 비난하면서 인명존중보다는 돈벌이 수단으로써 위력을 과시하여 제도권의 특혜를 누리고 있는 의약들에 구박받으면서도 향약은 홍익인간의 사명에 충실하고 있다.

향약의 세계관

반만년 오랜 역사와 전통에 빛나는 우리 전승의약인 향약은 그것이 단순히 질병 치료만을 위한 수단이요, 기술인 것이 아니라 모든 사람들이 한 생을 진실하고 보람차게 살아가자는 지혜요, 길이요, 깨우침이다. 그래서 향약은 기술을 자랑하고, 돈을 벌고, 권위를 내세우는 의학이 아니라 부귀와 공명도 팽개쳐 버리고, 또 특권도 차별도 뭉개버리면서 오직 우주와 인생의 질서를 성실하게 실천해 나아가자는 '의도' 그것인 것이다.

사람은 만물의 영장이다. 그 수명이 본래 4만 3천 2백여일, 즉 120살을 살 수 있는 것인데, 사람의 몸에 있는 염통은 임금의 역할을 맡았으므로 신(정신)의 밝음이 거기서 나고, 허파는 전달하는 역할을 맡았으므로 생리를 다스리고 조절하며, 간은 장군의 역할을 맡았으므로 작전에 능하고, 쓸개는 치우치지 않고 바르게 하는 역할을 맡았으므로 판결을 잘하며, 젖가슴은 신하의 역할을 하므로 기쁨과 즐거움이 생기고, 지라(비장)와 밥통은 창고와 같으므로 다섯가지 맛을 알고, 큰창자는 전하여 인도하는 기관이므로 변화가 나오며, 작은창자는 풍성하게 받아들이는 그릇이므로 물과

곡식을 소화하고, 콩팥은 억세고 곧으므로 기교가 있고, 삼초는 헤쳐나가는 직책을 맡았으므로 물길이 트이고, 오줌통은 섬 가운데 도회와 같으므로 진액을 간직하는 곳이다.

따라서 이 12기관은 서로 연관성을 깊게 갖고 있다. 그러므로 임금이 현명하면 신하가 평안하다는 이치를 몸소 터득하여 잘 양생하면 장수하며, 세상을 마칠 때까지 위태로운 일이 없을 뿐아니라 양생하는 법으로 정치를 하면 천하가 크게 번창하는 법이라고 했다.

다시 말해서 사람의 몸은 한 나라와 같은데, 가슴과 배는 궁궐과 같고, 피부는 성곽과 같으며, 사지는 들과 같고, 뼈마디는 관리와 같으며, 신(정신)은 임금이요, 피는 신하요, 기는 민중이다. 그러므로 기를 아껴서 몸을 다스릴 줄 알면 나라도 다스리고 민중을 사랑해서 그 나라를 편안하게 할 수 있는 것이라 했다.

이상에서 알 수 있는 것처럼 향약의 세계관은 개체 곧 국가(사회)요, 국가 곧 개체라는 입장을 견지하고 있다. 그러므로 향약의 세계관에서 볼 때 개체의 건강없이 국가(사회)의 건강이 있을 수 없고, 또한 국가(사회)의 건강없이는 개인의 건강과 천수(생물학적 수명)는 생각할 수 없게 되는 것이다.

뿐만 아니라 이러한 세계관은 모든 생명은 각자가 태어나서 살고 있는 하늘의 기와 땅맛을 먹어야만 건강하게 살 수 있다는 신토불이 사상을 강조하고 있는 것이다.

다른 말로 표현하자면 모든 것은 시간과 장소와 조건에 매어 있다는 말로 요약해도 좋을 것이다. 즉 시간과 장소, 이것을 우리는 우주라고 표현하고, 우주 속에서 국가적, 사회적, 가정적, 개인적 조건을 다스리면서 살아가고 있는 사람의 몸을 소우주라고 하고 있는 것이다.

그렇다면 우주는 무엇을 바탕으로 해서 어떠한 법칙으로 운행하고 있다고 향약에서는 보고 있는 것일까? 우주란, 그것이 대우주이든 소우주이든 한마디로 기를 바탕으로 해서 뭉쳐진 태극(존재)이 음양오행의 이치대로 무한세계에로 운행하고 있다고 본다.

태극 그것은 하찮은 먼지알에서부터 끝도 갓도 없는 천체에 이르기까지 삼라만상의 개별적 존재를 이름이요, 음양 그것은 태극이라는 존재의 양면성이며, 오행이란 태극이라는 존재의 운동법칙이다.

그러므로 음양을 설명하고자 할 때 흔히 음을 그늘·밤·밑·뒤·오른쪽·약함·오목함·굽힘·머뭇거림·작음·물·여자…… 등으로 이해하고, 양을 볕·낮·위·앞·왼쪽·불거짐·곧음·나아감·큼·불·남자…… 등으로 이해하고 있지만, 그것을 부호로 나타낸다면, 음은 ㅡ·△·□…… 등으로 해도 좋고, 양은 ㅣ·▽·○…… 등으로 해도 상관없다. 그런데 이때 주의해야 할 것은 음이든 양이든 결코 절대적 고정불변의 것이 아니라 항상 발전·변화하고 있는 상대적이라는 점이다. 그래서 역리에서는 "음은 양으로 넘어가고 양은 음으로 넘어가는 것을 태극(혹은 도)이라고 한다"고 하고 있는 것이다.

뿐만 아니라 음은 음대로, 양은 양대로 모순의 통일을 이루고 있다고 보고 있는데, 그것이 바로 3음(소음·태음·궐음)과 3양(소양·태양·양명)의 이론이다. 3음3양의 운행은 양적 증가를 통해서 질적 변화에로 이행하게 되는데, 이때 운행법칙을 오행=오운=오도=오상으로 정리하고, 그것을 편의상(이해를 돕기 위해) 나무·불·흙·쇠·물의 형상을 빌려서 설명하게 되는 것이다. 그리고 또 오행에는 상생·상극·복승…… 등 원리가 있다.

아무튼 향약의 인생관·사회관·국가관·우주관은 태극이라는 존재에 대한 음양오행의 법칙 적용에 철저하고 있는 것이다. 그러므로 향약을 공부하자면 이상과 같은 세계관 연구에서부터 첫발을 내디뎌야 한다.

향약의 질병관

우리의 전승의학인 향약에서는 인체란 기(氣:이것을 철학적으로는 양이라 한다)와 피(血:이것을 철학적으로는 음이라 한다)의 조화로 형성된 외적 모습이요, 또 인체가 생생활활(生生活活)하고 있는 생명활동이란 기와 피가 조화를 유지하는 지속적 운동으로 보고 있다.

그리고 인체의 기와 피의 조화를 위해 오장육부가 각기 다른 역할을 분담하고 있다고 보고 있다. 다시 말해서 기와 피가 조화를 이루게 하는 과정에서 염통은 질서(禮)를 담당하고, 비장은 믿음(信)을 담당하며, 허파는 옳음(義)을, 콩팥은 슬기(智)를, 간장은 어짐(仁)을 당당하게 된다고 본다. 그리고 이와같은 사정은 사람들의 기쁨(염통의 작용), 생각(비장의 작용), 슬픔(허파의 작용), 두려움(콩팥의 작용), 노여움(간의 작용) 등의 감정을 통해서 현상적으로 나타나게 되는 것이라고 보고 있다. 이것을 생체운동의 내적 조건 혹은 내적 요인, 즉 내인이라고 한다.

세상 만물의 존재와 운동은 일정한 시간과 공간 속에서만 가능한 것처럼 인체의 존재와 그 생명활동도 일정한 시간(예를 들면 새벽·아침·낮·저녁 · 밤, 또는 봄 · 여름 · 가을 · 겨울 등)과 일정한 공간(예를 들면 동 · 서 · 남 · 북, 또는 상하 · 전후 · 좌우 등) 속에서 그 시간과 공간을 채우고 있는 바람 · 차가움 · 더위 · 습기 · 마름 · 불기 등의 영향을 받으면서 작용하고 있다고 보고 있다. 이것을 생명운동의 외적 환경 혹은 외적 요인, 즉 외인이라고 한다.

따라서 사람들은 내적 요인의 요구를 충족시키기 위해서 먹고 마시고 숨을 쉬고 있으며, 또한 외적 환경의 구속을 벗어나기 위해서 일을 하고, 활동을 하며, 쉬고, 잠을 자게 되는 것인데, 이 때에 내적 조건, 혹은 외적 환경이 어느 한편으로 기울게 된다면 바로 기와 피의 조화가 이즈러지거나 망가지게 되는 것이라고 한다.

다시 말해서 사람들이 과식 · 과음 · 편식 · 비식 · 폭식 · 생식 · 냉열식 · 약독 · 식독 등 먹고 마시는 일의 무절제, 혹은 과로 · 무사 · 방종 · 다민 · 불민 등 기거(起居)의 불규칙 때문에 인체의 어딘가에서 기와 피의 조화가 이즈러지고 망가지게 된다는 것이다.

따라서 향약에서는 기와 피의 조화가 이즈러진 상태를 질병이라고 하고 있으며, 또한 기와 피의 조화를 이즈러지게 한 원인이 사람의 몸 안에 있을 때, 즉 내적 요인(내인)에 의해서 질병이 발생하였다면 내상(內傷)이라 부르고, 그 원인이 몸 밖에 있을 때, 즉 외적 요인(외인)에 의해서 질병이 발생하게 되었다면 그것을 외감(外感)이라 부르고 있다.

그리고 원인이 있는 곳에 반드시 결과가 나타나듯이, 내상이든 외감이든 생리작용에 이상현상을 나타내게 되는 것인데, 이때의 이상현상을 증후 혹은 병증이라고 부른다. 예를 들면 배가 아프다든가, 머리가 욱신거린다든가, 열이 난다든가, 추워서 오돌오돌 떨게 된다든가 하는 현상이 나타나는 것을 증후 혹은 병증이라고 하는 것이다.

그런데 질병치료술에는 배나 머리가 아프면 진통제를 쓰고, 열이 나면

해열제를 쓰는 따위 '증상 바로 치료' 라고 내세우면서 질병의 본질을 외면한 채 현상(병증)에만 매달리고 있는 치료술이 있는가 하면, 병증이란 어디까지나 기와 피가 이즈러졌다는 신호에 지나지 않는다고 보는 입장에서 그 신호에 따라 질병의 근본원인을 찾아내서 본질적 치료를 하는 원인치료 요법이 있게 된다. 그런데 향약의 질병치료 요법은 본질적 치료인 원인요법을 행하고 있다.

예를 들어 어떤 환자의 관절염을 치료하고자 할 때에 관절에 염증이 생겨서 쑤시고 아프다는 증상을 치료하는 것이 아니라, 관절염이라는 증상을 일으키고 있는 원인이 과연 무엇인가를 밝혀내서 다스리게 된다. 다시 말해 관절염을 일으키는 원인이 바람(風)인가, 습기(濕)인가, 아니면 차가움(寒)인가를 찾아내서 그에 상응한 치료를 하게 되는 것이다.

그러므로 향약의 질병관은, 질병이란 무엇이(내인 또는 외인을 이루는 생활상의 불섭생과 불섭식 및 사회적·자연적 환경의 불편 등), 어디에(오장과 육부, 혹은 피부와 근골 등), 어떻게(질병의 세력:허인가 아니면 실인가) 작용하고 있는가를 살펴서 이른바 치병팔강(治病八綱:汗·吐·下·和·溫·凉·補·消)의 법칙을 구사하고 있다.

이상과 같은 질병관과 치료의 법칙을 우리 전통사회의 정치·경제·문화·예술 등 사회 전반에 통틀어 광범위하게 활용해 왔으며, 또 빛나는 성과를 올렸던 자랑스런 전통을 가지고 있는 것이다.

향약과 약초 연구

약초라 함은 의약품의 원료, 또는 그 자체가 질병 치료에 쓰이고 있는 자연에서 생산되는 식물을 말한다. 이것을 다른 한편에서는 약용식물이라고도 하고 있다.

그런데 우리 조상들은 식물뿐 아니라 자연에서 생산되고 있는 동물과 광물들도 질병 치료에 이용하였으며, 그 과정을 통해서 우리의 고유 의약인 향약을 발생 · 발전시켜왔다. 그러므로 향약의 약재는 약용식물, 약용동물, 약용광물로 구성되어 있다. 물론 그 구성 약재의 80~90%를 약용식물이 차지하고 있는 것은 두말의 여지가 없다. 그래서 향약에서는 약품을 말할 때 '약초' 라고 부르고 있는 것이다.

그런데 향약에서 말하고 있는 단일 약초에는 참으로 많은 성분들이 들어 있다. 그것은 하늘과 땅의 기운이 시간과 조건 속에서 종합적이고도 통일적으로 작용하여 형성된 약초이기 때문이다. 그리고 그 생리활동도 매우 다양하다. 바로 이 점이 인체라는 복잡하고 다양한 유기체의 생리활성을 돕는데 약초가 갖는 장점으로 작용하고 있는 것이다.

왜냐하면 어떤 사소한 질병이나 하찮은 생리적 부조화라도 그것은 인체라는 유기체 전반에 미치고 있기 때문이다. 따라서 현대의약의 임상 실천 과정에서도 질병을 효과적으로 치료하고 보다 건전하게 생리를 활성화시키자면 여러가지 생리작용을 갖고 있는 복합성분의 약물이 있어야 한다는 경험적 결론과도 불가분의 관계가 있는 것이다.

그렇기 때문에 분석적 단일성분을 화학적 합성품으로 만든 약물을 사용하고 있는 서양의약적 치료방법은 인체라는 유기체의 일부분에는 유효하지만 또다른 어떤 부분에는 반드시 나쁜 영향을 끼치게 되는 것이다. 이 점에서 서양의약적 치료방법은 증상치료법 혹은 대증치료법이라고 하는 것이요, 반면에 유기체 전반에 작용을 하는 약초를 이용하는 향약적 치료방법을 전신치료법 혹은 원인치료법이라고 하는 것이다.

따라서 우리 조상들이 집대성한 향약의 약초 연구는 오랜 기간 동안의 치료경험에 기초하여 형태적·생태적 고찰과 맛(味)과 기운(氣), 색깔(色)을 통해서, 그리고 생태와 형태를 통해서 유익함과 유해함이 인체 각기관에 어떻게 작용하고 있는가를 규명해 놓고 있다.

물론 이와같은 약초 연구는 다분히 경험적·사변적인 면이 있다는 것도 부인할 수는 없다. 그러나 향약의 약초 연구의 성과는 현대 의약학에서 알지 못하고 있는 치료의 속성, 약재의 가공과 배합, 처방법 등 다양하고 심도높게 개척·개발해 놓고 있는 것도 사실이다.

그리고 우리 조상들이 약초 연구에서 얻어낸 경험적 사실과 사변적 원리는 현대과학에서 주장하는 실험적 이론에 많은 자료를 제공할 뿐아니라 어떤 경우에는 현대과학의 실험적·과학적 이론을 선도하고 있다는 사실을 알아야 한다.

다시 말해서 향약에서 주장하고 있는 신토불이 사상도, 제주도의 밀감을 육지에 옮겨 심으면 탱자가 된다는 따위와 같이 식물의 화학성분은 개체 발육과정의 외적 조건(기후, 토양 등 생태적 조건)에 의하여 변화하고 있다는 현대 생화학의 실험적 결과가 증명하고 있는 것이다.

예를 들어 본다면 담배가 물이 많은 데서 자라면 수확성은 높아지지만 니코틴, 레몬산 등의 함량은 낮아지게 되는 것처럼, 모든 식물이 건조하거나 더운 지방에서 자랄 때에는 알카로이드 함량이 높게 되고, 반면에 춥거나 습한 지방에서 자랄 때에는 알카로이드 함량이 낮아지게 된다는 실험적 결론이 이를 증명해 주고 있다

하나의 약초라 할지라도 개체의 기관에 따라서 맛과 기운과 색깔이 다르듯이 그 약효도 달라지게 된다는 향약의 주장(예를 들면 마황의 줄기는 땀을 내는데 유효하지만, 뿌리는 땀을 거둬들이는 데 유효하다는 따위)은, 현대과학의 실험에서 식물이 함유하고 있는 물의 함량은 대개 70~90%인데, 개체의 식물을 분석해 볼 때 비교적 생리활성이 왕성한 잎 · 꽃 · 열매 등에는 수분이 90%, 또는 그보다 많이 함유되어 있으나, 그와 반대로 생리활성이 비교적 완만한 뿌리 또는 땅속 저장기관에는 70~80%를 함유하고 있고, 나무껍질이나 수질부는 50% 안팎을 함유하고 있으며, 씨는 흔히 10% 미만을 함유하고 있다는 실험적 결과가 증명해 주고 있는 것이다.

이밖에도 향약의 약초 연구방법의 정당성을 보증해 주는 현대과학의 실험 결과는 수없이 많다. 그러나 약초 연구에 있어서 향약학적 방법론만이 유일무이라고 주장하는 것은 아니다. 다만 이 땅에는 귀중한 약초들이 무진장에 가까울 정도로 산재하고 있는 데도 그것의 이용은 겨우 수백 종(『향약집성방』에서 7백 수십 종)에 지나지 않는 안타까운 현실을 감안할 때, 가장 손쉽게 실천할 수 있는 약초 연구의 향약학적 방법을 기반으로 하여 현대적 방법으로 통일 · 발전시켜 나아가는 데 박차를 가해야 한다.

실천을 통해 정선된 향약재

사람들은 건강을 보호하고 질병을 치료하기 위해서 약을 이용한다. 우리는 한 마디로 약이라 하지만 약에는 크게 나누어 화학적으로 가공처리된 무기화합물인 신약(양약)이 있는가 하면, 천연적으로 자라거나 인공적으로 길러진 유기물인 생약, 즉 향약재가 있다. 향약재란 식물 및 동물과 광물로 되어 있는데, 그것은 의약품의 원료로 쓰이기도 하고, 또는 그 자체가 질병 치료에 이용되기도 한다.

우리 선조들은 건강을 보호하고 질병을 치료하기 위해서 나라 안의 땅에 풍부하게 널려 있는 식물과 동물, 그리고 광물들까지 유효적절하게 약재로 이용하였으며, 그 과정에서 우리나라 고유의 의학인 향약학을 발전시켰다. 따라서 향약학이란 슬기로운 우리 선조들이 질병과의 투쟁에서 피와 땀으로 쌓아 올린 귀중한 경험과학의 집대성이다.

현대인들은 흔히 실험과학만을 맹신한 나머지 경험과학을 홀대하는 편향이 있지만, 인체가 부속품을 기계적으로 조립해 놓은 무기체가 아닌 이상 인체생리에 대해 실험과학적 접근만으로는 한계에 부딪치게 된다. 다시 말해서 종합적·철학적 조화통일을 이루면서 생명력을 갖는 인체생리를 정확하게 파악하자면 경험과학적 방법과 실험과학적 수단을 통일시켜야 한다.

더구나 질병을 효과적으로 치료하기 위해서는 유기체 전반에 대한 치료를 해야 하는 것이요, 그렇게 하려면 향약재와 같은 여러가지 생리활성을 갖는 성분으로 되어 있는 종합적인 약재가 필요한 것이다. 그리고 현대 임상실천의 약물치료과정에서 얻게 된 중요한 경험은 치료를 효과적으로 해내자면 여러가지 생리활성을 갖는 복합성분제재의 약품이 있어야 한다는 것이다.

사실 향약재 하나하나에만도 수많은 다른 성분들이 들어 있으며, 그 성분들의 생리활성도 매우 다양하고 복잡하다. 향약재에는 효과적인 질병치료에 필요한 필수아미노산을 비롯한 여러가지 생리활성물질이 들어 있다. 바로 여기에 향약 치료의 우수성이 있다.

뿐만 아니라 향약재는 사람들의 체질적 특성에 잘 맞으며 부작용이 없다는 이점도 있다. 그것은 향약재에 들어 있는 여러가지 성분들이 상호작용을 통해 치료효과를 높이고 독성을 낮추는 작용과도 관련된다. 게다가 향약재란 사람들이 오랜 세월을 통해 진화해 오는 과정에서 적용해온 물질이며, 또 오랜 역사적 과정에서 우리 겨레가 질병 치료의 실천을 통해서 정선한 물질들이기 때문이다.

그러나 신약은 인체의 돌연인자에 속한다고 볼 수 있기 때문에 사람들의 체질적 특성에 잘 맞지 않는다. 또한 질병치료의 처음 단계에서는 잘 듣는 것같으면서도 부작용이 많으며 결과도 좋지 않다.

향약재의 뜨겁고 찬 성질

향약재의 성질이란 그것이 인체에 대하여 어떠한 작용을 나타내는가 하는 것을 가리키는 향약학적 개념이지 물리화학적 성질을 말하는 것은 아니다.

우리 선조들은 향약재를 이용하는 과정에서 어떤 향약재는 열이 있는 증에 효과가 있는가 하면, 어떤 향약재는 추워하는 증에 효과가 있다는 것을 알게 되었다. 이와같은 임상경험을 기초로 하여 열증을 낫게 하는 향약재는 그 성질이 차가우며, 한증을 낫게 하는 향약재는 그 성질이 따뜻한 것이라고 규정하였다.

이를테면 부자와 말린 생강같은 것은 몸을 덥게 하는 작용이 세므로 그 성질이 뜨겁다고 규정하였고, 인삼이나 약쑥같은 것은 몸을 덥히기는 하지만 그 작용이 약하므로 성질이 따뜻하다(온)고 하였다. 장군풀(대황)이나 망초 등은 열증을 치료하는 성질이 세므로 그 성질이 차갑고(한), 칡뿌리나 박하 등은 열증을 치료하는 성질이 약하므로 그 성질이 서늘한 것(냉)이라고 규정하였다.

향약재의 종류는 수없이 많다. 그러나 그 성질은 이상에서 말한 4가지로 요약할 수 있다(이것을 약성의 4기라 한다). 향약학의 옛책에는 거의 모든 향약재의 성질을 이상 4가지로 요약하여 밝혀놓고 있다.

그러므로 향약학 치료에서 향약재를 쓸 때 그 병이 우선 한증인가 아니면 열증인가를 살피고, 열증에는 차가운 성질이나 서늘한 성질을 가진 약을 쓰는 것이요, 한증에는 뜨거운 성질이나 따뜻한 성질을 가진 약재를 써서 치료하는 것이다. 이것이 향약재를 쓰는 기본원칙의 하나이다.

물론 향약재의 성질에 대한 이상과 같은 고전적 견해는 일정한 제한성을 가지고 있는 것도 사실이다. 그것은 향약재에 어떠한 성분이 들어 있고, 또 어떠한 작용기전에 의하여 어떤 질병을 치료하게 된다는 것을 밝히지 못하고, 다만 추상적인 개념(차갑고, 서늘하고, 뜨겁고, 따뜻하다는 개념)을 제기하는 데 그침으로써 향약재를 실험과학적으로 확증하지 못하였기 때문이다.

그러나 향약재의 성질에 대한 견해는 어떤 향약재가 어떤 질병을 치료하는 데 효과가 있다는 실천적 경험이 농축되어 있는 것이므로 일정하게 참고할 가치가 있다. 즉 임상에서 향약재를 쓸 때 향약재의 성질을 보아 해당 약재의 경험적인 효과를 알 수 있으며, 또 향약재의 약리작용과 임상치료 효능을 과학적으로 밝히는 데서도 향약재의 성질에 대한 고전적 견해가 적지 않게 참고가 되는 것이다.

그러므로 우리는 향약재의 성질에 관한 개념이 가지는 제한성을 똑똑히 알고, 그 속에 농축되어 있는 경험, 즉 어떤 약이 어떤 질병을 치료하는 데 효과가 있는가를 고려하면서 향약재의 유효성분과 약리작용 기전을 밝혀내서 과학화하여야 한다.

다섯가지 맛에 따른 작용들

한약재에는 여러가지 복잡하고 다양한 성분이 들어 있으며, 그 성분들이 종합적이고 통일적인 작용을 하여 질병치료 효과를 나타내는 것이다.

그러나 실험과학을 갖지 못하였던 우리 선조들은 그것이 실험과학적이기보다는 미각기관을 통하여 맛을 보고, 맛과 약효와의 관계를 밝히기 위해 노력하였다. 그 결과 우리 선조들은 향약재의 맛에는 다섯 가지 맛, 즉 쓴맛(고), 단맛(감), 매운맛(신), 짠맛(함), 신맛(산)이 있다고 규정하였다. 이것을 향약재의 다섯 가지 맛(오미)이라고 한다. 그리고 다섯 가지 맛 어느 것에도 속하지 않는 맛을 덤덤한 맛(담미)이라고 정하였다.

아무튼 향약재는 그것이 가지고 있는 맛에 의하여 다음과 같은 효과를 나타낸다고 보았다.

쓴맛은 열을 내리고, 습기를 없애고, 피를 맑게 하며, 기를 내리고, 설사를 일으킨다. 예를 들면 익모초는 염통의 열을 끄고 기를 내리며, 치자는 습기를 없애며 오줌내기 작용을 하고, 장군풀뿌리(대황)는 눈의 핏발을 가시게 하며 설사가 나게 한다.

단맛은 보하는 작용과 완화작용, 해독작용을 한다. 예를 들면 감초는 소화기를 보하며 해독작용과 완화작용을 하며, 인삼과 단너삼(황기)은 기를 보하고, 생지황은 피를 보하며, 찐지황(숙지황)은 정액을 보한다.

매운맛은 땀을 나게 하고, 기와 피를 잘 돌게 하며, 입맛을 돋구고 소화를 도우며 병사(病邪)를 쫓는다. 예를 들면 마늘과 고추는 땀을 나게 하고 입맛을 돋구고 소화를 도우며 피와 기를 잘 돌게 한다. 그리고 궁궁이(천궁)는 피를 잘 돌게 하며, 약방동사니(향부자)는 기가 잘 돌도록 돕는다.

짠맛은 굳은 것을 무르게 하고, 살균을 하며 설사가 나게 한다. 예를 들면 소금은 피의 응고작용을 억제하고 염증을 제거하며, 망초는 굳은 똥을 무르게 하여 설사를 일으킨다.

신맛은 수렴작용을 하고 갈증을 멎게 하며 설사를 멎게 한다. 예를 들면 매실은 수렴작용을 하며 설사와 갈증을 멎게 하고, 오미자와 산수유는 갈증을 멎게 하며 식은땀과 유정(정액이 저절로 새는 증)을 낫게 한다.

덤덤한맛은 물길을 돌리며 오줌을 잘 나오게 한다. 예를 들면 솔뿌리혹(복령)은 물길을 돌리며, 강냉이 수염은 오줌을 잘 나오게 한다.

그리고 하나의 향약재가 여러가지 맛을 가지는 경우에는 그 맛들에 해당한 여러가지 작용들을 나타낸다고 보았다.

또한 각각의 맛은 오장과도 상관한다고 보았다. 즉 신맛은 간, 쓴맛은 염통, 단맛은 비장, 매운맛은 허파, 짠맛과 덤덤한맛은 콩팥에 주로 상관관계가 있다고 보았다. 아무튼 우리 선조들은 향약재의 약성을 이해하는 데 성질과 맛을 기본으로 보았다.

그리고 성질과 맛을 밀접하게 연관시켜 보아야 약성을 정확하게 이해할 수 있다고 보았다. 이를테면 생강은 맛이 맵고 성질이 따뜻한데, 그 매운맛은 병사를 쫓고 따뜻한 성질은 몸을 덥게 한다. 이와같이 맛과 성질을 연관시켜 보아야 생강의 효과를 정확히 알 수 있다는 것이다.

뿐만 아니라 성질은 같아도 맛이 다르다든가, 맛은 같아도 성질이 다르면 향약재의 효과는 각각 다르게 나타난다고 보았다. 예를 들면 차가운 성질을 가진 약이라도 맛이 쓴 깽깽이풀(황련)은 습기를 없애며 열을 내리우고, 맛이 매운 머구리밥풀(부평)은 땀을 내며 풍열을 제거한다.

아무튼 향약재의 맛에 대한 고전적 견해는 수천 년 동안의 값비싼 경험에 기초한 것이므로 향약재의 유효성분과 약리작용을 감별·감정하는 데 중요한 참고자료가 된다

물론 향약재의 맛에 대한 견해도 일정하게 제한성을 갖는다. 그것은 다양하고 복잡한 향약재의 성분을 몇 가지 맛으로 정확히 알아낼 수는 없기 때문이다. 더우기 복잡한 성분이 나타내는 다양한 약리작용을 몇 가지 맛에다 기계적으로 대입 적용시킬 수는 없기 때문이다.

그러므로 우리는 향약재의 맛에 대한 고전적 견해를 고려하면서 성분을 밝혀내고, 그것의 약리작용을 과학적으로 증명할 책무를 갖고 있는 것이다.

향약과 보약

옛 사람들은 향약재를 쓸 때에 향약재의 작용 방향이 4가지로 나타난다고 보았다. 즉 향약재에 따라서는 그 작용이 인체의 위쪽으로 작용하기도 하고(昇), 아래쪽으로 작용을 하기도 하며(降), 또 위쪽과 겉쪽으로 작용하기도 하고(浮), 안쪽과 아래쪽으로 작용(沈)하기도 한다고 보았다.

이를테면 게우게 하는 작용, 땀이 나게 하는 작용, 병사를 흩어지게 하는 작용, 설사를 멈추게 하는 작용 등은 오르고 뜨게(승·부)하는 작용이요, 기를 내리우는 작용, 열을 내리우는 작용, 거둬들이는 작용, 게우기를 멈추게 하는 작용, 오줌내기 작용, 설사를 일으키게 하는 작용 등은 잠기고 내리게(침·강) 하는 작용으로 보았다.

그리고 이와같은 작용방향은 향약재의 성질 및 맛과 관계한다고 보았다. 즉 성질이 뜨겁거나 따뜻하고 맛이 맵고 달고 덤덤한 것은 양(陽)에 속하여 오르고 뜨게 하고, 성질이 차갑거나 서늘하고 맛이 시고 짠 것은 음(陰)에 속하여 잠기고 내리게 한다고 보았다.

그리하여 향약학에서는 향약재를 쓸 때 질병의 발생부위와 증세의 위치를 보아 일정한 방향으로 작용하는 약재를 골라 쓰게 된다. 즉 질병이 몸의 위쪽이나 피부면에 있을 때는 오르고 뜨게 하는 약을 써서 치료하고, 병이 몸의 아래쪽이나 안쪽에 있을 때에는 잠기고 내리게 하는 약을 써서 치료한다.

다시 말해서 몸의 겉쪽이 차가울(표한증) 때는 마황, 계수나무가지, 형개, 영생이풀 등 살갗을 풀어주는(해표) 약을 써서 치료하고, 뒤가 굳은 데는(리실증) 장군풀뿌리, 망초 등 설사약을 써서 치료한다. 또한 거슬러 올라가는 질병에는 내리우는(강) 약을 쓰고, 아래로 처지는 병증에는 끌어올리는(승) 약을 써서 치료한다. 이를테면 간의 기운이 위로 올라가 머리가 아프며 눈이 아플 때에는 맨드라미씨나 결명자 등 간의 기를 내리우는 약을 써서 치료하고, 밥통, 애기집 등 내장이 아래로 처진 데는 인삼, 단너삼(황기), 끼멸가리(승마), 뫼미나리(시호) 등 기를 보하며 끌어올리는 향약재를 써서 치료한다.

향약재의 병증에 대한 선택적 치료효능

향약학에서는 향약재를 쓸 때에 그것들이 온몸에 고루 다 작용하는 것이 아니라 일정한 부위(장부·경맥)에 선별적으로 찾아가 작용한다고 보고 그것을 귀경(歸經)약, 또는 인경(引經)약으로 규정하여 임상에서 선별하여 썼다.

물론 이와같은 향약재의 선별작용은 약리실험을 통하여 확증된 것은 아니고 어디까지나 향약 임상활동에서 얻어낸 경험에 기초하여 어느 약이 어느 장부 경맥의 병증에 대하여 선택적으로 치료효능을 나타내고 있는지를 보고 규정한 것이다.

가령 허파계통에 병이 생기면 기침이 나고 숨이 차며 살갗이 거칠어지며 버짐이 생기고, 간계통에 병이 생기면 옆구리가 아프고 경련이 일어나며 속이 메스껍고 얼굴색이 푸르러지며, 염통계통에 병이 생기면 가슴이 두근거리고 잠이 잘 오지 않으며 정신상태가 흐려지고 얼굴이 달아오르며 입이 마르며, 지라(비)계통에 병이 나면 얼굴색이 누렇게 뜨고 손발이 차갑고, 콩팥계통에 병이 생기면 오줌에 이상이 생기고 생식기계통에도 문제가 생기며 얼굴색이 검게 그을은다고 보았다.

그리하여 도라지, 살구씨 등과 같이 기침을 다스리는 약재는 폐경(肺經)에, 영사, 치자 등과 같이 가슴 두근거림과 잠장애 등에 쓰는 약재는 심경(心經)에, 모과, 지네와 같이 경련을 치료하는 약재는 간경(肝經)에, 강냉이수염, 구기자열매같이 오줌내기 작용과 원기를 보하는 작용이 있는 약재는 신경(腎經)에, 인삼, 엿기름과 같이 기운을 나게 하고 소화를 돕는 약재는 비경(脾經)에 작용한다고 보는 것이다.

또한 옛사람들은 향약재의 맛이 인체의 장부와 일정한 관계를 갖는다고 보았다. 즉 신맛은 간과 쓸개와 심포 및 삼초경에 작용하고, 쓴맛은 염통과 작은창자, 심포, 삼초경에 작용하며, 단맛은 비·위경에 작용하고, 매운맛은 폐·대장경에 작용하고, 짠맛은 신·방광경에 작용한다고 보았다.

그리하여 향약학에서는 인체의 질병을 치료하기 위해서 일정한 장부경맥에 작용하는 향약재를 골라서 주(主)약으로 쓰고 있다. 이를테면 허파에 열이 있어서 기침이 날 때에는 폐경에 작용하여 열을 내리는 약재인 속썩은풀, 뽕나무 뿌리껍질, 무우씨, 방울풀열매 등을 쓰며, 허파에 차가움이 있어서 기침이 날 때에는 개미취, 살구씨 등 폐경에 작용하는 따뜻한 성질을 가진 약재를 쓴다.

그리고 배가 아플 때에도 웃배가 아프면 비경(脾經)이므로 비경에 작용하는 약재인 마른생강, 귤껍질, 후박나무껍질, 인삼 등을 쓰고, 아랫배가 아프면 간경(肝經)이므로 간경에 작용하는 약재인 회향나무열매, 오수유, 푸른귤껍질 등을 쓴다.

한편 향약재가 일정한 장부 경맥에 선택적으로 작용할 뿐 아니라 그와 배합한 다른 약재까지도 일정한 장부 경맥에 대하여 치료효과를 나타내도록 약성을 이끌고 들어가는 약재가 있는데, 이것들을 인경(引經)약이라 한다. 몇가지 인경약을 들어보면,

폐 경 도라지, 구릿대, 끼멸가리, 파흰밑
대장경 칡뿌리, 구릿대, 끼멸가리, 장군풀뿌리
심 경 생지황, 족두리풀뿌리, 석창포
소장경 끼멸가리, 함박꽃뿌리, 칡뿌리, 삽주뿌리
위 경 칡뿌리, 끼멸가리, 구릿대, 장군풀뿌리
간 경 뫼미나리, 궁궁이, 푸른귤껍질
담 경 뫼미나리, 귤껍질, 궁궁이
신 경 독활, 계수나무속껍질, 지모, 족두리풀뿌리
방광경 고본, 강호리, 황경피
심포경 뫼미나리, 궁궁이, 구기자뿌리껍질, 부자
삼초경 뫼미나리, 궁궁이, 푸른귤껍질

이상에서 본 향약재의 작용에 대해서는 옛 향약학 책에 모두 씌어져 있다.

이와 같은 사정은 현대과학의 입장에서도 충분히 고려할 가치가 있다. 왜냐하면 현대의학적으로 볼 때 인체의 모든 조직이 일정한 약에 대하여 똑같은 감수성을 갖는 것이 아니고 감수성이 특별히 높은 조직이 있기 때문이다. 따라서 해당 약물은 감수성이 높은 조직에서 선택적으로 작용을 나타내게 된다. 그러므로 향약의 경험적 선택작용을 고려하면서 향약재

의 약리작용기전을 과학적으로 밝혀야 한다.

향약재의 보하고 홅는 작용

보약하면 누구나 똑같이 먹을 수 있는 약이요, 또 건강한 사람이 먹어도 좋은 것으로 생각하고 있다. 그러나 이것은 매우 위험스런 생각이다. 왜냐하면 보한다는 것은 어딘가 허약한 곳을 보충해 준다는 뜻이요, 또한 사람마다 허약한 부위도 다를 수 있기 때문에 사람에 따라 보약의 종류도 달라져야 하기 때문이다.

향약재에서 보약이란 인체의 허약해진 기능을 회복시키며 정기(正氣)를 돕고 저항성을 높여 몸의 전반적 기능을 잘 조절하고 도와주어 건강하게 하는 약을 말한다.

따라서 향약학에서는 몸에 병이 생기면 인체의 정기와 병사(질병인자) 사이에 투쟁이 진행되는데, 이 투쟁과정에서 정기가 쇠약해지면 허증으로, 질병인자의 세력이 우세하면 실증이라고 한다.

즉 허증이란 인체의 정기가 부족하여 쇠약해진 병증을 말하며, 실증이란 질병인자의 세력이 왕성하여 인체의 일정한 기능이 이상항진(편승)된 현상을 말하는 것이다.

그러므로 향약학에서는 질병을 예방하고 치료하는 데 있어서 허약해진 인체 부위를 보하는 작용을 하는 약과, 이상항진하고 있는 질병인자를 쫓는 작용을 하며 홅는 약으로 나누어 쓰게 된다.

아무튼 향약학에서는 허중은 보하고, 실증은 홅는 원칙에서 예방치료하는 것이므로, 보약은 허중에 쓰고, 홅는 약은 실증에 쓰는 것이다. 이것이 향약재를 쓰는 기본원칙의 하나다. 그런데 이 기본원칙을 무시하고 보약

장·부를 보하고 훑는 약재들

작용약재 / 장부	보하는 약재	훑는 약재
간	모과, 더덕, 오갈피, 산수유	뫼미나리, 함박꽃뿌리, 푸른귤껍질, 인진쑥
염통	인삼, 아기풀뿌리, 석창포, 닛꽃, 승검초뿌리 (당귀)	쓴너삼, 익모초, 깽깽이풀, 생치나물(전호)
심포락	단너삼뿌리, 꿀풀(곽향), 인삼, 계수나무껍질	모란뿌리껍질, 탱자, 속썩은풀
지라(비)	단너삼뿌리, 인삼, 삽주뿌리, 감초, 귤껍질, 꿀	탱자, 장군풀뿌리, 석고, 엿기름, 망초
허 파	인삼, 단너삼뿌리, 갓풀, 천문동, 맥문동	병풍나물뿌리, 삽주뿌리, 탱자, 뽕나무뿌리 껍질 , 차조기
콩팥	사슴뿔, 찐지황, 두충나무, 구기자, 쇠무릎풀, 산수유	저령, 쇠귀나물뿌리, 으름덩굴
쓸개	승검초뿌리, 멧대추씨, 오미자, 산수유	뫼미나리, 푸른귤껍질, 깽깽이풀, 인진쑥, 으름덩굴
작은창자	귤조개껍질, 오수유, 소회향, 계수나무껍질, 말린생 강	실고사리씨, 으름덩굴, 장군풀뿌리, 파흰밑
삼초	인삼, 단너삼뿌리, 익지인, 삽주뿌리	탱자, 쇠귀나물뿌리, 푸른귤껍질
밥통(위)	삽주뿌리, 감초, 산사, 꿀, 인삼	장군풀뿌리, 망초, 탱자, 석고, 나팔꽃씨
큰창자	연밥, 백두구, 가자, 북나무벌레집	장군풀뿌리, 망초, 탱자, 나팔꽃씨
오줌통(방광)	소회향, 오수유, 계수나무껍질, 용골, 익지인	저령, 쇠귀나물뿌리, 으름덩굴, 패랭이꽃

을 실증에 쓰게 된다면 질병의 세력이 더욱 거세게 되고, 훑는 약재를 허증에 쓰게 된다면 인체의 정기는 더 허약해져서 병이 악화되고 만다.

그리고 또 허증과 실증에도 오장육부, 기혈 등의 구별이 있는 것이므로 보약 또는 훑는 약을 쓸 때에는 환자의 구체적인 증세와 체질에 근거하여 그에 알맞는 보약 또는 훑는 약재를 써야 하는 것이다.

다시 말해서 간이 허약하면 간을 보하는 약을 쓰고, 염통이 허약하면 염통을 보하는 약을 쓰며, 피가 부족한 허증에는 피를 보충하는 약(조혈제)을 쓰고, 피가 맺힌 실증에는 맺힌 피를 훑고 깨끗한 피를 운행시키는 약을 써야 하는 것이다.

이를테면 같은 기침일지라도 허파가 허약한 증인 경우에는 인삼, 오미자 등의 보약을 쓰고, 허파가 실팍한 증에는 뽕나무뿌리껍질, 꽃다지씨 등을 쓴다.

2
『우리 몸과 병, 그리고 그 치료』

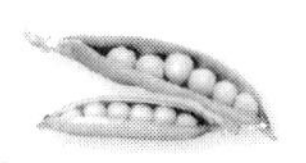

병이 든다는 것은 무엇인가

모든 생명은 본래 자연의 기운과 통하여 태어나서 살아가는 것이다. 자연의 기운이란 위에서 덥고 훈훈하게 생명력을 불어넣는 하늘의 양기(陽氣)와, 아래에서 만물을 싣고 생명을 자리우며 살지게 하는 땅의 음혈(陰血)이라는 두가지 큰 기운, 즉 음양의 작용을 말한다.

따라서 음양의 작용은 서로 교류하여 기울고 차면서 1년 4계절을 운영하여 만물로 하여금 낳고 자라고 거두고 시들게 하는 것이다. 즉 따뜻한 봄철을 만들어 만물이 싹트고 생동하게 하며, 뜨거운 여름철을 만들어 무성하게 자라고 꽃피고 열매맺어 풍요를 만끽하게 하며, 서늘한 가을철을 만들어 차분하게 다듬고 영글어 거둬들이게 하고, 차가운 겨울철을 만들어 발산(發散)을 멈추고 깊숙이 갈마들이게 한다.

그리하여 옛 기록에는 봄철을 발진(發陳 : 싹트고 자라서 번영하려고 움직이기 시작한다는 뜻), 여름철을 번수(蕃秀 : 꽃피고 열매맺고 왕성하다는 뜻), 가을철을 용평(容平 : 물체의 형체가 정해져서 거둬들인다는 뜻), 겨울철을 폐장(閉藏 : 문을 닫고 깊숙이 틀어 박힌다는 뜻)이라 하여 철에 맞춰 먹고 입고 활동해야 천수(天壽 : 생물학적 수명)를 다할 수 있는 것이라고 하였다.

따라서 옛사람들 가운데 양생(養生)의 이치를 터득했던 사람들은 봄, 여름, 가을, 겨울의 기운에 맞춰 조화를 이루고 음식을 절도있게 하고, 규칙을 세워 활동하며, 몸과 마음을 함부로 피로하게 하는 일이 없었다. 그러므로 옛사람들은 육체도 정신도 다 함께 조화가 되어 천수를 다할 수가 있었다.

아무튼 사람이 산다는 것은 근본적으로는 하늘의 기운을 코로 들이키고, 땅에서 생산되는 맛을 입으로 넘겨서 몸을 지탱하고 살지우는 음혈과 생명력을 발동시키는 양기를 만들어 조화를 이루고 있는 과정이다.

다시 말해서 사람의 음혈이란 하늘과 땅 사이에 있어서 물과 흙과 같은 것이요, 양기란 공기와 태양과 같은 것인데, 그것들이 밤낮을 따라 정상적으로 운행될 때에는 세상 만물이 평화로운 것이지만 만약 하늘과 땅의 운행에 이변이 생기게 된다면 큰 재앙이 일어나는 것처럼, 사람의 몸에서 음혈과 양기의 운행이 혼란을 일으키게 된다면 그 때문에 건강이 망가지고 끝내는 수명마저 위태롭게 되는 것이다.

무릇 음혈이라는 것은 모든 생명의 원동력인 정기(精氣)를 축적하여 필요에 따라서 그 작용을 발휘하는 것이요, 양기라는 것은 인체를 살리며 밖으로부터 나쁜 기운이 침입하지 못하도록 방어하는 것이다.

이것은 마치 하늘의 태양이 낮에는 공중에 높이 떠서 만물에게 생명력을 불어 넣고 지켜주는 것처럼 사람의 양기도 낮에는 몸의 겉면을 돌면서 생명력을 호위할 뿐 아니라 바깥 환경의 나쁜 기운을 방어하고 있기 때문에 위기(衛氣) 또는 정기(正氣)라고도 하는 것이다.

그런데 하늘의 태양은 하루에 1도씩 진행하여 365도를 돌아 365일로 한 해를 만들고 있지만, 매일매일 작용하는 기가 조금씩 달라져서 5일에는 후(候)가 되고, 15일에는 기(氣)가 되고, 90일에는 시(時), 365일에는 세(歲)가 된다. 그리고 이와 같이 구별되는 각 기간에는 각각 그 기간을 주관하는 기운이 있어서 24절후와 4시(4계절)를 만드는 것이다.

그리고 태양은 한 바퀴 도는 것을 끝내면 다시 처음으로 돌아가서 순환하게 되므로 봄, 여름, 가을, 겨울의 4시가 차례를 따라서 변전(變轉)되며, 그에 따라 봄에는 바람 기운, 여름에는 더운 기운, 가을에는 말리는 기운, 겨울에는 차가운 기운이 차례대로 주관하고 작용하는 것인데, 이것들이 인체를 침범하여 양기를 해치게 되면 이러저러한 증상을 나타내는 질병상태로 떨어지는 것이다.

즉 바람기가 인체에 침입하게 되면 신체가 흔들리고 어지럽게 되고, 열기가 인체에 침입하게 되면 땀이 나고 벌떡증이 생기며 부스럼이 생기고, 습기가 인체에 침입하게 되면 몸이 무겁고 설사를 하게 되고, 말리는 기가 인체에 침입하게 되면 체액이 상실되어 입이 마르고 피부가 건조해진다. 그리고 차가운 기가 인체를 침범하게 되면 손발이 저리고 오그라지며 붓게 된다.

이와 같이 기후중의 6기(六氣:바람, 차가움, 더움, 축축함, 마름, 뜨거움)가 병을 일으키는 것은 같지 않으나 그 기본은 다 밖에서 들어온 나쁜 기운이며, 대체로 같은 류(類)이다.

다만 겨울철의 심한 추위는 그 독이 몹시 사납기 때문에 사람이 그것을 받으면 겨울에 곧 병이 발생하여 무섭게 번지게 되므로 그것을 상한(傷寒)이라고 한다. 그러나 차가운 기운은 경우에 따라 피부와 살 속에 잠복해 있다가 봄철에 발생할 수도 있고, 혹은 여름철에 발생할 수도 있다. 아무튼 인체 밖의 기운에 감촉되어 앓게 되는 것을 우리는 감기라고 하는데, 감기에는 가지각색의 증상이 있고, 또 그것은 만병의 근원으로 된다.

그러므로 사람들이 몸 밖의 6기에 침범을 당하더라도 웬만한 것에는 까닭없도록 평소에 여러 가지 건강법을 이용하여 피부를 비롯한 몸 단련에 주의를 기울여야 하는 것이다. 규칙적인 식사, 규칙적인 운동, 냉수마찰, 발씻기, 충분한 휴식, 충분한 수면, 무리없는 생활 등이 그것들이다.

환절기 호흡기 질환의 예방

기온이 1~2도 차만 생겨도 민감한 반응을 일으키는 우리 몸은 기온이 변덕스런 환절기에는 감기를 비롯한 여러 가지 질병에 걸릴 수가 있다.

특히 공기와 일상적으로 접촉하고 있는 호흡기는 몸 밖의 온도, 습도, 먼지, 가스들에 의해 직접 영향을 받아 이러저러한 질병에 걸리기 쉽다. 그런데 호흡기 질환을 예방하기 위해서는 코로 숨쉬는 습관을 길러야 한다. 코로 숨을 쉬면 콧속의 점막은 몸 밖 공기의 먼지와 미생물들을 적지 않게 걸러내고, 또 찬 공기와 습기는 몸에 알맞는 온도와 습도를 가지도록 하여 깨끗한 공기가 호흡기를 통과하여 온몸으로 보내지게 한다.

그러나 입으로 숨을 쉬면 몸 밖의 공기는 단번에 목구멍으로 들어가게 되어 먼지와 미생물이 곧바로 편도나 기관 및 기관지에 달라붙어서 그곳을 상하게 하고, 또 호흡기 질병을 일으킨다. 그러므로 호흡기 질병을 예방하기 위해서는 무엇보다 먼저 코로 숨쉬는 습관을 일상화해야 한다.

나아가 온몸 단련, 특히 한냉(寒冷)을 이겨낼 수 있도록 일상적으로 몸 단련을 하는 것이 좋다. 왜냐하면 건강한 사람은 먼지나 미생물들이 호흡기에 들어간다 해도 그것이 걸러지거나 죽고 말기 때문이다.

다시 말해서 호흡기 질환을 예방하는 데 특히 중요한 것은 몸 밖의 찬공기와 의식적으로 접촉하는 습관을 붙이는 일이다. 즉 추운 날씨에도 마스크를 하지 않고 찬 공기를 마셔버릇하면 갑작스런 한냉에도 잘 견디어내게 된다. 또 찬물을 이용하는 몸 단련법을 습관화하면 갑작스런 기온변화에서 오는 호흡기 질환을 충분히 막아낼 수 있다.

찬물이 몸에 닿으면 우리 몸에서는 여러 가지 생리적 변화가 일어난다. 즉 찬물이 몸에 닿으면 온몸에 퍼져 있는 한냉 감수기(약 25만개)를 자극하게 되므로 신경계통의 긴장성이 높아지며, 반사적으로 핏줄을 넓혔다 좁혔다 하면서 머리의 피돌림을 잘 되게 하여 정신을 맑게 하고, 기분도 좋게 한다. 또 찬물이 몸에 닿으면 처음에는 살갗에 있는 핏줄이 줄어들면서 피가 몸 안의 장기들에 쏠리게 되지만, 찬물 자극이 계속되면 살갗에 있는 핏줄이 넓어지면서 살갗에서 피돌림이 잘 되게 된다.

한편 건강한 사람의 몸에 찬물이 닿으면 처음에는 코속에 있는 핏줄이 줄어들었다가 다음 순간에 넓어지면서 물질대사가 왕성하게 되지만, 단련되지 못한 사람이 몸에 차가운 자극을 받으면 코속의 핏줄이 좁아진 상태에서 넓어지지 못하여 피돌림이 잘 안되고 물질대사 장애가 생겨 코속 점막 안의 저항성이 떨어지게 된다. 이렇게 되면 코속에 일상적으로 있는 감기 바이러스나 다른 병균들이 독을 품으면서 활동하기 시작하여 질병을 일으킬 수 있다.

그러므로 우리는 찬물로 발씻기, 냉수마찰, 햇볕 쪼이기, 공기욕과 같은 몸 단련을 통해 변화하는 기온에 적응할 수 있는 힘을 길러야 하는 것이다. 깨끗한 공기를 마실 수 있도록 주변 환경을 가꾸는 일은 물론, 만병의 근원인 감기를 예방하도록 건강을 단련하는 것이 호흡기 병 예방의 중요 대책이다.

한편 예방에 차질이 생겨 호흡기 질병에 걸리게 되면 지체없이 약을 써서 치료해야 한다. 만약 하루 이틀 치료를 늦추게 되면 기관지확상증, 기관지염, 폐렴들로 옮아가고, 심지어는 폐기종 또는 폐암으로 발전하여 돌이킬 수 없는 엄중한 상태에 떨어지게 된다.

호흡기 질병에 걸리게 되면 약국이나 병원에 가서 치료를 해야 하겠지만 처음 시기에는 집안에서 손쉽게 다스릴 수 있는 방법들도 많다. 이를테면 허파에 열이 있고 기침을 할 때는 더덕 10~12g을 약물 200*ml* 되게 달여 하루 3번 나누어 먹으면 잘 낫는다. 그러나 허파의 차가움증에는 쓰지 않는다.

가래 기침에는 도라지 6~12g을 약물 200*ml* 되게 달여서 하루 3번에 나누어 먹고, 목감기에는 도라지 12g과 감초 4g을 약물 200*ml* 되게 달여서 3번에 나누어 먹는다.

일반 허약자, 특히 허파와 콩팥이 허약하여 생긴 일체의 병에는 오미자 2~10g을 약물 200*ml* 되게 달여서 하루 3번에 나누어 먹으면 좋다. 그러나 오미자는 위 및 십이지장궤양, 고혈압, 정신 홍분상태의 환자에게는 쓰지 않는다.

감기의 예방과 치료

감기는 만병의 근원이라고 한다. 옛날에는 "오뉴월 고뿔(감기)은 개도 안 앓는다"고 했다. 그런데 의약이 발달하고 평균수명이 연장되었다는 요즘 세상에서 대부분의 사람들은 사시장철 때도 철도 없이 감기를 앓고 있다. 게다가 병균생리에 철저해서 유감없이 발달한 현대의학에서도 아직은 감기의 원인균을 알아내지 못하고 있다. 따라서 치료에 있어서도 증상을 좇아 투약하고 있을 뿐 특효약이 없다고 한다. 그러므로 감기는 예방이 제일이고 치료에 있어서는 안정과 휴식이 중요하다고 한다.

그런데 질병의 예방, 그리고 안정과 휴식이 어찌 감기에서만 일차적이고 중요한 문제이겠는가? 무릇 모든 질병은 예방이 첫째요, 병이 들었으면 안정과 휴식을 취해야 하는 것은 당연한 이치이다. 그러므로 우리 선조들은 누구나 건강하게 오래 살자면 평소의 섭생(몸단련)을 잘 해야 하고, 훌륭한 의사는 병이 들기 전에 치료한다고 했다. 그리하여 그 숱한 약물 가운데서도 예방효과가 높은 치료약을 윗길가는 약으로 개발해냈는데, 그 가운데 감기를 예방하고 치료한다는 약의 하나가 칡이다.

칡은 우리나라 곳곳의 산골짜기, 산기슭에 덩굴지어 무성하게 자란다. 잎은 둥근 쪽잎이 3개 모인 겹잎이요, 여름철에 보라색 꽃을 피웠다가 밤색털이 있는 꼬투리 열매를 맺는다.

칡은 뿌리, 잎, 꽃 모두 약으로 쓰는데, 약맛은 달고 성질은 서늘하다. 칡에 대한 기록으로는 신라시대 박제상이 썼다는 『부도지』를 보면 인류가 최초로 개발한 먹거리라 했고, 19세기 정다산은 『목민심서』에서 칡이 열병의 치료효과뿐 아니라 예방효과가 있다는 것을 경험적으로 밝히고 있다.

향약치료에서는 땀내기, 열풀이, 아픔멎이 열병 등에 쓰는데, 감기로 열이 나고 목이 아플 때, 편도선 염증일 때, 목이 마르고 머리가 아플 때 8~15g을 약물 200*ml*가 되게 달여서 하루 3번에 나누어 먹으면 효과가 훌륭할 뿐 아니라 감기가 유행할 때 5~10g을 달여서 매일 1~2번 마시면 감기를 미리 막을 수도 있다.

다음에서는 증세별 향약요법을 몇가지 알아보기로 하겠다.

▲ 땀이 나지 않는 감기

실파뿌리 80g, 생강 40g을 물 2컵으로 달이다가 한 컵쯤 되면 녹차 8g을 넣고 약간 달여서 찌꺼기를 짜버리고 마신 다음 이불을 두껍게 덮고 땀을 촉촉히 낸다.

또한 실파 1뿌리(잎 달린 채)를 물 2컵으로 달이다가 1컵쯤 되면 달걀 1개를 깨뜨려 넣어 뜨겁게 마신 뒤 이불을 덮고 땀을 촉촉히 낸다.

▲ 몸에 열이 펄펄 끓고 머리가 아픈 감기

마른쑥 100g을 물 10컵에 넣고 달여서 1컵이 되면 찌꺼기를 짜버리고 한꺼번에 먹은 다음 땀을 낸다.

▲ 식은땀 흘리는 감기

계수나무가지 4g, 집함박꽃뿌리 4g과 단너삼뿌리 10g을 물 2컵을 잡아 1컵이 되게 달여서 먹는다.

▲ 감기에 걸렸는데 몸에 열도 없으면서 머리가 아프고, 얼굴빛이 푸르면서도 땀을 많이 흘리고, 명치끝이 단단하게 뭉치고, 입을 벌리고 숨을 쉬며 손발이 차가운 증

인삼 40g과 생강 40g을 잘게 썰어서 물 3컵에 넣고 2컵이 될 때까지 달여서 찌꺼기는 버리고 2번에 나누어 5시간 간격으로 따뜻하게 먹는다.

▲ 돌림감기

쇠절가리뿌리(승마), 집함박꽃뿌리 각 400g, 칡뿌리(말린것) 600g을 잘게 썰어 함께 섞어서 한번에 12g씩 물 1컵 반에 넣고 달여 1컵이 되면 찌꺼기를 짜버리고 뜨거운 약물을 하루에 2~3회 먹는다. 병이 풀리고 몸이 상쾌해질 때까지 먹는다.

▲ 감기 뒤끝 천식증상

두루미냉이씨(정력자) 40g과 대추 10알(씨를 뺀 것)을 물 3컵에 달여 2컵쯤 되면 찌꺼기를 버리고 2번에 나누어 먹는다.

▲ 감기 뒤끝 전염성 피부병에 걸려 머리, 얼굴, 몸통의 피부에 흰 물집이 생겼다가는 터지고, 터지면 또 생기면서 잘 낫지 않는 수두병

아욱잎을 마늘 양념을 해서 먹으면 잘 낫는다.

▲ **독감에 걸려 생긴 피부병**

음력 5월에 잡아 말린 두꺼비를 가루내어 한번에 찻숟갈 하나씩 물로 넘기면 잘 낫는다. 혹은 쪽풀씨(대추알 만한 것)를 물에 갈아서 먹어도 좋다.

목구멍을 인후라고 하는데 "인(咽)은 땅 기운을 주관하고, 후(喉)는 하늘 기운을 주관한다"고 하였다. 또 옛책을 보면 "인후란 오장육부의 상태가 반영되는 곳으로서 신기(神氣)와 음양의 기운을 통하게도 하고 막기도 하는 통로"라고 하였다. 따라서 "인은 밥통의 기운이 통하는 길이고, 후는 허파의 기운이 드나들면서 온몸에 오르내리기도 하고, 또한 밖으로 나돌기도 하는 곳이므로 인체에서 이보다 더 중요한 곳은 없다"고 하였다.(『향약집성방』, 인후문)

그리고 한마디로 목감기라고 하지만 목감기에는 여러 가지 원인과 증상이 있다. 즉 오장에 열이 있으면 목구멍이 막혀서 숨이 잘 통하지 못하고, 육부에 차가운 기운이 있으면 목구멍이 상해서 목이 쉰다. 이밖에도 목구멍이 부으면서 아픈 증, 목구멍이 허는 증, 목젖이 곪는 증, 목구멍에 딴딴한 것이 걸려 있는 것처럼 거북스럽고 답답하며 아프면서 가려운 증, 침이 많이 나오는 증 등 그 증상이 한 두 가지가 아니다.

따라서 목병을 치료하는 데에도 여러 가지 방법이 있다. 그런데 목병 치료는 어떤 치료법을 사용하든 여느 만성질환처럼 슬슬 풀리게 하면서 느긋하게 치료해서는 안되고, 짧은 시간 안에 효과를 볼 수 있게 치료해야 한다.

▲ **목구멍이 막혀 숨이 통하지 않는 증**

닛꽃(홍화) 적당량을 짓찧어 즙을 내서 뜨겁게 데운 것을 3컵쯤 마시면 곧 통한다. 또한 뽕나무에 돋아난 하얀 버섯 적당량을 따다가 곱게 가루내어 꿀에 개어 1번에 반 숟갈씩 약솜으로 싸서 입에 물고 천천히 물을 넘기면 얼마 안되어서 통한다.

▲ 목구멍이 부어 물도 넘기기 어려운 증

잎이 달린 우엉줄기를 생째로 짓찧어 겉의 울대(성대) 부위에 바른 뒤 우엉줄기 끝을 짓찧어서 목 안으로 밀어넣으면 잘 낫는다. 또 날 깨기름을 1컵쯤 내서 급히 떠넣어도 좋다.

▲ 목안이 붓고 말소리가 나오지 않는 증

생강즙 5컵과 꿀 3컵을 잘 섞어서 뭉근한 불에서 고약이 되도록 달여 1번에 1순갈씩 입에 머금고 있다가 넘기면 잘 낫는다. 또는 살구씨를 살짝 볶은 뒤 곱게 가루를 내어 약솜으로 싸서 입안에 물고 있으면 잘 낫는다.

▲ 목구멍 또는 입안이 헌 증

인삼과 황경피나무껍질(황백) 적당량을 같은 분량으로 곱게 가루내어 목구멍, 또는 입안에 뿌리면 그 효과가 매우 신통하다. 또는 섣달에 잡은 돼지꼬리 1개를 불에 태워 곱게 가루를 내서 1번에 찻순갈로 하나씩 물에 타서 때없이 먹어도 좋다.

▲ 목젖이 붓고 곪는 증(편도선염)

고백반과 소금(천일염)을 같은 분량으로 섞어서 곱게 가루낸 것을 젓가락 끝에 약솜을 감은 것으로 묻혀 하루 6~7회 목젖에 바르면 잘 낫는다. 또는 귤나무잎을 달여서 때없이 먹어도 좋다.

▲ 목 안이 딴딴하게 붓고 목구멍이 막혀서 음식 먹기가 거북한 증

참깨를 고소하게 볶아서 가루내어 1번에 1순갈을 끓는 물 1컵에 타서 먹으면 좋다.

기침의 예방과 치료

기침이란 호흡기병 초기부터 나타나는 증상이다. 기침에는 마른기침, 가래기침이 있는가 하면, 외마디로 나기도 하고, 길게 나기도 한다. 외마디 기침은 대개 기관지염이나 늑막염, 그리고 폐렴이 처음 시작할 때에 흔히 볼 수 있다.

기침이 나는 시간은 병에 따라 다르게 되는데, 아침에 자주 나는 것은 만성기관지염, 폐농양, 기관지확장증 등이고, 저녁에 자주 나는 것은 폐렴 때이다.

이와 같이 한마디로 기침이라 하지만 기침에는 여러 가지 원인과 증상이 있다. 따라서 기침을 다스리는 약에도 여러 가지가 있으며, 어떤 기침에나 잘 듣는 특효약은 없다. 그러므로 기침을 다스리기 위해서는 정확한 진찰을 통해 호흡기, 순환기, 소화기, 비뇨생식기 등 그 어디에 고장이 생겨서 나는 것인가를 따져서 치료대책을 세워야 하는 것이다.

그런데 이와 같은 사정을 일찌기 알고 있었던 우리 선조들은 그때그때 알맞는 약을 골라 썼는데, 그 가운데서도 특히 배를 많이 이용해서 기침을 효과적으로 다스렸다.

배 하면 지금 사람들은 흔히 군것질이나 입가심용 과일이라고 여기고 있지만, 슬기로운 우리 선조들은 배를 이용해서 여러 가지 질병을 효과적으로 고쳐냈다. 즉 배 날즙을 내서 기침으로 목이 쉬고 말을 하지 못할 때 1번에 1컵씩 하루 2번 먹었다.

노인성 쇠약체질자의 기침에는 배를 삶아서 낸 즙 1되, 꿀 37.5g, 생지황즙 1되를 뭉근한 불로 달여서 식은 뒤에 때없이 조금씩 먹었다. 또 백일기침 등 오랜 기침에는 배 꼭지쪽에 뚜껑을 만들도록 잘라 배 속을 긁어내고 그 속에 꿀을 채워 뚜껑을 덮은 뒤 뚜껑이 열리지 않도록 노끈으로 묶고, 밀가루 반죽으로 배의 몸체를 싸서 쌀겨 불에 밀가루 반죽이 말라 떨어질 때까지 구워내서 배속 꿀물을 조금씩 먹었다.

▲ 가래가 많은 천식

복숭아씨와 살구씨(각각 껍질을 벗기고 밀기울과 함께 누렇게 볶은 것), 인삼(꼭지는 버린다), 뽕나무뿌리껍질(꿀물에 하루밤 담궜다가 볶은 것)을 같은 분량으로 섞은 뒤 곱게 가루를 내어 한번에 8g씩 물 1컵에 생강 3쪽, 대추 1알과 함께 넣고 1컵쯤 되게 달인 뒤 찌꺼기를 짜버린 따뜻한 약물을 때없이 먹는다.

▲ 허약자의 천식기침

호도속살 10개, 은행속살 15개, 대추 7개, 생밤(겉껍질과 함께) 7개, 생강 1뿌리를 함께 섞어 적당량의 물로 달여서 하루 3번 먹는다. 꿀을 약간 타서 먹으면 더욱 좋다.

간질환의 예방과 치료

우리 몸에서 생명을 유지하기 위해 매우 다양하고 중요한 기능을 수행하는 간은 1~1.5kg이나 되는 가장 큰 소화선이다.

간은 복부의 오른쪽 윗부분에 위치하면서 소화관으로부터 들어온 여러 가지 소화산물을 분석하고 합성하는 하나의 큰 가공공장, 또는 군대의 작전사령부와 같은 역할을 하는 기관이다. 그리하여 우리 조상들은 간이란 장부로서 작전을 짜고 투쟁을 담당하는 기관이라 했다.

아무튼 간은 유기체 내의 물질대사에서 가장 중요한 화학공장과 같은 역할을 담당하고 있으며, 우리가 먹은 먹거리는 간을 통과하여 비로소 우리 몸에 필요한 영양물로 합성되게 된다.

간의 역할

간의 역할은 다음과 같다.

첫째, 탄수화물 대사에서 중요한 역할을 한다. 간은 문맥을 통해서 들어

온 당을 글리코겐으로 합성한다. 글리코겐의 합성은 간세포에서 진행하고, 또 간은 글리코겐을 자체 중량의 10분의 1에 해당하는 150g까지 저장한다.

둘째, 간은 단백질 대사에서도 중요한 역할을 한다. 대부분의 아미노산은 간에서 알부민, 글로부린 등 핏속으로 내보낼 단백질을 합성한다. 게다가 단백질 저장소의 역할도 한다.

셋째, 간은 지방질 대사에도 참가한다. 간에 지방질이 있으면 간세포들이 자기의 기능을 다하지 못하므로 들어온 지방을 간에 들러붙지 못하게 하는 케톤체를 만들어 내보내든가, 콜레스테롤을 만들어 쓸개물(담즙)을 합성하기도 한다. 또한 간 자체가 장기를 보호하기 위해 지방이 붙는 것을 방지하는 물질인 콜린, 메티오닌 등도 만들어낸다. 우리가 기름을 먹어 소화 흡수되게 하는 것은 간에서 만든 담즙산이 기름을 작은 알갱이로 만들어 주기 때문이다.

다섯째, 간은 독을 푸는 기능과 피의 저장기관으로서의 역할도 수행한다.

여섯째, 간은 항체를 만들어 내는 역할도 한다.

이처럼 간은 우리 몸에서 매우 중요한 일을 수행하고 있다. 그런데 이와 같이 중요한 기관인 간도 평소 생활 섭생이 깨졌을 때, 또는 약물에 중독(또는 남용)되었을 때, 그리고 소화기를 비롯한 다른 장기들의 질병으로 장애를 받게 되었을 때에는 병이 들어 지방간, 간염(중독성, 약물성, 2차성 간염), 간경화증, 간암 등 엄중한 사태에 이르게 된다.

간이 병들게 되면 우선 식욕이 떨어지고 소화가 잘 되지 않으며 늘 피곤함을 느끼게 된다. 그리고 얼굴이 검푸르고 신경질적으로 되며 화를 잘내게 된다. 그리하여 세간에서 일컫게 되는 "간이 부었다", "간이 뒤집혔다"는 등의 행위를 하게 된다.

이와 같이 간이 병들었을 때 사람들은 화를 잘 내게 되지만, 반면에 간이 멀쩡한 사람도 쓸데없이 화를 자주 내게 되면 간이 병들게 되기도 한다. 그러므로 간을 보호하자면 무엇보다도 화내는 일을 삼가해야 한다.

식생활 습관의 정비

한편 간은 먹거리의 소화산물을 재료로 하여 이러저러하게 합성해내는 기관이므로 먹거리에 주의를 돌려 담백하고 독성이 없으며 싱싱하고 푸른 채소를 골고루 먹으며, 동물성 지방질을 제한해 섭취하는 식생활 습관 형성이 필요하다.

또한 무리없는 노동(또는 운동)과 알맞는 휴식을 통해 피로가 쌓이지 않도록 해야 함은 물론, 충분한 수면을 통해 쌓인 피로를 빨리 풀어버려야 한다. 그리고 전신적인 몸단련에 주의를 기울여야 한다. 또 주위 환경이나 작업장을 따뜻하고 바람기가 적게 하며, 습도가 높지 않고 청결·상쾌하게 가꾸어야 한다.

한편 우리나라 곳곳에 풍부하게 널려 있는 약수를 일상적으로 마시는 것도 간 질환의 예방과 치료에 중요한 의의를 갖는다. 약수는 그의 조성, 수소이온 농도, 병의 성격과 정도, 개인의 특성 등에 따라 차별화해야 하지만, 일상적으로 한번에 200~300*ml*씩 하루 1~2번 마시는 것이 좋다.

만성간염이라면 약수를 40~42도로 데워 한번에 200~300*ml*씩 위액 분비상태에 따라 하루 3번 먹는 것이 좋다. 또한 담즙(쓸개물) 배출을 빠르게 하기 위해서는 40~42도로 데운 약수를 400~500*ml*씩 밥먹기 40~50분 전에 하루 3번 먹으며, 필요에 따라 약수에 한 숟가락의 유산마그네슘을 녹여 먹는 것도 좋다.

또한 더운 물주머니를 바른쪽 옆구리에 대고 옆으로 누워 있는 방법을 1주에 2~3번 하는 것이 바람직하며, 36~38도의 약수에서 12~15분씩 하루 건너 목욕하는 것도 좋다.

먹거리 요법으로 이전에는 황달이나 간장병이라 하면 간장에 부담을 주지 않도록 단백질과 지방을 많이 제한하고 탄수화물만 주도록 하였다. 그러나 오늘날에는 지난날의 간 보호 중심요법으로부터 근본적인 전환을 가져와 적극적인 치료요법을 적용, 온몸을 튼튼하게 하는 방법을 쓴다. 온몸이 튼튼하면 곧 간이 튼튼해지기 때문이다.

이를테면 만성간염의 경우 먹거리 요법에서는 단백질, 기름, 비타민 등에 주의를 돌린다. 단백질은 80~100g, 탄수화물은 400~500g, 기름은 40~50g, 열량은 3천 칼로리로 한다.

먹거리는 소화되기 쉽고 자극성이 없게 가공하는데, 기름에 튀긴 고기라든가 훈증한 고기는 좋지 않다. 뿐만 아니라 좋은 먹거리라고 해서 한꺼번에 많이 먹으면 반사적으로 쓸개주머니에 경련·수축이 올 수 있다.

간질환 치료의 향약요법

이와 같이 간을 보호하고 간의 질병을 예방·치료하는데 있어서는 생활섭생과 먹거리 요법을 잘 조직하는 것과 함께 약수 치료, 기후 치료, 몸단련 운동, 약물요법 등을 병행해야 한다.

따라서 과학적으로 확증된 향약요법도 많이 적용해야 한다. 이를테면 황달에 참외꼭지를 가루로 만들어 코에 불어 넣는다든가, 또는 인진쑥을 차(茶)처럼 달여 먹는 방법 등이 황달 치료에 유효하다는 사례가 있으며, 미나리가 간염의 예방과 치료에 효과가 있다는 것도 밝혀졌다.

미나리는 날것으로 먹어도 좋고 말린 것을 달여서 먹어도 좋다. 말린 미나리 200g(갓 뜯은 것으로 계산하여 2kg)을 하루 양으로 하여 물에 달여서 2~3번에 나누어 먹는다. 그리고 미나리 뿌리만 잘라서 쓰기도 한다. 미나리 뿌리 자른 것을 절구에 넣고 찧은 다음 물을 약간 부어 깨끗한 천으로 짜서 즙을 받는다. 이 즙을 반 홉씩 끼니 전에 하루 3번 먹기도 한다.

간 보호운동으로는 주로 온몸 단련에 좋은 영향을 주고, 배속의 피돌림과 쓸개물 배출을 잘 되게 하며, 위장상태를 정상상태로 조절하기 위한 가벼운 몸통운동이 기본이다. 한편 가름막(횡격막) 운동을 잘하기 위해 누운 자세에서 다리를 굽히고 팔을 넓게 움직이는 운동, 또는 산책이나 1만보 걷기운동을 하는 것도 좋다.

동맥경화증의 예방과 치료

사람은 핏줄과 함께 늙는다고 한다. 사람의 핏줄은 나이가 들어가면서 동맥 안쪽 벽에 콜레스테롤이라는 물질이 붙게 되어 핏줄 안이 점차로 좁아지고 탄력성도 약해지게 되어 피를 조직과 기관들에 제대로 내보내지 못하게 된다. 이것을 동맥경화증이라 한다.

동맥경화의 증상은 어느 동맥에 경화가 생겼는가에 따라서 다르게 나타난다. 즉 피동맥에 경화증이 생기면 머리가 아프고 건망증이 생겨서 자기가 방금 한 일을 잊어버린다. 또한 귀가 자주 울리고 듣는 힘도 약해지며 피곤을 느끼게 된다.

한편 염통에 경화증이 생기면 운동할 때 염통이 아픈데, 때로는 흥분하거나 운동을 많이 하면 염통이 아파서 말도 제대로 하지 못하며 숨도 쉬지 못할 지경까지 이르게 된다. 이 아픔은 왼쪽 어깨나 왼쪽 팔로 뻗친다.

또한 팔다리에 경화증이 생기면 팔다리가 무겁고 저리며 손발이 시리게 되는데, 심할 때에는 걸을 때에 장단지가 켕기고 아파서 잠간 쉬었다가 걷게 되는 일이 많다.

이와 같은 동맥경화증은 결코 하루 이틀에 갑자기 생기는 것이 아니고 오랜 기간에 걸쳐 점차적으로 걸리게 되는 병이다. 그러므로 동맥경화증을 예방하기 위해서는 청소년 시절부터 깊은 관심을 기울여 무엇보다도 생활을 규칙적으로 하며, 몸을 일상적으로 단련해야 한다.

다음으로 먹거리 생활을 합리적으로 해야 한다. 즉 먹거리는 동물성 기름을 지양하고 깨기름, 땅콩기름, 콩기름같은 식물성 기름을 일상적으로 먹으며, 신선한 야채와 과일, 바다풀, 물고기, 현미쌀을 먹는 것이 좋다. 이같은 먹거리들은 콜레스테롤이 없을 뿐 아니라 몸 안에 생긴 콜레스테롤을 녹여내는 작용을 한다.

한편 향약재로는 은행잎을 여름철에 따서 햇볕에 말려 1번에 1~3g씩 가루약, 알약, 달임약 등을 만들어 하루 3번 먹는다. 그렇게 하면 혈전을 예방하고 피흐름 장애를 개선하게 되어 동맥경화증이 치료된다. 무우 날즙을 내서 1~2컵씩 밥 먹기 전에 먹는 것도 좋다.

심장마비의 예방과 구급법

생명을 보호하고 건강을 유지하기 위해서는 심장을 튼튼하게 단련해야 한다. 특히 심장마비를 미연에 예방하는 것이 생명 유지에 있어 매우 중요한 요체라 할 수 있다. 그런데 이는 일상적으로 적절한 운동을 하여 몸단련을 생활화하고 습관화하는 데에서 비롯된다.

육체적 단련은 몸의 중심적 역할을 하는 심장의 수축기능을 더욱 세게 한다. 따라서 높은 수축기능을 수행하는 심장의 능력은 육체적 부담에 유기체가 적응하게 하는 능력이란 면에서 매우 중요한 자리를 차지한다. 곧 수축기능이 왕성한 심장은 공포의 대상인 심장마비를 거뜬하게 예방해 낼 수 있게 되는 것이다.

심장마비의 예방

심장마비를 예방하는 데는 일상적으로 심장마비를 일으킬 수 있는 원인을 없애는 일이 중요하다.

첫째, 잠자기 전 정신적으로 몹시 흥분하거나 지나치게 긴장하여 정신적 부담을 받은 다음에는 반드시 피로를 충분히 풀어주는 것이 좋다. 그러자면 잠자기 전에 가볍게 산보하거나 음악을 감상하는 것이 좋다.

둘째, 과식을 피해야 한다. 특히 잠자기 전의 과식은 금물이다. 그리고 저녁에 음식을 먹은 직후 곧바로 잠자는 것도 삼가해야 한다.

셋째, 술을 지나치게 마시지 않도록 해야 한다. 특히 밤에 많은 양의 술을 마셔서 심장에 부담을 주는 일이 없도록 해야 한다.

넷째, 무더운 여름에 땀을 많이 흘렸다고 해서 몸을 식히지 않고 그대로 찬물에 뛰어들어서는 안된다. 몸을 식힌 뒤 먼저 팔다리를 찬물로 씻고 점차 가슴까지 찬물이 닿게 해야 한다.

다섯째, 담배를 피우지 않도록 해야 한다. 특히 잠자기 전 많은 담배를 피우지 말아야 한다.

여섯째, 글을 쓰거나 보는 자세에서도 심장을 압박하는 자세를 삼가해야 하고, 잠잘 때도 심장을 압박하는 자세를 피해야 한다.

일곱째, 일상생활에서 채소와 과일을 충분히 먹도록 해야 한다.

이상과 같은 점에 대해 일상적으로 유의한다면 심장마비는 능히 예방할 수 있다.

그러나 불행하게도 사람들은 여의치 못한 생활조건 때문에 불가피하게 가정이나 직장의 일상생활 속에서 의식을 잃고 쓰러지는 사람을 만나게 되는 경우가 있다. 만일 그러한 사람이 심장마비 증세를 보인다면 딸꾹질을 하면서 맥박이 없어지는 현상이 나타난다. 그리고 심장도 호흡도 멎게 된다. 심장이 멎게 되면 뒤따라 눈의 동공이 커지고 피부색이 창백해진다.

이와 같이 의사의 도움을 받기 전에 마비로 심장이 멎었다는 것이 확인되었을 때에는 곧 심장 부위를 세게 쳐야 한다. 몇분이 지난 후에도 심장이 뛰지 않으면 인공호흡과 심장 문지르기를 함께 진행하는 것이 바람직하다.

효과적인 인공호흡법

인공호흡은 심장이 멎은 다음 산소를 폐포에 이르게 하고, 또한 폐포에 축적된 탄산가스를 내보내게 할 목적으로 이루어지는 것이다.

그런데 인공호흡법 중에서 가장 효과적인 방법은 입과 입을 맞춘 호흡법이다. 즉 환자를 바닥에 눕히고 목과 가슴이 압박되지 않게 옷을 헤쳐 놓는다. 만약 환자를 마루나 책상에 옮기는 것이 불가능할 때에는 환자의 등에 판자나 납작한 물건을 대야 한다.

이때 환자의 머리가 낮게 처지지 않도록 주의해야 한다. 머리가 낮아지면 뇌수에 부종이 오게 되는데, 그렇게 되면 돌이킬 수 없는 후유증을 가져오게 된다. 그리고 환자가 이물질을 게워내면 저절로 입 밖으로 흘러나올 수 있도록 왼쪽 혹은 오른쪽으로 머리를 돌려 놓아야 한다.

환자의 다리를 굽히면 신경과 핏줄을 압박하게 되므로 팔다리는 자유롭게 펴 놓아야 한다. 또 인공호흡을 하기 직전에 환자의 입안을 손가락으로 더듬어 보고 점액분비물, 토물 또는 떨어진 보철물 등을 없애야 한다.

그리고 환자에게 숨을 불어 넣을 때 혀가 말려 들어가 숨구멍이 막히는 일이 없도록 하기 위하여 인공호흡을 시작하기 전에 환자의 입을 벌리고 엄지손가락을 귀 방향으로 넣어 혀를 아래 입술 방향으로 고정시키면서 또다른 손으로 환자의 코구멍을 막아야 한다. 코구멍을 막지 않으면 환자의 입안에 불어넣은 공기가 코구멍을 통해 되돌아 나올 수 있기 때문이다.

이상과 같은 준비가 끝난 다음 술자(호흡시키는 사람)는 충분한 숨을 들이쉰 뒤 환자의 입 방향과 같이 입을 맞추고 힘껏 숨을 내쉬면서 공기를 불어넣는다. 이때 술자는 환자의 입에 자기 입을 꼭 맞추어 불어 넣은 공기가 새어 나오지 않도록 하고, 공기를 불어 넣은 다음에는 입을 뗀다.

인공호흡은 처음 1분 동안에는 20번을 해야 한다. 효과가 나타나기 시작하고 2~3분 지나서부터는 12~15회 정도 해도 무방하다.

인공호흡의 효과를 보다 빨리 나타나게 하기 위해서는 인공피돌림법과 배합하는 것이 좋다. 인공피돌림법이란 심장 문지르기를 하여 피가 돌게 하는 것을 말한다. 인공피돌림법으로 심장의 바깥쪽 문지르기는 가슴뼈의 3분의 1 아래 부위에 술자의 손을 겹쳐 놓고 몸무게가 손바닥의 손목쪽에 걸리도록 하면서 3~5㎝ 밑으로 압박하였다가 손을 떼는 방법이다.

이때 내리누르는 힘은 20~50kg 정도가 적당하다. 이런 동작을 1초 동안에 1번쯤 반복 진행해야 한다.

10~12살까지의 어린이라면 한손으로 1분 동안에 60~80번 하고 갓난아이와 젖먹이들은 두 손가락으로 1분 동안에 100~110번 한다. 심장의 바깥쪽 문지르기는 20~60분 이상 할 필요가 있다. 이렇게 심장의 바깥쪽 문지르기를 하면 가슴뼈가 등뼈에 가까워져서 멎게 되었던 심장이 다시 수축작용을 하기 시작하고, 큰피줄에도 피를 보내게 된다.

심장 문지르기와 인공호흡은 10초 이상 중지해서는 안된다. 심장문지르기와 인공호흡은 민첩하고 침착하게 수행해야 한다. 그리고 환자가 소생할 때까지 참을성있게 하는 것이 무엇보다 중요하다.

고혈압의 예방과 치료

고혈압병이란 무엇인가

인체에서 동맥의 혈압이 정상보다 높아진 것을 고혈압이라 하고, 또 혈압이 높아짐에 따라 인체에서는 이러저러한 병적 증상들이 나타나면서 다른 장기에서도 변화를 일으키게 되는 것을 고혈압병이라고 한다.

세계보건기구에서는 최고혈압이 12.66kpa(95㎜Hg 이상)를 나타내게 될 때를 고혈압이라고 규정하고 있는데, 나이에 따라 표준 최고혈압 수치는 다르게 된다고 한다.

나이에 따르는 표준 최고혈압 수치

성별 \ 나이	10~15	16~20	21~30	31~40	41~50	51 이상
남	90	115	117~119	121~125	129~134	140~142
여	90	107	111~114	114~122	122~140	140~142

위의 표준혈압 수치표는 세계적으로 검진에 널리 이용되고 있다.

그런데 여기에서 주의해야 할 것은 건강한 사람의 혈압도 시간과 조건에 따라 다르게 나타날 수 있기 때문에 한 두번 재보고 표준혈압보다 높다고 하여 모두가 고혈압병은 아니라는 것이다. 왜냐하면 혈압이란 아침 저녁으로 달라지기도 하고, 운동을 하고 난 뒤나 신경을 많이 쓴 뒤, 먹거리를 지나치게 배불리 먹었거나 짜게 먹었을 때에도 혈압이 높아질 수 있기 때문이다.

그러나 안정하고 있을 때에 혈압이 지속적으로 높다면 그것은 체질적으로 혈압이 높은 본태성 고혈압이거나, 아니면 몸 안에 혈압을 높이는 뚜렷한 질병(콩팥병, 동맥협착병, 내분비질환 등)이 있어서 혈압이 높게 되는 증후성 고혈압이라고 할 수 있다.

고혈압병의 증상

고혈압은 그 어떤 하나의 원인에 의하여 한 순간에 생기는 것이 아니라 여러가지 원인이 복잡하게 얽혀 생기는 것인데, 초기에는 특별한 자각증상이 없다가 병이 차츰 깊어짐에 따라 한쪽 골이 아프거나 뒷골이 아프며 목덜미가 뻣뻣해진다. 병이 더 깊어지면 메스꺼움, 게우기, 목굳기 증상이 생기고, 어지럼증, 귀울이, 시력장애, 수면장애, 혀굳기, 염통부위 아픔 등이 생기고 흥분을 잘하고 놀라기도 잘한다. 다음으로 머리골, 콩팥, 염통 등에 변화가 생기면서 증상은 더욱 심해지게 된다.

그런데 콩팥에 변화가 많이 올 때에는 혈압이 더 높고 완고하며 밤에 오줌을 많이 누게 되고, 더 심할 때에는 눈이 잘 안보이며, 메스꺼움, 게우기, 입내(역한 냄새)가 나는 증상이 나타난다. 게다가 혈압이 높아지면 동맥 부담이 많아져서 때이르게 동맥경화가 합병되고, 머리골에서는 뇌졸중, 염통에서는 협심증·심근경색증, 콩팥에서는 요독증 등을 일으키게 된다.

이상과 같은 고혈압병은 일상적으로 육체노동을 하고 있는 사람보다는 정신노동을 하고 있는 사람들에게 더 많이 생긴다. 또한 정신노동을 하고 있는 사람들 가운데서도 복잡한 환경에서 절제없이 불규칙하게 일을 하며 긴장을 풀지 못하고 있는 사람들에게 더 많다.

고혈압병의 예방

고혈압병은 오랜 시일에 걸쳐 생기는 병이므로 그 예방도 장기적으로 해야 한다. 즉 젊어서부터 정신활동과 육체활동을 잘 조화시켜 규칙적으로 절제있게 일을 하며, 휴식을 잘 배합해서 긴장과 피로가 쌓이지 않도록 해야 한다. 또한 힘에 맞는 몸 단련운동을 체계적으로 일상화해야 하는데 특히 냉수마찰, 한증, 아침산보, 체조, 수영 등은 온몸의 피를 잘 돌게 하여 가는핏줄까지 피돌림을 좋게 하므로 고혈압병을 예방하는데 효과적이다.

한편 운동을 할 때 깊은 숨을 쉬면 많은 양의 산소를 들이마시게 되므로 핏줄, 염통힘살, 머리골 등에 산소 공급이 많아질 뿐아니라 횡격막의 운동이 활발하게 되어 혈압이 내리게 된다. 그리하여 계통적으로 심호흡을 하고 있는 가수들에게는 고혈압병이 적다는 보고가 있다.

다음으로 고혈압병을 예방하기 위해서는 몸이 나지 않도록 생활섭생을 일상적으로 잘 지켜야 한다. 몸이 난 사람은 그렇지 않은 사람에 비하여 염통 핏줄 기능이 약해져서 혈압이 높게 된다. 몸이 나지 않게 하자면 먹는 양을 너무 많지 않게 해야 할 뿐아니라 동물성 기름을 줄이고 식물성 기름을 먹도록 하는 것이 바람직하다.

그리고 동맥경화증이 발생하지 않도록 먹거리에 주의를 돌려야 한다. 동맥경화증이 있으면 고혈압병이 쉽게 올 수 있기 때문이다. 자료에 의하면 혈압이 높은 사람들 가운데서 먹거리에 주의를 돌리지 않은 사람은 먹거리에 주의를 돌린 사람에 비하여 사망률이 2배나 높았다고 한다. 따라서 고혈압병에서는 정확하게 균형이 잡힌 먹거리 생활을 하는 것이 중요하다. 물론 체질에 따라 그에 맞게 균형잡힌 먹거리를 먹는 것이 기본이지만 일반적으로 소금을 적게 먹는 것이 가장 이상적이다.

첫째, 소금 속에는 물을 많이 끌어당기는 나토리움 성분이 들어 있는데, 몸 안에 소금이 많이 있으면 소금 성분인 나토리움이 핏줄 벽에 붙게 되어 핏줄이 좁아지게 되므로 피돌림이 저항을 받아 혈압이 높아지게 된다.

둘째, 핏줄벽에 나토리움이 많이 붙게 되면 핏줄은 신경자극이나 혈압을 높이는 물질에 대하여 민감하게 반응하여 사소한 자극에도 핏줄의 수축이 일어나 혈압을 높게 한다. 그러므로 고혈압병 예방과 치료에 있어서 소금을 절제하고 싱겁게 먹는 습관을 기르는 일이 특히 중요한 것이다.

셋째, 과식에 주의하여야 한다. 먹는 것이 총열량을 초과하거나 동물성 지방 및 자극성 먹거리를 지나치게 먹는 것은 혈압을 높게 한다.

넷째, 식물성 단백질을 먹도록 한다. 사람들이 살아가자면 적당한 양의 단백질이 필요한데 이 경우 동물성 단백질보다는 식물성 단백질 즉 콩과 그 제품 및 물고기, 조개, 바다풀류를 먹는 것이 좋다.

다섯째, 신선한 채소를 충분히 섭취한다. 특히 단맛이 있는 과일보다는 싱싱한 채소를 더 많이 섭취해야 한다.

여섯째, 쌀은 될수록 현미에 가까운 것으로 먹어야 하는데, 현미의 경우에도 잡곡을 30%쯤 섞는 것이 바람직하다. 쌀이 고혈압병에 좋지 않다고 하는 것은 큰 오해이며, 다만 하얀 쌀밥을 많이 먹거나 편식하는 것이 좋지 않을 뿐이다.

일곱째, 김, 다시마, 미역, 듬북이 등 바다풀류를 조금씩이나마 날마다 먹는 것이 좋다.

여덟째, 당질은 중성지방을 많아지게 하는 성질이 있으므로 될수록 적게 먹는 것이 좋다. 과일도 중성지방을 늘이는 것이므로 과당이 많고 단맛이 센 과일, 특히 말린 과일은 피해야 한다.

고혈압병의 향약 치료

고혈압병은 특히 초기에 치료를 시작한 경우를 제외하고는 대체로 고치기 힘들다. 그러나 병의 상태를 잘 파악하고 적절한 치료를 끈기있게 한다면 일반적으로 생각하고 있는 것만큼 위험한 병은 아니다.

치료에 있어서 혈압만 내리면 된다고 생각하고 혈압내림약에 지나치게 의존하는 것은 큰 잘못이다. 왜냐하면 혈압이 내렸다고해서 혈압과 밀접한 관계를 갖고 있는 동맥경화증같은 질병이 남아 있을 수 있기 때문이다. 그러므로 고혈압병을 치료하자면 몸단련 요법과 먹거리 요법을 중심으로 하여 온몸의 균형을 바로잡는 향약 요법을 쓰는 것이 보다 이상적이다.

한마디로 향약요법이라 하지만 거기에는 침, 뜸, 지압, 약물요법 등이 있는데, 각기 전문인들이 있으므로 그들과 상의해서 이용하는 것이 바람직한 일이므로 여기서는 일상생활 속에서 손쉽게 이용할 수 있는 몇가지만을 알아 보도록 하겠다.

첫째, 가볍게 주먹을 쥐고 발바닥을 1백번쯤 두드린다. 또는 엎드려서 발바닥을 발 뒤축으로 3분 이상 밟아준다.

둘째, 눈을 감고 손가락 끝으로 감은 눈위를 가볍게 10초 정도씩 눌러주는데 10번을 계속한다.

셋째, 뽕나무 잎을 말려서 하루에 12g을 물 세 컵을 잡아 두 컵이 되게 달여서 하루 세번 나누어 먹는다. 이 때 서리를 맞고도 나무에 붙어있는 것이면 더욱 좋다. 또는 뽕나무 실뿌리 6~10g을 하루 양으로 하여 물 세 컵이 두 컵이 되게 달여 하루 세번 나누어 먹어도 좋다.

넷째, 익모초를 그늘에 말렸다가 하루 양 6~18g으로 하여 물 세 컵을 잡아 두 컵이 되도록 달여서 세번에 나누어 먹는다. 또는 익모초를 고약처럼 고아서 녹두알 크기로 알약을 만들어 한번에 20~30알을 따뜻한 물로 하루 세번 먹어도 좋다. 또는 익모초씨 3~10g을 하루 양으로 하여 물 세 컵을 잡아 두 컵이 되도록 달여, 세번에 나누어 먹어도 좋다. 실험에 의하면 익모초 우린 물 및 추출물은 중추신경계통에 대하여 진정작용을 나타내며 염통의 박동을 느리게 하고, 또 수축을 세게 하여 혈압을 내리게 하였다.

다섯째, 결명자씨 10g과 약메밀(어성초) 10g을 함께 섞어서 차 대신 마시면 효과가 좋다. 약메밀은 제주도 및 울릉도에 분포되어 있는데 여름 가을에 뿌리째 뽑아서 깨끗이 씻어 햇볕에 말려 쓴다. 약메밀에는 항균작용, 항바이러스작용, 오줌내기 작용이 있다. 향약 치료에서는 폐렴, 폐농양, 이질, 뾰두라지, 치질, 탈항, 습진 등에 달여서 먹기도 하고 즙을 내서 먹기도 한다.

여섯째, 다시마 20~40g을 잘게 썰어서 적당량의 물에 담궈 하루 밤을 재운 뒤 우러난 물을 차처럼 마시고, 연해진 다시마는 씹어서 먹는다.

일곱째, 연뿌리(식용)를 채칼로 채를 쳐서 물을 약간 부어 즙을 내어 반 컵씩 하루 두번 먹으면 좋다.

당뇨병의 예방과 치료

당뇨병이란 무엇인가

사람이 살아가자면 많은 힘과 열이 필요하게 되는데, 그것은 사람들이 먹고 있는 탄수화물, 즉 밥과 국수를 비롯한 먹거리를 통해서 얻고 있다.

사람들이 흡수한 탄수화물은 소화기관에서 복잡한 가공과정을 거쳐서 포도당으로 만들어진다. 이 포도당이 몸 안에서 이용되지 못하고 오줌에 섞여 몸 밖으로 빠져 나가게 되는 경우가 있는데, 그것이 당뇨병이다.

당뇨병은 원래 걸리기 쉬운 체질을 가진 사람이 지나치게 살이 찌거나, 또는 어떤 종류의 약을 먹은 까닭에 췌장에서 분비되는 인슐린이라는 호르몬의 부족과 대사장애가 일어나 생기게 되는 것이다.

먹거리에서 소화 용해된 대부분의 당질은 십이지장을 통과할 때부터 인슐린의 영향을 받아 흡수되고, 흡수된 당질이 간에 도달하게 되면 10% 정도는 글리코겐(당원)으로, 약 30%는 지방으로 간에 저장되며, 나머지 60%는 간을 통과하여 피 속으로 들어가 혈당량을 형성한다.

한편 간에는 문맥을 따라 들어오는 포도당을 글리코겐으로 만들어 저장해 두는 효소가 있는데, 이 효소는 췌장에서 만들어진 인슐린을 정상적으로(2mmg 정도) 받는 조건에서 자기의 기능을 다할 수 있다. 따라서 간은 글리코겐을 150g 정도 저장해 둘 수 있는데, 이 글리코겐은 사람 몸의 혈당량을 보장하여 주는데 큰 의미를 갖는다.

혈당은 피를 따라 온몸을 돌아가는 과정에서 세포와 조직에서 계속 소비되고 있다. 즉 당질은 세포의 원형질 안에 있는 사립체에서 마지막 대사가 진행되는데, 이 과정에서 탄산가스와 물이 생기며 열과 힘을 얻게 된다. 그리하여 사람들은 이것으로 정상체온을 유지하고 활동도 할 수 있게 된다.

당질은 사람의 몸 안에서 일정한 법칙을 가지고 질서있게 차례차례 타 없어지게 되는데, 활동을 할 때에는 빠르고 많이 타게 되지만 그렇지 않을 때에는 느릿느릿 타게 된다. 이와같이 당질이 분해되는 과정에서 몸 안의 혈당량이 낮아지게 되면 간에서는 저장해 두었던 글리코겐을 분해하여 다시 당질로 만들어 내보내서 혈당량을 조절하게 된다.

한편 사람 몸의 피는 온몸을 도는 과정에서 콩팥을 통과하면서 걸러져 오줌을 만들게 된다. 이때 피 속에 있는 당질은 피와 함께 콩팥의 사구체를 통과하며 내려가다가 구부러진 관에서 모두 흡수되어 다시 영양물로 이용되게 된다. 그런데 이 관의 능력은 피 속의 당질을 1분마다 350mmg 정도밖에 흡수하지 못한다. 그러므로 피 속의 당질이 이 한계를 넘었을 때에는 초과된 양을 흡수하지 못하게 되어 그것이 오줌에 섞여 몸 밖으로 빠져 나가게 되는 것이다. 이것이 당뇨병이다.

당뇨병의 증상

당뇨병의 가장 기본되는 증상은 피 속의 당질이 많아지는 것과 그것이 오줌으로 빠져 나오는 것이다. 그러나 오줌에 당이 섞여 나온다고 해서 모두 당뇨병이라고 볼 수는 없으며, 오줌에 섞여 나오지 않는다고 해서 당뇨병이 아닌 것도 아니다. 당뇨병이 아니더라도 갑자기 당질을 지나치게 섭취하였을 때에는 일시적으로 당뇨가 나올 수도 있다.

또 당뇨가 나오지 않으면서도 물을 많이 마시면 오줌량이 많은데, 특히 밤에 오줌량이 많다든가(정상에서는 하루의 오줌량이 1.5~2 *l*이지만 당뇨병에 걸리면 3~10 *l*까지 된다), 또한 식욕이 높아지고 허기증이 생기며 입안이 마르고 피곤해 하기도 하고, 기억력이 없어지면서 일에 대한 의욕이 떨어지고, 피부가 가렵고 부스럼이 잘 생기며, 그것이 잘 낫지 않는다든가, 머리카락이 잘 빠지고 피부가 거칠어지며 신경통 증상으로 이쪽저쪽 결리는 경우가 많다든가 하는 증상이 나타나면 대개 당뇨병인 경우가 많으므로 철저한 검진을 받아 적절한 대응책을 세워야 한다.

당뇨병의 예방과 치료

당뇨병을 예방 치료하기 위해서는 먼저 몸 안에 혈당치가 높게 되는 원인을 알고 그것을 제거하는 것이 중요하다.

몸 안에서 혈당치를 높아지게 하는 주요 원인은 ① 과식 ② 운동부족 ③ 정신적 흥분 ④ 내분비 약물 복용(코티존, 히이드로코티존, 프레드니소론 등) ⑤ 비만 ⑥ 음주 등을 들 수 있다.

그러므로 당뇨병을 예방 치료하기 위해서는,

첫째, 과식을 피하고 당분을 제한해야 한다. 우리들이 일상적으로 먹고 있는 쌀, 밀가루, 보리 등에는 대부분 탄수화물이 들어 있는데, 그것들이 모두 포도당으로 흡수되어 힘과 열의 원천으로 이용되고 있다. 그런데 과식을 하게 되면 당질의 흡수가 소모를 초과하게 되고, 또한 그 흡수율이 높은 옥당류와 사탕이 들어있는 꿀, 잼, 과일통조림 등을 먹게 되면 피 속의 당 함량이 갑자기 오르게 된다.

하루에 먹어야 할 먹거리의 질과 양은 키, 몸무게, 나이, 성별, 운동, 직업, 영양상태 등에 따라 서로 달라지게 된다. 이를테면 표준 몸무게 60kg인 사무원은 2,000~2,400칼로리면 충분하고, 중간 정도의 육체노동을 하는 사람은 3,000칼로리, 심한 육체노동을 하는 사람은 3,500칼로리면 충분하므로 이것을 알고 자기에게 알맞는 칼로리 이상을 섭취하지 않도록 해야 당뇨병을 예방할 수 있다.

둘째, 운동을 생활화하여야 한다. 운동을 하면 당질이 많이 소모되어 피속의 당 함량이 낮아지게 된다. 그런데 운동은 불규칙적으로 가끔 하는 것보다는 날마다 1시간 정도를 규칙적으로, 그리고 땀이 조금 날 정도로 하는 것이 유익하다. 그러나 당뇨병 환자가 무리한 운동을 하게 되면 오히려 합병증을 일으킬 위험이 있으므로 실제적인 운동량은 의사의 지시에 따라 결정해야 한다.

셋째, 약수를 마시는 것이 좋다. 약수를 마시면 내장의 열독물을 씻어낼 뿐아니라, 느슨해진 내장에 긴장을 불러일으켜 기능을 촉진한다.

넷째, 술을 삼가야 한다. 술을 반주로 마시면 위를 자극하여 위액을 많이 나오게 하고 입맛을 돋구며, 또 알콜 자체가 칼로리를 높이기 때문에 몸이 나게 되는데, 이 때에 지방이 타는 것을 방해하여 몸 안에 축적되게 된다.

다섯째, 식사는 건강한 사람들도 지켜야 할 건강식에 준하고, 유별나게 할 필요는 없다. 지나치게 신경을 쓰게 하는 식사요법은 오히려 영양 균형이 맞지 않게 되기 쉽고, 규정의 식사요법을 어긋나게 하기 쉽다. 그러므로 의사의 적절한 지시에 따라 거기에 익숙하게 되는 것이 중요하다.

당뇨병의 향약 치료

현대의학에서 말하는 당뇨병 치료는 병의 상태를 조절하는데 불과하고, 절반 이상의 당뇨병은 식사요법으로 조절할 수 있다고 한다.

향약에서 당뇨병을 모두 고칠 수 있는가 하면 이 또한 그렇지가 못한 실정이다. 『동의보감』에서도 약보다는 식사요법을 강조하고 있는 형편이다.

그러나 당뇨병이란 인슐린이 절대적으로 또는 상대적으로 적다고 하는 것만이 문제로 되는 것이 아니며, 온몸의 호르몬이 불균형을 갖게 된 데에 문제가 있는 것이므로 온몸의 균형을 바로잡는 것을 기본목표로 삼고 있는 향약 치료는 매우 합리적이라고 할 수 있다. 따라서 향약 치료에서는 어느 병이든 그것이 열증인가 한증인가, 또는 실증인가 허증인가를 변증(辯證)하여 다스리는 것이므로 당뇨병 치료에 있어서도 이 점을 고려하여 한의사의 지시에 따르는 것이 합리적이라 할 수 있다.

그러면 당뇨병 때 열증, 한증, 실증, 허증이란 어떤 것일까? 그 대체적인 것을 알아 보면서 그에 따르는 향약재 몇가지를 들어 보기로 하겠다.

▲ 열증 : 얼굴이 붉거나 누렇다. 목이 마른다. 따뜻한 것보다 차가운 것을 좋아한다. 오줌색이 누렇다.

율무쌀 10g을 하루 양으로 하여 2홉 반의 물을 붓고 절반이 되게 달여서 3번에 나누어 끼니 30분 전에 먹는다. 또는 인동덩굴(뿌리, 줄기, 잎, 꽃 모두) 300g을 썰어서 술에 담그었다가 쌀겨 불로 쪄서 하루밤을 재운 뒤 볕에 말려서 감초 20g을 넣고 찧어서 가루를 내어 담그었던 술로 풀을 쑤어 반죽을 해서 녹두알 크기의 알약을 만들어 1번에 30~50알씩 끼니 전에 하루 3번 먹는다.

▲ 냉증 : 얼굴색이 희다. 또는 검다. 목이 마르지 않는다. 목이 말라도 찬물을 싫어한다. 오줌량이 많고 색이 맑다.

두릅나무뿌리껍질, 특히 마르지 않은 생뿌리껍질 30g을 하루 양으로 하여 2홉 반의 물을 붓고 절반이 되게 달여 끼니 30분 전에 나누어 먹는다. 또는 인삼을 가루내어 매 끼니 30분 전에 찻순갈로 하나씩 따뜻한 물에 타서 먹는다.

▲ 실증 : 원기가 있다. 피곤함이 없다. 땀이 잘 나지 않는다. 뒤가 굳다. 약간 지나치게 먹거나 마셔도 탈이 나지 않는다.

화살나무껍질(귀전, 귀전우, 위모), 또는 화살나무가지 30g을 하루 양으로 하여 물 2홉 반을 잡아 절반이 되게 달여 3번 나누어 끼니 30분 전에 먹는다. 또는 오동나무뿌리껍질 30g을 하루 양으로 하여 물 2홉 반을 붓고 달여 3번 나누어 끼니 30분 전에 먹는다.

▲ 허증 : 원기가 없다. 쉽게 피로하다. 식은땀을 잘 흘린다. 뒤가 비교적 묽다. 지나치게 먹거나 마시면 곧 설사한다.

마(산약) 10~20g을 하루 양으로 하여 물 2홉 반으로 달여 3번에 나누어 끼니 30분 전에 먹는다. 또는 인삼가루를 냉증 때처럼 쓴다.

위장의 보호와 위장병 치료

사람은 먹어야 산다. 먹은 것을 잘 소화시키고 흡수하여 영양물질을 충분히 받아들이게 됨으로써 건강을 유지하고 오래 살 수 있다. 그렇게 하자면 무엇보다도 위장을 튼튼하게 보호해야 한다.

위장을 튼튼하게 보호하려면 우선 맵고 짠것 등 자극성 음식을 삼가해야 한다. 뿐만 아니라 위에 자극을 주는 약물들을 남용하지 말아야 한다. 그리고 알맞은 온도의 음식(섭씨 30~40도)을 잘 씹어서 식사시간과 식사량을 규칙적으로 해야 한다(섭씨 10도 이하의 찬 음식이나 70도 이상의 뜨거운 음식은 위를 해친다).

또한 편식을 하지 말고 골고루 먹어야 한다. 특히 채소를 많이 먹는 것이 좋다. 채소에는 식물성 섬유질이 들어 있는데 그것이 콜레스테롤과 결합하여 몸 밖으로 나가게 되므로 변비, 비만증, 동맥경화증 등도 막게 된다. 채소는 위장기능을 돕고 위장병을 치료하기도 해서 몸을 튼튼하게 하는데 중요한 먹거리이다.

채소 가운데 특히 양배추(호배추)는 위염과 위궤양 치료에 효과가 좋다.

양배추는 한해~두해살이 풀로서 잎이 둥글게 모여 있으며 두터운데, 바깥쪽 잎은 흰색이 도는 진한 풀색이다. 이른 여름에 연한 노란색의 십자모양 꽃이 줄기 끝에 송이처럼 모여 핀다.

양배추의 약리작용은 동물실험에서 위궤양을 빨리 회복시키는 것으로 밝혀졌다. 임상 검토에서는 1백명 이상의 위십이지궤양 치료에서 높은 활성이 있었다. 따라서 신선한 양배추즙을 내서 먹으면 위십이지궤양, 위염, 대장염, 치질, 변비 등에 좋다.

신선한 양배추를 갈아 즙을 내어 밥먹기 40~50분 전에 1컵씩 하루 3~4번 먹는다. 한달 동안 이렇게 하면 위염, 위궤양에 현저한 효험이 있다. 또한 양배추를 말려서 가루를 내어 한번에 1~2순갈씩 뜨거운 물 반 컵에 타서 밥 먹기 전에 하루 3~4번 먹어도 좋다.

위십이지궤양의 예방과 치료

현대인들이 많이 앓고 있는 병중의 하나가 위십이지궤양이다. 이 병은 일명 소화성 궤양이라고도 하는데, 증상은 일반적으로 명치끝 언저리가 아프다. 특히 빈속일 때 아픈 것이 전형적이다. 따라서 새벽과 해질녘에 반복적으로 되풀이하여 명치끝이 아플 때에는 일단은 궤양으로 생각할 수 있는 것이므로 정확한 진단을 받아야 한다.

위십이지궤양병이란 위 또는 십이지 점막에 궤양이 생기는 것, 즉 조직이 무너져 떨어지는 병을 말하는 것인데, 그 형태가 매우 작은 것에서부터 엄지손가락머리만큼 큰 것에 이르기까지 여러가지가 있으며 증상도 복잡하다. 이를테면 궤양이 클 때에는 피를 토하거나 하혈을 하게 되고, 또 속쓰리기와 배아픔 등이 있게 된다. 심한 경우에는 천공복막염을 일으킬 위험도 있다.

이 병의 원인은 복잡하여 한마디로 규정하기 어렵지만, 대개의 경우 과로나 근심 걱정, 이른바 스트레스가 원인인 경우가 많다. 발병하는 연령층을 보면 비교적 젊은 사람에게 많으며, 특히 십이지궤양은 과산증을 갖고 있는 청년층에 많다.

이 병은 치료도 비교적 잘 되는 편이지만 재발도 잘 된다. 특히 계절이 바뀌는 데 따라 반복적으로 재발하기를 잘 한다. 이 병을 치료하는 데 있어서는 무엇보다 안정이 제일이다. 그 다음으로 먹거리 요법과 함께 상황에 따라 내복약 또는 주사를 사용하면 된다.

먹거리 요법으로는 정확한 끼니 지키기와 적은 양의 식사, 그리고 짜고 매운 것 등 일체의 자극성 식사를 삼가며, 찰밥이나 찰떡, 좁쌀죽을 때때로 먹는 것이 바람직하다. 또한 양배추를 즙을 내어 먹어도 좋다.

향약에서는 이 병을 위심통, 심비통, 위완통 등 여러가지로 말하고 있으며 처방도 다양하다. 그리고 일반 가정에서 손 쉽게 이용하여 좋은 효과를 얻을 수 있는 약물도 많은데, 몇가지만 들어보면 다음과 같다.

▲ 순채

맛은 달고 성질은 차가운데 일명 박채 또는 사박이라고도 하며, 일반 가정에서 국을 끓이거나 김치를 담궈 먹기도 한다. 또 순채잎을 오미자 달인 물에 넣고 꿀을 타서 차로 마시기도 한다. 이같은 순채 적당량에다 물을 2배로 잡아 약탕관에 넣고 10분쯤 끓여서 식힌 뒤 그 물을 찻잔으로 반잔씩 2시간 간격으로 마신다. 물이 다 되었으면 다시 물을 부어 마시는데 점성이 있는 액이 나올 때까지 계속 쓸 수 있다.

▲ 감자싹

반뼘쯤 새로 돋아난 감자싹을 채칼로 채를 쳐 천으로 짜낸 즙을 질그릇에 넣고 불에 올려놓아 수분을 증발시키면 검은 액체가 되는데, 이것을 찻숟가락으로 한 숟가락씩 하루 1번 먹는다.

▲ 여뀌풀

일명 버들여뀌, 수료, 우료, 랄료초, 유료, 천료라고도 하는 한해살이풀인데 높이 40~80㎝로 곧게 자라며, 밑부분은 땅위를 옆으로 기듯 뻗는다. 줄기는 붉은 갈색이고 털이 없으며 마디는 굵고 수염뿌리가 있다.

약리작용으로는 피멎이 작용, 아픔멎이 작용이 있으며, 향약 치료에서는 예로부터 배아픔, 물똥설사, 이질, 각기, 뾰뚜라지, 타박상 등에 널리 이용해 왔다. 소화성 궤양병일 때는 여뀌풀 15g을 하루 양으로 하여 3컵의 물을 잡아 2컵이 되게 달여 3번 나누어 매끼니 30분 전에 먹으면 매우 효과가 좋다. 그러나 독성이 있으므로 많이 먹으면 가슴이 아프고, 생선이나 마늘과 같이 먹으면 안된다.

장염의 예방과 치료

한마디로 장이라 하지만 장이란 소장(작은창자)과 대장(큰창자)으로 구분되며 그 기능도 서로 다르다. 즉 작은창자의 윗부분에서는 알카리성인 장액을 만들어내서 단백질을 분해하며, 아랫부분에서는 영양소를 흡수하고 있다. 그리고 큰창자에서는 수분을 흡수하고 뒤(대변)를 덩어리지게 하는 일을 하고 있다.

따라서 밥통(위)은 경우에 따라 모두 잘라내도 생명에 위험이 없지만 창자를 모두 잘라내버리면 인체는 영양 흡수를 할 수 없게 되어 위험에 떨어지게 된다. 여기에 소화기 계통 가운데서 밥통보다 창자가 더욱 중요한 이유가 있다.

그런데 이와같은 창자에 염증이 생겨 그 기능이 낮아지게 된 것을 우리는 장염이라 한다. 즉 창자의 점막에 세균이 감염되어 이러저러한 증상을 나타내게 되는 병이 장염이다.

장염의 증상으로는 배아픔, 배앓이, 팽만감, 불쾌감 등을 동반하기도 하고, 또 뒤를 자주 보고 싶은데 뒤를 보고 나면 무지륵하고 항문 주위와 아랫배가 아프다. 또한 경우에 따라서는 배가 아프며 게우기도 한다. 물론 배아픔이나 게우기같은 증상은 위염 때도 있는 것이지만 장염의 특징은 설사가 나고 열이 있는 것이다. 그리하여 설사를 오래하게 되면 흔히 장염으로 오인하게 되는데, 설사가 있다고 해서 모두 장염은 아닌 것이다.

일반적으로 뒤는 하루 1번이 정상이라고 하지만 사람에 따라서는 2~3일에 한번 뒤를 보아도 아무 탈이 없는 경우도 있다. 또 하루에 2~3번 뒤를 보는 사람일지라도 입맛이 보통이면서 여위지도 않으면 장에 이상이 있다고 생각할 필요가 없는 것이다.

한편 장염을 우리는 급성장염과 만성장염으로 구분하고 있는데 경우에 따라서는 급성장염이 악화되어 매우 위급하게 되는 수도 있다. 특히 노인이나 어린이들의 경우 장염이 걸린 며칠 동안에 매우 쇠약해지고 중증으로 떨어지는 수도 있다.

장염의 원인으로는 잠잘 때에 배를 차게 해서 뱃속이 차게 될 때 따뜻한 것을 좋아하는 창자에서는 기능장애가 일어나 장염 증상이 나타나게 된다. 또한 지나치게 배불리 먹거나 변하기 쉽고 세균이 번식하기 쉬운 생선, 고기, 순대, 떡 등을 잘못 먹거나 상하기 쉬운 먹거리나 찬거리를 함부로 먹었을 때도 장염이 일어나기 쉽다. 냉장고를 지나치게 믿는 것도 식중독을 일으킬 위험이 있는 것이므로 주의해야 한다.

따라서 장염은 걸린 다음에 치료하는 것보다는 예방이 더 중요하다.

근래에 와서 장염 치료에 항생물질을 많이 쓰고 있는데 이것은 그다지 바람직스럽지 못한 치료법이다. 왜냐하면 항생물질 등으로 세균을 죽이면 설사는 멎지만, 그것을 지나치게 쓰게 되면 인체에 유용한 세균까지 없애버리게 되어 마침내는 세균을 없애는 것보다도 더 힘든 곰팡이같은 것을 번식하게 하는 위험을 불러들이게 된다.

그러므로 장염 치료에 있어서는 '먹거리가 바로 약' 이라고 하는 향약재를 이용하는 것이 차라리 바람직하다. 장염 치료에 효과가 높은 향약재를 알아보기로 하겠다.

▲ 이질풀

이질풀은 다른 이름으로 쥐손이풀, 노관초, 방우아라고도 하는 여러해살이풀이다. 우리나라 각지와 대만·일본 등지에 분포되어 줄기의 높이가 50~100㎝로 자란다. 잎은 마주 붙으며 손바닥 모양으로 3~5갈래 째지고, 어린 잎에는 담홍색 얼룩점이 있다. 7~9월에 연붉은 빛의 다섯잎꽃이 잎겨드랑이에 1~2송이씩 달리고, 열매는 길이 1.5㎝, 씨는 검은빛이다.

약리작용으로는 항균작용, 항바이러스 작용이 있다는 것이 밝혀졌으며, 향약 치료에서는 예로부터 뾰두라지, 타박상, 장염, 이질 등에 이용해 왔다. 이 약재는 다른 약재와 합해서 처방을 만들어 쓰기도 하고, 이질풀의 잎과 줄기만을 합한 20g을 하루 양으로 하여 4컵의 물을 넣어 절반으로 줄 때까지 달인 다음 5~6번 나누어 뜨거운 약물을 후후 불면서 마시기도 한다. 이질풀 달인 물로 허리찜질을 해도 좋다.

▲ 매화나무 열매

이른 여름철에 선열매를 따서 그을음에 그슬려 건조실에서 40도 정도의 온도로 말린 것을 오매라고 하는데(건재약상에 가면 구할 수 있다), 오매 2개를 찻잔에 넣고 뜨거운 녹차를 부어 잘 저어서 먹는다.

암의 원인과 기혈氣血

암종(癌腫)은 암이 아니다

암이란 현대인들에게 있어서 공포의 대상이다. 전세계적으로 볼 때 암으로 죽어가는 사람은 놀랍게도 한 해 동안에 3백만 명에 이르고, 우리나라에서만도 수만 명으로 추산된다고 한다. 그것도 해가 거듭할수록 급증하고 있는 형편이라고 한다.

그럼에도 불구하고 아직도 암의 정체는 물론, 그 발생 원인과 예방법 및 치료대책에서 갈팡질팡 '암 바로 죽음의 신' 이라고 공포에 질려 있다. 그리고는 최종적인 수단으로 수술요법이나 화학요법 및 방사선 요법을 시도해 보고 그것만이 지고지선의 유일한 방법인 것처럼 인정하고 있다.

그러나 지금까지 암치료를 하겠다고 수많은 환자에게 수술이나 화학요법 및 방사선 요법을 써서 암종을 제거해 봤지만, 그것으로 암환자가 건강을 찾게 되었다는 확증은 없다고 한다. 오히려 이들 요법을 사용함으로써 환자들에게 더 많은 고통을 받게 했을 뿐 아니라 얼마 남지 않은 수명마저 단축시켰는지도 모르겠다는 것이 양심있는 의약계 인사의 솔직한 고백이다.

사실이 그러함에도 왜 그러면 지금도 암치료를 하는데 있어 암종의 제거에 일차적인 순위를 두고 있을까? 한번쯤 냉정하게 반성해 봐야 할 문제라고 생각한다.

다시 말해서 최근까지 암의 정체를 파악했다는 가장 유력한 설은 "암이란 세포가 알 수 없는 원인에 의해 돌연변이를 일으키고, 그것이 무한히 증식해 가는 병" 이라는 주장이 과연 온당한가 하는 문제에 대해서 우리는 냉정하게 반성해 봐야 할 것이다.

일반적으로 종양이란 일정의 조직이나 세포가 자체의 생물학적 특성을 변화시켜 그 조직의 구조와 기능이 달라지면서 증식하는 것을 말하는데, 이 종양은 양성종양과 악성종양으로 나누게 된다. 그리고 악성종양 가운데서 생체의 상피조직에 생기는 것을 암종이라 하고, 결합조직에 생기는 것을 육종이라 한다. 이를테면 위, 장, 기관 및 자궁같은 점막이나 피부의 국소에 생기는 것을 암종이라 하고, 근육이나 뼈같은 결합조직의 국소에 생기는 것을 육종이라고 한다.

그런데 암종이다, 육종이다 하는 것은 어디까지나 생체 내의 병적인 인자가 모이고 쌓여서 하나의 둥우리를 이룬 현상일 뿐이지 병적 소인 그 자체는 아니다. 따라서 암종을 암 자체로 보고 있는 것은 나무만 보고 숲을 보지 못하는 것같은 오류인 것이다.

게다가 인과관계를 추구하고 있는 과학의 세계에서 "암이란 세포가 알 수 없는 원인에 의해서……" 라고 하는 따위 불가지론은 용납될 수 없는 것이다. 그리고 암세포의 증식만 해도 세포분열에 의해서 되는 것이 아니다.

실험에 의하면 시험관 안에서 분열증식을 해 보이는 특별한 암세포가 있기는 있다. 그러나 그것은 그러한 성상을 지닌 기형적인 암세포에 지나지 않는 것이고, 그것이 일반적인 암세포의 존재양태는 아닌 것이다. 그러므로 암세포의 존재양태는 적혈구 또는 백혈구(임파구)의 융합화성(融合化成)에 의해 이루어지고 있다는 주장이 있다.

이와 같이 모든 질병을 국소적인 것이 아닌 전신적인 것이라고 보는 것이 향약적 질병관의 기본적 입장이다.

암은 기혈(氣血)의 혼탁에서 생긴다

인체를 형성 유지하는 기초는 공기와 먹거리이다. 먹거리는 입을 통과해서 피와 살이 되고, 공기는 코를 통과해서 기와 힘이 된다. 이렇게 해서 만들어진 기와 피는 온몸을 쉼없이 돌고 돌면서 세포를 만들고 부수면서 생체를 살리고 있는 것인데, 이때 야무진 기와 좋은 피가 생체를 건강하게 하고, 또 수명을 연장시킨다.

그런데 야무진 기와 피라는 것은 사람들이 먹고 마시는 깨끗한 먹거리와 맑은 공기에서 만들어지며, 공해로 찌든 공기와 불순물로 오염된 먹거리에서는 생체에 질병을 일으키게 하는 혼탁한 기와 피가 만들어질 수밖에 없다.

따라서 기와 피가 혼탁해지게 되면 생체 내 산소와 영양의 수요공급의 조화가 무너져 있는 부위나 저항력이 약해져 있는 곳에서 그 적응반응(항균항체반응)의 하나로서 종양 또는 암종이 생기게 되는 것이다. 그리하여 암종이란 "지금 당신 몸 안의 기와 피가 혼탁해져 있다. 지금 바로 적당한 수단을 강구해서 기와 피를 맑고 깨끗하게 하지 않는다면 당신의 몸은 무너지고 말 것이다"라고 하는 간절한 호소인 것이다.

암종은 혼탁해진 기와 피 속의 유독하고 유해한 물질을 빨아들이고 쌓아가면서 생체를 살리기 위해 혼탁한 기와 피를 정화시키는 갖가지 물질을 생산해내고 있는 쓰레기처리장과 같은 것이다.

그리하여 생체 내의 혼탁한 기와 피가 어느 정도 오염작용이 억제되고 정화되어 그나마 수명을 연장시킬 수가 있는 것이다. 그러므로 현대인들이 '죽음의 신' 으로 두려워하고 있는 암이란 암종 그것이 아니라 생체 내의 혼탁한 기와 피인 것이다.

이 점에 대해서는 현대의학에서도 부지불식간에 인정하는 증좌가 있다. 즉 현대의학에서 "암의 말기에는 환자가 신경질적이고 악액질로 떨어지게 된다" 고 하는 것이 그것이다. 말하자면 신경질적이란 기가 혼탁해졌다는 것이고, 악액질이란 피가 매우 혼탁해져서 질적으로 악화되어 있다는 뜻이다.

그런데 신경질적·악액질적이란 암의 말기적 현상만이 아니라 암의 초기에서부터, 아니 오히려 전암성 질병 시기에서부터 나타나고 있는 것이다. 그러므로 암종이란 진짜 암이 아니라 오히려 혼탁해진 기혈을 정화해서 진짜 암에서 생체를 구제하자는 쓰레기통과 같은 것이라고 할 수 있는 것이다.

사실이 이러함에도 불구하고 잘못된 인식은 암종을 암 자체로 착각하고, 그것만을 박멸하려는데 총력을 기울이고 있다. 그렇기 때문에 암이 치료될 수 없는 것이다.

실제에 있어서 암환자의 혼탁한 기와 피가 정화되지 않고는 아무리 암종을 박멸해도 재발, 삼발하는 경우가 많다. 그런데 만약 암종을 박멸하고 재발이 없었다면 그것은 암종이 없어졌기 때문이 아니라 암종을 박멸한 뒤에 생체의 생활 패턴이 기와 피를 정화하는 쪽으로 바뀌었기 때문일 것이다.

암의 예방과 치료

이상에서 알 수 있는 것처럼 암을 예방하고 치료하자면 암 발생의 원인으로 되는 기와 피의 혼탁을 먼저 예방하고 치료해야 하는 것이다.

그러자면 첫째, 편리 위주에서 오는 생활조건의 악화와 영양조건의 악화를 적극적으로 개선해야 한다. 이를테면 대기를 오염시키는 배기가스, 유독가스 살포 등을 억제하고 신선한 환경을 조성하도록 노력해야 한다. 또 화학약품 및 식품첨가물과 각종 인스턴트 식품 및 발암성 식품과 검게 탄 식품, 자극이 센 식품을 피해야 하며, 과잉 영양섭취를 억제해야 한다.

둘째, 각종 몸단련법을 일상적으로 습관화하여 생체면역기능을 높여야 한다. 이를테면 걷기운동, 산책, 찬물로 발씻기, 찬물마찰, 햇볕쪼이기 등을 체질에 맞게 습관화하는 일이다.

셋째, 전암성 질병을 제때에 즉각적으로 예방 치료할 수 있도록 그에 대한 위생지식에 철저해야 한다. 전암성 질병이란 ① 밥통과 큰창자에 생기는 살버섯, ② 오래된 중증 기관지염, ③ 기관지확장증 및 폐렴, ④ 위궤양, 입안 및 혀와 자궁경부의 백반 및 미란 등을 말한다.

넷째, 기와 피의 혼탁을 예방 치료하는 향약재를 적절하게 이용하는 것이다. 향약재 가운데는 기를 보하고 피를 맑게 한다는 약재가 많다. 그러한 약재들 가운데는 거의 항암제가 들어있다고 밝혀지고 있고, 또한 그것을 이용해서 암치료 효과를 얻었다는 예도 많다.

다음에서 우리 주변에서 쉽게 구해 쓸 수 있는 암 예방 치료 향약재 몇 가지를 알아 보기로 하겠다.

▲ 율무쌀

약맛은 달고 성질은 약간 차가운데 항암 성분인 코익세놀리드가 들어 있다고 한다. 12~35g을 약물 3컵쯤 되게 달여서 하루 3번에 나누어 먹는다. 오래 먹으면 위암을 치료할 수 있다. 민간에서는 사마귀 떼는데 율무쌀을 달여 먹는다.

▲ 쇠뜨기

염소가 잘 먹는다고 해서 염소풀이라고도 한다. 약맛은 쓰고 성질은 서늘하다. 그늘에 말린 것 4~10g을 약물 3컵이 되게 달여서 하루 3번에 나누어 먹는다. 간암과 자궁암에 쓴다. 신선한 것 30~60g을 약물 3컵이 되게 달여서 하루 3번에 나누어 먹는다. 날즙을 내서 먹어도 좋다.

▲ 쇠비름

약맛은 시고 성질은 차갑다. 동물실험에 의하면 이 약의 달임약과 우림약은 적리균, 대장균을 비롯한 일련의 억균작용이 있으며, 직장암에 유효하였다. 쇠비름 30~60g을 짓찧어서 생즙을 내거나, 마른 것 15~30g을 약물 3컵이 되게 달여서 하루 3번에 나누어 먹는다. 양을 많이 써도 부작용이 없다.

▲ 새모래덩굴

다른 이름으로 산두근 또는 금쇄시라고도 한다. 약맛은 쓰고 매우며, 성질이 차갑다. 혈압내림작용 및 항염작용과 항암작용이 있다. 목암, 폐암, 백혈병에 쓴다. 10g을 약물 3컵이 되게 달여서 하루 3번에 나누어 먹는다.

▲ **지치**

다른 이름으로 자초라고도 한다. 약맛이 쓰고 성질이 차갑다. 약리실험에 의하면 자궁암 치료에 유효했다. 백혈병에도 쓴다. 6~10g을 약물 3컵이 되게 달여서 하루 3번에 나누어 먹는다.

▲ **두릅나무껍질**

약맛은 맵고 성질은 덤덤하면서도 약간 독이 있다. 위암에 효과가 있다. 6~12g을 약물 3컵이 되게 달여서 하루 3번에 나누어 먹는다.

신경통의 치료

▲ **온몸의 뼈마디가 쑤시고 아픈 신경통**

소나무진(혹은 솔잎) 1되를 청주 3되에 7일 동안 담궜다가 한번에 1컵씩 하루 2번 먹는다. 혹은 소나무순 20근을 청주 5말에 21일 동안 담가둔 뒤 한번에 한 컵씩 하루 5~6회 먹는다. 철쭉꽃 적당량을 술에 버무려서 20~30분 쪄서 햇볕에 말린 뒤 가루를 내어 한번에 4g씩 우유 반 컵과 청주 2컵을 섞어서 데운 것에 타서 먹는다.

▲ **좌골신경통**

복숭아씨와 살구씨(각각 끓는 물에 담궜다가 껍질을 벗기고 싹을 떼어낸 뒤 밀기울과 함께 약간 누렇게 볶은 것) 각 80g을 갈아서 고약처럼 되면 벌꿀 끓인 것에 넣고 반죽하여 오동나무열매씨 크기로 알약을 만들어 30알씩 따뜻한 청주로 아침 저녁 공복에 먹는다.

▲ **허리아픈증**

갑자기 허리가 아픈 중에는 녹각 150g을 벌겋게 태워 청주 2되에 넣어 하룻밤 두었다가 건져내고 그 술을 먹는다. 이때 건져낸 녹각은 곱게 가루를 내어 한번에 8g씩 따뜻한 청주로 밥 먹기 전에 하루 3번 먹는다.

또는 매주콩 5되를 삶아서 두개의 자루에 나누어 넣고 번갈아가면서 아픈 부위를 찜질하는 데, 식으면 더운 것으로 바꿔서 한다. 이때 절대로 바람을 쏘이지 말아야 한다. 그리고 사시나무껍질을 진하게 달인 물로 씻으면 더욱 좋다.

눈의 보호와 눈병의 치료

눈의 구조와 생리

눈은 우리 몸체서 매우 귀중한 일을 하고 있는 감각기관의 하나다. 사람들은 눈으로 빛을 받아들여 모든 사물현상을 식별하고 인식하여 생명유지와 사회활동에 필요한 모든 행동을 하게 된다. 그러므로 눈으로 볼 수 없다면 생의 절반은 죽은 것이라 해도 지나친 말이 아닐 정도다.

따라서 우리는 가장 귀중한 것을 눈에 비기어 말하고 있을 뿐 아니라 우리가 건강한 몸으로 자주적이고 능동적으로 창조적인 활동을 하기 위해서는 우리 몸의 모든 장기들과 함께 눈을 보호하는데 깊은 관심을 돌려야 하는 것이다.

눈은 직경이 2.4㎝밖에 되지 않는 작은 탁구공만한 크기의 기관이지만, 복잡하고 정밀하기로 말한다면 우리 몸에 있는 어떤 기관도 상대가 될 수 없다. 눈은 얼핏 보기에 사진기와 비슷한 구조를 갖고 있는데, 그것은 수만개의 전기회선을 통해 150만개의 메시지를 처리해낼 수 있는 광학장치로 되어 있다.

눈을 겉에서 보면 가운데에 자위가 있다. 이것은 투명한 결합조직으로 된 각막이고, 그 둘레에 흰자위가 있다. 또 그 위에는 무지개막(홍체)이 있는데, 이것은 마치 둥근 접시처럼 되어 있는 막이다. 그리고 무지개막 한가운데에는 구멍이 뚫려 있는데, 이 구멍이 바로 동자(동공)이다.

동자는 빛이 많이 들어 오면 좁아지고, 빛이 적게 들어오면 넓어진다. 그리하여 동자는 마치 사진기의 조리개와 같은 작용을 한다. 이러한 작용은 무지개막의 움직임에 의하여 이루어진다. 무지개막 뒤에는 수정체라는 투명한 렌즈가 있는데, 이것이 그 두께를 여러가지로 조절하면서 각막을 거쳐 동자를 통과하여 들어온 빛을 굴절시켜서 그것을 받아들이는 그물막(망막) 위쪽 구석에 정확한 영상을 맺도록 하고 있다.

또 수정체(렌즈)의 둘레에는 그것을 고정해주는 끈이 있다. 이 끈은 모양체의 끝에 연결되어 있으면서, 모양체근이 줄어들면 끈이 늘어나게 되고 그에 따라 탄력성이 있는 수정체가 볼록해지면서 가까이에 있는 물체의 영상이 그물막에 정확히 맺히게 해준다.

그리고 먼곳의 물체를 볼 때에는 모양근이 늘어나면서 수정체를 잡아당겨 그것을 팽팽하게 만든다. 이 때에는 빛의 굴절이 약해지면서 먼곳에 있는 물체의 영상이 눈에 잘 맺히게 해준다.

그러므로 우리가 책이나 TV 등을 너무 가까이에서 보거나, 하나의 물체를 집중적으로 오래 보게 되면 수정체가 지나친 긴장을 하게 되어 시력이 약해지게 되는 것이다.

그리고 눈알의 제일 안쪽 막을 그물막(망막)이라고 하는데, 그물막은 사진기의 필름과 같은 작용을 하고 있다. 즉 빛이 그물막에 작용을 하면 그물막에 있는 명암을 식별하는 간상체와 색을 식별하는 원추체들이 흥분하게 되는데, 이 흥분파들이 시신경을 통해 머리골피질의 시각중추에 전달되어 비로소 사물을 보고 느끼게 되는 것이다. 따라서 낮에는 원추체가 흥분되어 빛을 받아들이고, 밤에는 간상체가 흥분되어 빛을 받아들이는 일을 하고 있다.

한편 추상체에는 빨강, 파랑, 초록에 작용하는 색소가 있어서 색을 식별하게 되는 것이므로 만약 이곳에 이상이 생기면 색맹이 되는 것이다.

또한 눈알의 수정체 뒷부분에는 초자체라고 하는 투명한 반유동성 액체가 들어있다. 그리고 초자체, 수정체, 무지개막(홍체), 맑은막(각막)들 사이에는 방수라는 임파액이 흐르고 있는데, 방수는 모양돌기에서 분비되어 후안방에 차서 여기로부터 동자기슭을 거쳐 눈전방으로 흘러 눈전방 모서리의 정맥 등을 통과하여 흘러나온다.

이상과 같이 눈은 매우 복잡하면서도 정밀한 감각기관으로서 우리들의 사물인식뿐 아니라 정신활동에 있어서도 매우 중대한 일을 해내고 있다.

눈의 보호와 눈병의 예방

우리 몸에서 매우 중요한 기관인 눈은 우선 자체적으로 잘 보호하기 위해서 눈알을 겉에서 감싸고 있는 눈꺼풀과 눈알의 소독을 담당하고 있는 눈물샘이 있다. 즉 눈꺼풀은 이물질이 눈에 침입하는 것을 막아주고 또 눈의 피로를 풀어준다. 그리하여 눈이 피로하게 되면 눈꺼풀이 자주 깜박거리게 되거나 감기게 되는 것이다. 그리고 눈물샘은 끊임없이 눈물을 분비하여 이물질을 씻어내고 리소자임이라는 살균제를 가지고 감염성 세균으로부터 눈을 보호해 내고 있다.

그런데 사람들은 눈을 함부로 혹사시켜 병들게 하고 있다. 특히 현대인들은 눈건강을 망쳐서 안경이 필수품으로 될 정도이고, 그에 따라 난시, 원시, 근시, 색맹, 결막염, 내장 등 이러저러한 눈병을 앓고 있으면서 삶의 맛을 절반쯤 잃고 있는 형편이다.

따라서 우리는 온전한 삶으로 되돌리기 위해 눈을 보호하고 눈병을 예방하는데 각별한 주의를 돌릴 필요가 있다.

우리의 눈은 태어날 때에는 명암만을 식별할 수 있는 원시이고, 두 눈의 보조가 잘 맞지 않는데, 6살 정도가 되면 정상적인 활동을 하게 된다. 그러므로 눈건강을 위해서는 어려서부터 철저하게 눈위생을 지키며 충분한 휴식과 알맞는 영양을 섭취하도록 해야 한다.

눈 휴식의 방법으로는 바쁜 생활 속에서도 잠깐잠깐 눈을 감아서 긴장된 근육을 풀어준다든가, 양쪽 손바닥을 따뜻해지도록 마찰시킨 뒤에 눈을 감고 가볍게 누르면서 안쪽 눈초리에서 바깥쪽 눈초리 쪽으로 쓰다듬기를 7~10번 한다. 또 눈을 감고 눈알을 상하 좌우로 굴리는 운동과 매일 밤 소금으로 이를 닦고 양치한 뒤 양치한 물로 눈을 씻어주는 것도 좋다.

영양섭취는 동물의 간(특히 날간)이나 시금치 등 비타민이 풍부한 먹거리가 좋다. 그리고 향약학에서는 눈이 간과 밀접한 관계를 가지고 있을 뿐 아니라 태양에 비유되는 매우 뜨거운 기관이라 하여 간을 해치고 피를 탁하게 하는 일체의 열독물을 삼가도록 하고 있다.

눈병의 치료

▲ 다래끼

다래끼는 산성 식품을 지나치게 섭취하여 피가 산성으로 기울었을 때 생기게 되는 것이므로 알카리성 식품(채소, 바다풀, 콩제품 등)을 많이 먹도록 해야 한다. 따라서 산성 식품(육식류)을 삼가는 것이 바람직하다.

한편 코날개 양쪽을 쥐고 코끝 한가운데(소료혈)를 바늘(침)로 찔러 피한 방울을 내게 되면 곧 낫는다. 검지손가락 둘째 마디 주름 끝(이칸혈)에 뜸을 떠도 좋다.

▲ 안정피로

안정피로는 일반적으로 원시와 난시 및 노안에 의한 것이 가장 많다. 한편 목부위 증후군인 머리외상 뒤의 자율신경장애에 의한 조절 이상, 장복사시, 삼차신경통 등이 원인으로 되기도 한다. 특히 이 증상은 신경질적인 체질의 사람에게 나타나기 쉽다.

안정피로의 치료는 원인에 따라 그 방법이 다르게 되는 것이므로 우선 정확한 진찰을 받은 뒤에 다음과 같은 향약요법을 병행하면 효과적이다.

① 꿀 1홉과 마늘 1뿌리(채친 것) 및 검정깨(잘 볶아서 빻은 것) 1홉을 잘 섞은 뒤에 병에 넣어서 어둡고 서늘한 곳에 한달쯤 두었다가 꺼내 콩알 크기의 분량을 1번에 먹는 양으로 하여 하루 2번 먹는다. 이것을 뜨거운 물에 녹여 먹어도 좋다.

② 암눈바얏(익모초)씨 2g과 잎과 줄기 10g을 합한 것에 2컵 반의 물을 잡아 절반이 되게 달여서 3분의 1씩 매끼니 1시간 전에 먹는다.

③ 결명자씨 1되와 순무씨(만청자) 2되(청주 5되를 잡아 술이 다 되도록 달인 뒤 햇볕에 말린 것)를 함께 섞어 9번 쪄서 9번 말려 곱게 가루를 내어 매번 5~8g을 미음에 타서 아침 저녁 공복에 먹고, 아침밥과 저녁밥 먹은 뒤에는 따뜻한 물에 타서 먹는다.

▲ 홍체염

눈이 뿌옇게 잘 보이지 않으며 검은 물체가 눈 앞에서 번쩍번쩍하고 전체가 허옇게 보인다는 증상을 호소하는 병이다.

홍체란 모양체, 망막, 맥락막과 함께 포도막의 일부인데 포도막의 염증에 대한 원인은 아직까지 밝혀지지 않고 있다. 그러나 이 때에 다음과 같은 향약치료를 한다면 매우 훌륭한 효과를 나타내는 경우가 많다.

① 새삼씨(토사자:물에 담갔다 빻은 것) 200g과 지황 및 질경이씨(차전자) 각각 120g을 함께 섞어서 곱게 가루를 내서 벌꿀(끓인 것)로 반죽하여 오동나무 열매씨 크기로 알약을 만들어서 1번에 20~30알을 따뜻한 술로 아침 저녁 공복에 먹는다.

② 승검초뿌리(당귀:꼬투리를 따내고 술에 담가낸 것), 질경이씨(술로 찐 것), 병풍나물뿌리(방풍:꼬투리를 따낸 것), 집함박꽃뿌리를 모두 같은 분량으로 섞어서 곱게 가루를 내서 벌꿀(끓인 것)로 반죽하여 오동나무열매씨 크기로 알약을 만들어 1번에 20~30알씩 따뜻한 술로 하루 3번 매끼니 30분 전에 먹는다.

▲ 눈에 티가 들어갔을 때

① 닭간의 피를 눈에 넣으면 효과가 있다.

② 쇠비름을 태워서 가루를 내어 눈구석에 넣어주면 효과가 있다.

③ 무우를 즙을 내서 눈에 넣으면 효과가 있다.

▲ 백내장과 녹내장

향약 치료에서 백내장병은 매우 좋은 효과를 얻게 되지만, 녹내장병은 거의 효과가 없다. 백내장병 치료에 향약으로는 대개 팔미환이나 이중환을 쓰게 되는데, 환자에게 소화장애 증상이 있으면 이중환을 쓰고, 소화장애가 없으면 팔미환을 쓴다.

귀의 보호와 귀병의 치료

귀의 구조와 생리

귀는 우리들의 건강과 사회활동에서 매우 중요한 역할을 해내고 있다. 사람들이 오래도록 보람찬 삶을 누리기 위해서는 인체의 다른 기능과 함께 청력이 잘 유지되어야 한다. 특히 장년기 이후 시기에는 생리적으로 낮아질 수 있는 청력을 정상상태로 오래도록 유지하게 하여 늙어서도 청력에 지장이 없도록 하는 것은 건강관리에서 매우 중요한 문제이다.

귀는 귀바퀴와 겉들임길(외청도)로 되어 있다. 귀바퀴는 소리를 모으며 소리의 위치를 감각하는 일을 한다. 그리고 겉들음길은 이하선과 귀 주위 조직에 연결되는 3.5㎝ 길이를 가지고 있으면서 기계적 자극 및 온열자극으로부터 귀청을 보호하여 일정한 온도를 보장하고 있다. 겉들음길의 물렁뼈 위 피부에는 털과 지방선 및 귀지선이 있고, 뼈 주위의 피부는 얇으면서 선과 털이 없다. 겉들음길의 안벽은 귀청이고, 위귀청은 겉귀와 가운데 귀로 갈라놓고 있다.

귀청은 반투명막으로써 긴 둥근형인데, 가장 넓은 곳의 지름은 9~10㎜이고 두께는 0.1㎜이다. 그리고 옆머리뼈 속에 있는 고실은 약 1㎤의 용적을 가진 입방체의 공간으로 되어 있다.

고실 안에는 마치뼈, 노루뼈, 등자뼈 등 3개 뼈, 즉 청소골이 있다. 따라서 우리가 소리를 듣는 것은 어떤 소리가 귓구멍을 통과하여 귀청에 전달되면 귀청이 진동하게 되고, 이 진동이 가운데귀(중이)에 있는 청소골들에 전달되고, 또 그것이 속귀(내이)에 이르게 되면 속귀에 있는 청각세포가 진동을 접수하여 머리골에 있는 청각중추에게 진동을 전달해 주고, 거기서 분석되어 일정한 소리감각을 식별하게 되는 것이다.

한편 귀는 청각을 감수하는 기관일 뿐 아니라 공간에서 몸의 위치와 운동을 감수하기도 한다. 귀의 이러한 기능은 속귀에 있는 진정기관과 세반둘레기관이 해내고 있다.

우리가 머리와 몸의 위치를 변화시키면 진정기관에 있는 감각장치를 자극하게 되는데, 이 자극이 균형신경에 전달되어 몸이 놓인 위치를 알게 하며, 힘살의 긴장을 변화시키게 되는 것이다.

진정기관이 고장나게 되면 어지럽고 구역이 나게 된다. 사람들은 매초마다 약 16 진동수의 소리에서 약 1만 진동수까지의 소리를 들을 수 있는데, 제일 잘 들을 수 있는 소리는 매초마다 500~5,000 진동수의 소리이다. 그리고 사람들이 소리를 제일 잘 듣는 나이는 15~20살 때이고, 60살이 지나게 되면 청력이 훨씬 떨어지게 된다.

나이별로 사람들의 청력을 검사해 보면 30대부터 시작하여 차츰 떨어지고 있다. 즉 나이가 30이 넘으면서부터 처음에는 2,000 진동수 이상의 소리를 잘 듣지 못하게 되고, 나이가 더 많아지면서 2,000 진동수 이하의 소리도 잘 듣지 못하게 된다. 그리하여 60대와 70대에서는 소리를 감수하는 정도에서 상당한 차이가 있게 된다, 그것은 사람이 늙으면서 청신경 섬유가 위축되고 변화되며 속귀 핏줄이 굳어지고 핏줄구멍이 좁아져서 신경영양장애가 오기 때문이라고 한다.

이와같이 사람은 나이가 들면서 청력이 떨어지게 된다고 하지만 그 정도의 차이는 개개인에 따라 다르다. 그것은 사람들이 귀를 보호하기 위해 어떻게 관심을 돌리고, 또 귀에 생기는 병을 미리 막기 위해 얼마만큼 노력을 하고 있는가에 차이가 있기 때문이다.

귀의 보호와 귀병의 예방

귀를 보호하고 귀병을 예방하자면 우선 온몸을 튼튼하게 단련하는 것과 함께 코, 목, 입안에 병이 생기지 않게 할 뿐 아니라 병이 생겼다면 제때에 치료해야 한다.

향약의 입장에서 본다면 귀는 족소음신경맥에 속하면서 정기를 간직하고 있을 뿐 아니라 종맥(宗脈)이 모이는 것이라고 한다. 따라서 정기(精氣)가 고르면 콩팥이 튼튼하면 모든 소리를 잘 듣게 되는 것이다. 그러나 허로(虛勞)하여 피와 기가 상한데다 풍사(風邪)까지 침범당하게 된다면 콩팥이 상하게 되어 정기가 몹시 허약해지게 되므로 귀가 들리지 않게 된다.

또 오장육부와 12경맥은 귀와 연결되어 있는 것인데, 잘못하여 음경맥과 양경맥의 기가 서로 어울리게 되던 그 경맥에 해당하는 장부의 기가 거슬러 오르는 궐기(厥氣)가 생기게 되고, 이 때문에 귀가 들리지 않게 되는 것이다.

한편 콩팥에 병이 들어 정기가 몹시 허약해져서 귀가 들리지 않는 병(이롱)이 생겼을 때에는 볼 부위의 색이 검고, 또 수소양삼초경맥의 기가 발동하여 거슬러 올라서 귀가 들리지 않는 병이 생겼을 때에는 귀속이 화끈달아오르고, 또 수태양소장경맥의 기가 치밀어 올라서 귀가 들리지 않는 병이 생겼을 때에는 들리지 않으면서 귀가 가득찬 느낌이 있다.

이상에서 알 수 있는 것처럼 귀는 옆머리에 있으면서도 온몸의 기관, 특히 호르몬을 관장하고 있는 콩팥, 내분비순환을 관장하는 삼초, 영양을 흡수하고 있는 작은창자 등과 밀접하게 관계하면서 그 기능을 하고 있기 때문에 귀를 건강하게 보호하기 위해서는 우선 전신적인 몸단련이 필요한 것이다.

한편 귀는 같은 감각기관인 코와 입과도 밀접한 관계를 갖고 있기 때문에 이들의 건강에 주의해야 함은 물론 코를 풀 때에는 콧물 및 콧소리가 기관을 통해서 고실 안으로 들어가지 않도록 입을 약간 벌리고 한쪽 코씩 풀어야 한다.

또한 귀청이 상하지 않도록 항상 관심을 돌려야 하는데, 이를테면 귀에다 대고 갑자기 큰 소리를 치거나, 손바닥으로 귀를 때렸을 때 귀청이 상할 수가 있으므로 주의해야 한다.

그리고 귀구멍을 성냥개비나 머리핀같은 것으로 후비지 말아야 한다. 이들 딱딱한 물질은 귀속의 연한 피부를 상하게 할 뿐 아니라 귀를 자꾸 후비는 데로부터 귀지선이 자극을 받아 더 많은 귀지가 생길 수 있고, 귀지가 귀속을 꽉 막을 수 있기 때문이다. 또한 목욕이나 해수욕 및 머리를 감을 때에 물이 귀구멍으로 들어가 갑작스럽게 귀앓이(급성중이염)를 앓게도 되므로 주의해야 한다.

일부 약물들, 즉 스트렙토마이신, 키닌, 사염화탄소, 알코올, 비소, 수은, 니코친 등의 약물을 잘못 쓰면 청신경을 상하게 하여 청력장애가 생길 수도 있고, 귀에서 이상한 소리가 나며 어지럼증이 생기기도 한다. 그러므로 약물 사용은 의사와 약사의 정확한 진찰과 지시에 따라야 함은 물론 부작용이 생겼을 때에는 약물 사용을 바로 중지해야 한다.

귀병의 증상과 치료

▲ 귀앓이(중이염)

귀앓이에는 갑작스런 귀앓이(급성중이염)와 오랜 귀앓이(만성중이염)가 있는데, 갑작스런 귀앓이는 빠르게 손쓰게 되면 잘 치료가 되는 병이다. 그러나 오랜 귀앓이는 대개가 귀 뒤의 뼈에까지 고름이 생기게 되는데, 특히 상피에까지 침범하고 있는 진수종이라는 병은 약만으로 고쳐지지 않을 정도로 매우 위험하므로 수술요법을 써서 제거해야 한다. 따라서 먹거리와 체질 등을 고려하면서 적절한 향약재를 써야 한다.

귀앓이 가운데 악성은 아니고 감기 정도로 귀고름이 나오는 경우가 있는데, 이 때에는 코나 목에 병이 없는가를 확인하고 적절한 약재를 써야 한다.

① 약메밀(어성초)의 날잎을 부벼 짜서 그 물을 약솜에 묻혀 귀속 깊이 넣는다.

② 지네(오공)를 참기름에 담가 녹인 것을 약솜에 싸서 귀속에 넣는다.

▲ 귀머거리

갑작스럽게 귀가 들리지 않는 경우에는 다음과 같은 방법을 쓰면 효과가 좋다.

① 지렁이 3마리와 소금 약간을 파줄기 속에 넣어 두면 저절로 물이 되는데, 이것을 약솜에 묻혀서 3~5일 동안 귀속에 넣는다.

② 곶감 3개와 현미쌀 3홉을 함께 섞어 죽을 쑤어 공복에 하루 두번 먹는다.

③ 겨자씨를 잘 짓찧어 젖에 반죽하여 약솜으로 싸서 귀속에 넣는다.

▲ 메니에르병

갑작스럽게 귀가 울고, 또 귀가 멍멍하여 잘 들리지 않으며 어질증이 생기는 경우가 있는데, 이것이 되풀이하여 지속되는 것을 메니에르병이라고 한다. 그 원인은 현대 의학에서는 내임파수종으로 생기는 자율신경장애 현상이라 보고 자율신경 차단약이나 정신신경 안정약을 쓰고 있다.

그러나 향약학에서는 그것이 몸의 한 부분에서 물길돌림에 이상이 일어나 수분이 정체하고 있기 때문에 발병하게 된다는, 즉 수독(水毒)현상으로 보고 물길돌림 약재인 솔뿌리혹이나 삽주뿌리 등이 들어가는 처방을 만들어 썼다. 즉 구역이 있으면 오령산을 쓰고 구역이 없으면 영계출감탕을 쓴다. 그리고 되도록 물을 적게 마시며 수분이 많은 과일들을 삼가고 안정을 취해야 한다.

① 천마(적전근) 12g을 하루 양으로 하여 3컵의 물에 2컵이 되도록 달여서 3번으로 나누어 매끼니 1시간 뒤에 하루 3번 먹는다.

② 솔뿌리혹 15g과 흰삽주뿌리 15g을 함께 섞어서 짓찧어 가루를 내서 셋으로 나누어 따뜻한 미음물 1컵에 타서 매끼니 1시간 뒤에 먹고 살짝 땀을 낸다. 또는 솔뿌리혹 10g과 흰삽주뿌리 10g, 그리고 천마 8g을 함께 섞은 뒤 물 4컵을 잡아 절반이 될 때까지 달여 찌꺼기를 짜버리고 셋으로 나누어 매끼니 1시간 뒤에 하루 3번 먹는다.

코의 보호와 코병의 치료

코의 구조와 생리

코는 숨을 쉬고 냄새를 맡으며 잠잘 때 힘살이 뭉치는 것을 막기 위해 몸을 뒤척거리게 하는 등 여러가지 생명활동을 해내고 있는 매우 중요한 기관일 뿐 아니라 얼굴 한가운데에 우뚝 버티고 있으면서 얼굴 모양의 미적 균형을 잡아주는 아름다움의 상징물이기도 하다.

코는 겉에서 보면 시원스런 산줄기처럼 뻗고 있지만 속에서는 격벽이라는 칸막이에 의해 동굴처럼 뚫린 구멍이 두개로 갈려져 있다. 그리고 두개의 코구멍 속에는 콧털들이 숲을 이루고 있다. 또한 동굴처럼 생긴 코구멍 밑바닥에는 움푹 패인 안방 — 비강(鼻腔)이 있는데, 그 비강은 여러 개의 뼈 — 두 뺨뼈, 눈위 이마뼈, 코와 두 눈 사이의 벽을 이루는 뼈, 비강 뒤뼈 — 로 둘러싸여 있고, 이 뼈 사이에는 부비강이라 불리는 8개의 작은 구멍이 있다. 그리고 이들 비강과 부비강에는 머리골, 눈, 귀, 입 등으로 공기와 진액을 통하게 하는 통로를 갖고 있다.

따라서 부비강은 몸 안의 진액과 공기를 축축하게 적셔주는데 필요한 습기를 일부 제공하고 있으며, 두개골을 가볍게 하는 일을 해내고 있다. 그러나 잘못하여 코가 바이러스의 침입을 받아 감염을 일으키게 되는 경우에는 머리골로 이어지는 주요 통로가 막히게 되어 머리를 아프게 하기도 한다.

이상에서 본 바와 같이 복잡한 구조를 갖고 있는 코는 사람이 태어나자마자 즉각적으로 인체의 다른 어느 기관에 앞서 숨쉬기라는 일을 시작하여 하루 1만 3천 500 *l*의 공기를 걸러내는 작업을 죽을 때까지 한시도 쉼없이 해내고 있다

사람이 숨으로 들이마시고 있는 바깥 공기는 환경에 따라, 또 계절에 따라 다르기 때문에 우리 몸에 적합하지 못하기가 일쑤인데, 코는 그것을 걸러서 사람의 몸에 알맞는 온도인 30℃, 습도 75~80%가 되게 할 뿐 아니라 병균 및 기타 자극적인 이물질을 걸러서 깨끗한 공기로 만들어 허파 속으로 들여 보내고 있다.

코는 하루에 1*l* 가량의 수분을 분비하는 가습작업도 하고 있다. 이때 수분은 대개 끈끈한 점액형태로서 코구멍에 줄지어 있는 해면(海綿)같은 빨간 막에서 분비하고 있다. 그리고 이 점액은 리소자임이라는 살균제를 함유하여 자체 소독작용도 해내고 있다. 즉 코의 걸름작업은 일차적으로 코구멍에 촘촘이 박혀 있는 콧털들이 해내게 되는데, 콧털들이 미처 걸러내지 못한 세균과 작은 알맹이들을 점액이 잡아내는 걸름작업을 하고 있는 것이다.

한편 코 속에서 공기를 덥히는 작업은 갑개골이 담당하고 있는데, 갑개골은 3개의 작은 뼈로 이루어져 있으며, 거기에는 모세혈관들이 발기성 조직의 작은 웅덩이와 연결되어 있다. 그리하여 우리가 찬공기를 마시게 되면 작은 웅덩이로 많은 피가 모이게 되는데, 그렇게 되면 작은 웅덩이가 팽창하여 열을 방출하는 겉면을 넓혀서 찬공기를 데우게 된다.

코가 해내고 있는 또하나의 중요한 기능은 냄새를 맡아내는 일이다. 코

가 맡아내는 냄새의 종류는 보통 4천여 가지라고 한다. 그런데 냄새를 어떻게 알아내는가에 대해서는 아직까지 확실하게 밝혀지지 않았으며, 다만 내비강들의 천정에 있는 조직이 해내고 있을 것이라는 설이 가장 유력할 뿐이다. 즉 내비강들의 천정에 있는 조직에는 대략 1천만개의 수용세포들이 있고, 그 세포 하나하나에는 6~8개의 작은 감각털이 들어 있으면서 그것들이 머리골과 연결되어 있기 때문에 이 감각털의 어떤 작용이 냄새를 알아내고 있는 것이 아닌가 짐작된다는 것이다.

코의 보호와 코병의 예방

사람의 생명활동에서 매우 중요한 일을 해내고 있는 기관이 코이면서도 그것은 인체에서 가장 노출되어 있기 때문에 인체 밖에서 침입해오는 질병의 일차적 표적이 되기도 한다. 즉 공기중에 섞여 있는 먼지, 연기, 공해가스와 각종 바이러스는 물론, 차가운 공기에 시달리게 되어 재채기를 하기도 하고, 콧물을 흘리기도 한다.

때로는 감기 등에 의해 콧물이 나거나 코속이 막히기도 하고, 코속에 염증이 생겨 숨길이 막히는 경우도 있다. 그렇게 되면 사람들은 흔히 코를 격하게 풀어서 뚫어보려고 하고 있는데 그것은 매우 위험하다. 왜냐하면 그것은 애오스타커오관을 통하여 코의 부비강이나 중이를 감염시킬 수 있기 때문이다. 알레르기 항원, 담배연기, 먼지들은 코의 점막을 자극하여 부어오르게 하고, 코의 점액을 과잉생산케 하여 그것이 목으로 흘러들어가 가래가 되게 한다.

또 어떤 미생물뻐 – 특히 매독균이나 결핵균뻐 – 은 코의 물렁뼈에 침입하여 모양을 일그러뜨리는 수도 있고, 또 코의 점막에 혹을 만들기도 한다.

어떤 사람들은 길게 길어진 콧털이 거치장스럽다고 스스럼없이 뽑고 있는데 삼가야 한다. 콧털을 뽑게 되면 코점막이 충혈되어 염증을 일으키며 헐게 될 염려가 있기 때문이다.

아무튼 코의 건강을 보호하기 위해서는 코속을 청결하게 단련하여야함은 물론, 주변 환경의 공기를 깨끗하게 가꾸어야 한다.

코속을 청결하게 단련하는데는 찬물 혹은 소금물로 코양치하는 것을 습관화하는 것이 바람직하다. 그리고 하루에 2~3분씩 코 주변을 검지 손가락으로 맛사지하는 것도 코 건강을 위해 매우 좋은 방법이다.

코병의 증상

코병에는 여러가지가 있는데 그중에서 가장 흔하게 앓는 것이 비염이다. 비염은 급성으로 오는 것과 만성으로 고질적인 것이 있는데, 급성비염의 원인은 대부분이 감기의 한 증상으로서 감기 바이러스에 의한 감염증이다. 그런데 때로는 온도와 습도의 급격한 변화, 혹은 배기가스와 같은 일련의 자극성 화학물질 등이 원인으로 되는 것도 있다.

코병은 초기에는 안정과 적당한 보온, 땀내기요법, 코 주변 맛사지 요법 등을 끈기있게 하면 비교적 쉽게 낫는다. 그러나 초기에 섭생을 잘못하면 중이염, 부비강염, 기관지염, 폐렴 등 이러저러한 합병증을 일으키는 경우가 많으므로 병이 났다고 생각되면 바로 무리하지 말고 몸을 안정하고 보온하고 전문의와 상의하여 제때에 치료를 해야 한다.

만약 급성비염을 되풀이해서 앓게 된다면 그것이 만성비염으로 되어 코막히기와 콧물나기 등의 증상이 항상 있게 된다. 만성비염은 체질적 원인에서 오는 알레르기성 비염도 많으며, 또 코뼈의 선천성 이상인 비중격만

곡증이나 비후성비염 및 코버섯(코풀리프) 등을 일으키는 경우도 적지 않으므로 주의해야 한다.

코병 가운데 매우 까다로운 병으로 알려지고 있는 급만성부비강염도 급성비염 뒤끝에 그 염증이 부비강 안의 점막에까지 퍼져 생기게 되는 병이다. 때로는 썩은이(충치)가 원인이 되는 경우도 있다. 즉 급만성부비강염은 병원성 세균 감염으로 일어나게 되는데, 그것은 급성비염이 잘 낫지 않고 오래 끌거나 콧물이 고름성으로 되었을 때에는 부비강염의 합병증일 수 있으므로 바로 치료를 받아야 한다. 머뭇머뭇 치료의 때를 놓치게 되면 만성으로 넘어가 잘 낫지 않게 되는데, 이것을 축농증이라 한다. 그리고 향약학에서는 비연 또는 비구라고도 하고 있다.

코병의 치료

향약에서 비염 및 부비강염과 같은 코의 염증치료는 귀병, 목병 등과 근본적으로 같은 원칙에서 하고 있다. 이것이 현대의학적 입장에서 본다면 조금 이상하게 생각될지 모르지만, 그러나 이들의 부위는 해부학적으로 볼 때 연결되어 있을 뿐 아니라 나타나는 증상도 그렇게 다르지 않기 때문에 향약학에서 코병에 쓰이고 있는 처방이 만성적인 귀병이나 목병 치료에도 적용되고 있다는 것은 긍정적으로 받아들여야 할 것이다.

다음에서 몇가지 코병 치료의 향약적 방법을 소개하기로 하겠다.

▲ 코막히는 증

① 엉겅퀴 2줌을 물 1컵 반을 잡아 절반으로 줄게 달여서 찌꺼기를 짜버리고 한번에 먹는다. 하루 3번 매끼니 30분 뒤에 먹는 것이 좋다.

② 참외꼭지(또는 오이꼭지) 20g과 족도리풀뿌리(또는 석창포) 20g을 함께 섞어서 빻아 곱게 가루를 내어 땅콩알만하게 약솜으로 싸서 코안에 넣어주면 잠깐 사이에 코가 트인다. 비염 및 축농증에 이용해도 효과가 있다.

▲ 냄새를 못맡는 증

실파를 3등분하여 아침에는 밑 토막, 낮에는 중간 토막, 저녁에는 윗토막을 코 안에 밀어 넣으면 효과가 있다.

▲ 코속이 헌 증

① 개뼈를 태워 곱게 가루를 내어 돼지기름에 개서 헌 곳에 바른다.

② 살구씨를 짓찧어서 젖에 개어 헌 곳에 바른다.

③ 밥을 태워서 가루를 내어 헌 곳에 바른다.

▲ 코 아픔증

괜히 코가 욱씬욱씬 쑤시고 아플 때 살구씨 200g (껍질을 벗기고 싹을 떼어낸 것)을 기름을 내서 코등에 바른다.

▲ 콧물 흐르는 증

연대(불에 쪼여 말린 것)와 궁궁이뿌리(천궁)를 같은 분량으로 섞어서 곱게 빻아 가루를 내가지고 1번에 5~8g씩 미음에 타서 하루 3번 매끼니 뒤에 먹는다

▲ 비염과 축농증

① 약메밀(어성초) 날잎을 잘 비벼 둥글게 빚은 것을 잠자기 전에 한쪽

콧구멍에 넣고 잔다. 다음날 밤에는 반대쪽 콧구멍에 넣고 잔다. 또 약메밀 마른잎 20g을 3컵의 물을 잡아 절반으로 줄게 달여서 3등분하여 매끼니 30분 전에 하루 3번 먹는다.

② 도꼬마리(창이) 잎과 줄기 15g을 3컵의 물을 잡아 절반으로 줄게 달여서 3등분하여 매끼니 30분 전에 하루 3번 먹는다,

무좀의 치료

무좀은 곰팡이처럼 생긴 백선균에 의해 발병하는 만성 전염성 피부병의 하나다. 무좀균(백선균)은 피부의 가장 겉층에 있는 각질층에서만 자라는데 습도가 높고 더운 환경에서 잘 자라며, 산성 피부를 좋아한다.

무좀은 증상에 따라 마른 무좀, 분비물이 나와 진무르는 무좀, 곪는 무좀, 피부 각질이 두꺼워지는 무좀 등으로 나누어 볼 수 있다. 그것들은 발가락 사이, 발바닥, 손바닥, 손등, 손톱, 발톱 등에 생기는데, 특히 발가락 사이에 잘 생긴다.

무좀이 생기게 되면 몹시 가렵고 때로는 진무르며 살껍질이 일어나기도 하는데, 발바닥이나 발 뒤축에 생기게 되면 살가죽이 두꺼워지거나 굳어지기도 하고 트기도 한다. 그리고 손톱이나 발톱에 생기게 되면 손톱 발톱이 두꺼워지면서 빛이 바래고 점차 부서지게 된다.

무좀에 걸리게 되는 것은 무좀을 앓고 있는 환자와 직접 접촉하거나 환자가 쓰던 물품(흔히 실내화 및 양말)들과 무좀균으로 오염된 탈의실 바닥을 통하여 전염되는 경우가 많다.

무좀을 불러들이게 되는 요인으로는 ① 피부가 젖어 있을 때, ② 피부의 저항력이 약해졌을 때, ③ 신경계통에 기능장애가 있을 때, ④ 피부의 온도가 높거나 습할 때 등이라고 할 수 있다.

무좀에 걸리지 않게 하기 위해서는 손발을 늘 깨끗이 하고 튼튼하게 단련시켜야 함은 물론, 온몸 단련을 해야 한다. 일상적인 몸단련 운동을 비롯하여 찬물마찰, 햇볕쪼이기, 바닷물목욕, 온천목욕 등을 통해서 피부의 저항력을 높이고 단련하는 것이 바람직하다.

또한 손과 발을 비누물로 깨끗하게 씻고 물기가 없는 수건으로 잘 닦은 뒤에 양말을 신거나 장갑을 끼도록 해야 한다. 그리고 발에 땀이 많이 나거나 물과 자주 접촉하게 될 때에는 손과 발에 요오드징크를 바르거나 중조 또는 외용가루약을 뿌리는 것이 좋다. 양말은 자주 빨아서 신어야 하고, 공기가 잘 통하여 땀을 잘 빨아들이는 면양말을 신는 것이 좋다.

무좀환자가 신던 신발은 80% 초산 용액이나 40% 포르말린 용액으로 소독하여야 하는데, 소독약을 약솜이나 거즈같은 것에 적시어 신발 안에 넣고 공기가 통하지 않도록 비닐이나 방습지, 또는 기름종이 등으로 잘 싸서 24~48시간 두면 무좀균이 다 죽게 된다. 신발 소독은 적어도 1달에 1번쯤 해야 이상적이다.

무좀이 생겨서 약을 쓸 때에는 의사나 약사의 지시에 따라야 한다. 무좀이 고통스럽다고 하여 다른 사람이 쓰던 약을 아무렇게나 써서는 안된다.

흔히 강력한 무좀약으로 쓰이는 약들은 주성분이 각질용해제인 경우가 많으며, 이런 부류의 약들을 물집이 생기는 무좀이나 발가락 사이에 생기는 무좀에 썼을 때에는 자극이 되어서 오히려 악화되는 경우가 있으므로 주의해야 한다.

무좀에 먹는 약들은 구토가 생기기 쉽고, 따라서 위장과 간 및 콩팥 질환을 일으킬 수 있을 뿐만 아니라 과잉치료는 오히려 무좀의 악화를 불러 일으킬 수 있으므로 주의해야 한다.

그러나 향약재의 사용은 이상과 같은 부작용을 걱정할 필요가 없으며, 또 주변에서 손쉽게 구해 쓸 수 있는 이점이 있다. 다음에서 무좀 치료를 하는데 편리하고 효과높은 향약재 사용법 몇가지를 알아보겠다.

① 담배 한 줌을 발 씻는 그릇에 넣고 물을 부어 우린 뒤 백반가루 한 자밤(없으면 식초 2~3방울)을 떨어뜨린 다음에 발을 10~15분 담근다. 이때에 너무 오래 담그면 오히려 피부가 부풀고 진물러서 해롭다.

② 석류나무 열매껍질 또는 뿌리껍질을 짓찧어서 즙을 내어 환부에 바른다. 석류나무 열매껍질이나 뿌리껄질에는 수렴작용 및 살균작용 등이 있는데, 예로부터 설사멎이, 피멎이, 거위떼기약으로 1번에 4~5g을 달여서 먹었다.

③ 무화과나무의 설익은 열매, 또는 싱싱한 잎에서 나오는 진을 환부에 바른다.

④ 모래찜질을 하면 무좀이 잘 낫는다. 즉 여름철 햇볕에 뜨겁게 달은 바닷가 모래밭 위를 맨발로 20~30분 걸으면 무좀 치료에 효과가 높다.

치질의 예방과 치료

치질이란 항문 또는 직장벽의 정맥이 부풀은 병을 말한다. 그런데 향약학에서는 치질을 치핵과 치루로 구별하여, 항문 주위에 부풀음이 생겼으나 헐지 않고, 헌다 해도 곧 쉽게 낫는 것을 치핵이라 하고, 항문 주위가 헐고 구멍이 생겨 피고름이 나오면서 잘 낫지 않는 것을 치루라고 하고 있다.

그리고 치핵을 숫치질(항문 주위에 뾰두라지가 생기고 피고름이 나는 것), 암치질(항문 주위에 상처가 생겨 아픈 것), 맥치(항문 안쪽에 작은 융기가 생기고 뒤를 볼 때마다 밑이 빠지게 되는 것), 혈치(뒤를 볼 때에 피가 나오는 것) 등 6가지로 나누고, 그 원인으로는 지나친 성생활, 지나친 술마시기, 배불리 먹기 등이라고 말하고 있다.

사실 치질이란 항문이나 직장의 점막에서 정맥피가 잘 돌지 못하여 한 곳에 모임으로써 생기는 병인데 오랫 동안 변비가 있거나 오줌길이 좁아졌을 때, 또 기침을 하거나 악기를 계속 부는 따위 배에 많은 힘을 주게 될 때, 또는 지나친 성생활이나 부인들이 해산하려고 아랫배에 지나치게 힘을 줄 때, 골반 안에 혹이 생기거나 딱딱한 의자에 지속적으로 앉아서 일을 할 때 항문 주위의 정맥이 눌리게 된다든가, 아니면 간 또는 염통에 병이 생겼을 때 항문 쪽의 정맥피가 염통쪽으로 잘 돌아가지 못하게 되어 생기게 되는 것이다.

그런데 치질이 그다지 심하지 않을 때에는 이렇다할 증상이 나타나지 않다가 좀 심하게 되면 항문 부위가 가렵고 불쾌한 느낌을 갖게 된다. 더 진행되게 되면 팽팽하게 부풀은 핏줄이 터지면서 피를 흘리게 되고, 또 거기에 병균이 침입하게 되면 염증이 생겨서 고통을 받게 된다. 그리고 치질은 제때에 치료하지 않으면 병이 더 심해져서 항문이나 직장이 밖으로 빠져 나오는 탈항증이 생기게 되어 고통을 받게 된다.

이와같은 치질 및 탈항증도 치료보다는 예방이 첫째인데, 그것을 예방하자면 우선 온몸에 피가 잘 돌도록 몸단련을 정상적으로 해야함은 물론 항문을 항상 깨끗하게 거두어야 한다. 그리고 항문이나 항문 가까이에 있는 직장의 점막에 피가 고이지 않고 잘 돌게 해야 한다.

항문이나 직장 점막의 정맥피도 배 안에 있는 다른 장기들의 정맥피와 함께 간을 거쳐서 염통으로 들어가게 된다. 그런데 만약 배에 지나친 힘을 주게 되면 정맥피가 간으로 잘 들어가지 못하고 직장 점막이나 항문 점막에 있는 정맥관에 고이게 되어 치질이 생기는 것이다. 그러므로 치질을 예방하자면 배에 힘을 주지 않도록 건강을 관리하여야 한다.

이를테면 기침이 몹시 나거나 오줌누기가 힘들 때에는 제때에 치료를 받아야 하고, 또 변비가 있는 사람은 밥 먹은 뒤에 배나 포도와 같은 과일을 먹는 것은 물론, 잠자기 전에 찬물 1컵씩을 마신다든가 하여 변비를 없애야 한다. 그리고 항문 주위를 습하지 않도록 하고, 속옷은 공기가 잘 통하고 습기를 잘 빨아들이는 천으로 만들어 입어야 한다.

그런데 만약 치질이 생겼다면 그 원인을 알아내서 없애는 한편 따뜻한 물로 항문을 씻거나(아침 저녁으로) 목욕을 하는 것이 좋다. 그리고 다음과 같은 약재를 구해서 이용하게 된다면 매우 훌륭한 효과를 얻을 수 있다.

① 쇠비름(마치현) 우린 물로 아침 저녁 항문 주위를 씻는다. 이 때에 쇠비름 20g에 물 3컵을 잡아 2컵이 되게 달여서 3등분하여 매끼니 30분 전에 먹으면 더욱 효과가 빠르다. 쇠비름은 직장암에도 효과가 있는 약재이다.

② 부들꽃가루(포황)를 참기름에 개서 고약을 만들어 환부에 바른다.

③ 무화과나무 설익은 열매, 또는 싱싱한 잎에서 나오는 하얀 진을 환부에 바른다. 또한 말린 잎 10개쯤을 베주머니에 담아 욕조에 넣고 목욕을 하거나 항문 주위를 씻어도 좋다.

④ 구기자나무의 생뿌리껍질과 황경피나무껍질 각각 20g을 섞은 것에 물 1l를 잡아 절반으로 줄게 달여서 환부를 씻거나 더운물 찜질을 한다.

비만증의 치료

일반적으로 사람들의 표준 몸무게는 자기의 키에서 100을 뺀 값에다 0.9를 곱한 것이라 하고, 이 표준 몸무게에서 10% 이상을 초과하고 있는 경우를 비만증이라고 한다.

그러나 비만이 있다고 하여 바로 병적이라고 보는 것은 잘못이다. 사람의 몸무게는 뼈대에 따라 개인적인 차이가 있는데, 뼈대가 큰 사람은 작은 사람에 비하여 힘살이 많아지므로 뼈대가 큰 사람이 몸무게가 많이 나가는 것은 당연한 사리다.

그러면 이 개인적인 차이를 어떻게 판정할 수 있을까? 그것을 감별하는 하나의 방법으로는 명치쪽에서 왼쪽 갈비뼈와 오른쪽 갈비뼈가 합치게 되는 각 — 이것을 상복각이라 한다 — 의 평균값을 60도로 보고, 상복각이 평균값에 가까운 사람의 몸무게는 앞에서 말한 표준 몸무게가 되어야 한다는 설이다. 그리고 상복각이 60도보다 넓은 사람의 몸무게는 표준 몸무게보다 10%쯤 많아도 되고, 반대로 상복각이 60도보다 좁은 사람의 몸무게는 표준 몸무게보다 10%쯤 모자라도 좋다고 본다.

한편 비만이 있다고 하여 바로 약을 써서 살을 빼려고 해서는 안된다. 흔히 사람들은 살을 빼는 특효약이 있는 것으로 생각하고 있으나 그런 약은 없다. 향약 치료에 있어서도 비만증 치료의 의미는 그 사람의 병적인 상태를 개선하는 데 있으며, 비만이 있어도 그에 따르는 병적인 증상이 없으면 치료대상이 되지 않는다.

그러므로 비만증을 치료하자면 우선 비만증의 원인을 찾아내야 한다. 지금까지 알려진 바에 의하면 비만증은 체질에서 온다는 설과 과식에서 온다는 설 등 여러가지 설이 있는데, 그 어느 경우나 식생활이 풍부해지고 활동량이 적어져서 생기게 된 현대문명병의 하나라고 할 수 있다.

즉 비만증이란 지나치게 많이 먹는 것과 운동부족이 원인인 것이다. 이런 경우에는 우선 식사량을 줄이고 식사 내용을 변화시키며 운동을 습관화하면 된다.

비만증이 생기게 되는 나이는 대개 중년이 되어 몸을 움직이는 일이 적어지고, 몸의 에너지 소비도 적어지는 40대 후반에 오는 것이 일반적인데, 근래에 와서는 어린이들에게서도 흔히 나타나 매우 심각한 사회문제로 되고 있다.

왜냐하면 비만증 환자는 몸무게가 정상인 사람에 비하여 노동력이 떨어지고 평균수명도 짧다. 그것은 비만증에 걸리게 되면 우선 피하에 지방이 많아지고, 염통이나 핏줄이 압박을 받게 되고, 또 핏줄 및 염통에 지방이 들러붙기 때문에 핏줄은 두터워지며 굳어지게 되어 염통이 이중 삼중의 부담을 받으면서 점차로 약해지게 되기 때문이다.

그리고 비만증 환자 가운데서도 병(이를테면 갑상선기능 저하, 콩팥염, 염통병 등)으로 부어서 몸무게가 늘어나는 경우도 있고, 또 부신피질 호르몬이 지나치게 많아져서 얼굴이 둥글게 되는 이른바 카싱증후군인 경우도 있다(카싱증후군은 신경통약 따위 부신피질 호르몬제를 오래 쓰는 경우에 오게 된다).

한편 비만증이 생기게 되면 당뇨병에도 쉽게 걸릴 수 있으며, 통풍, 담석증 등을 합병하는 일도 많고, 또 순환기계통에 영향을 주어 고혈압을 일으켜 심장이 비대해지고, 더 나아가서는 뇌출혈까지 일으키게 되기도 한다.

비만증을 해결하기 위해서는 약에 앞서서 음식을 절제하는 식이요법과 일상적 운동으로 영양이 체내에 남아돌지 않도록 하는 자신의 노력이 기본이다. 식이요법 몇가지를 소개해 본다면,

① 현미에 팥을 섞은 밥을 주식으로 하는 것이 좋다. 식사량은 매 끼니마다 자기량의 80%만 먹는다. 그리고 물을 비롯한 음료수는 되도록 적게 먹는다.

② 채소를 주로 먹는다. 그러나 과일같은 당질이 많은 채소는 되도록 적게 먹는다.

③ 5가지 이상의 싱싱한 채소를 함께 섞고 짓찧어서 생즙을 내 1번에 1컵씩 하루 2번 먹으면 좋다. 이 때의 채소로는 길짱귀(질경이), 무잎, 부추, 비름, 쑥 등이 좋다.

④ 해가 진 뒤에는 일체의 먹거리를 삼가야 한다.

구급처치법으로서의 침술

침술은 예방과 치료에 널리 이용되고 있다. 이와같은 침술의 발생은 멀리 이 땅의 석기시대로 거슬러 올라간다. 중국의 기록에 의하면 "고조선 지역에는 옥돌이 많고 그 밑에 침돌이 많다"(『산해경』) "…돌침이란 동방에서 온 것이다"(『황제내경』 소문편)라고 했고, 또 물질적 증거로는 1930년대에 함경도 웅기에서 발굴해 낸 고고학적 성과가 있다.

애초에 침돌을 이용해서 시작한 침술은 그뒤 뼈, 구리, 금, 은, 쇠로 만들어 쓰다가 지금은 주로 스테인리스를 재료로 쓰고 있다.

오늘날 우리나라에서 흔히 쓰고 있는 침법은 온몸에 널려 있는 360여개의 침자리(경혈) 가운데 특정의 증상에 유효하다는 특정의 침자리를 골라 시술하는 채침법, 오행론 및 사상체질론에 의거해서 팔목관절과 무릎관절 밑의 몇개의 침자리를 골라 쓰는 오행침법 및 체질침법, 그리고 손에만 시술하는 고려수지침법 등이 있다.

침술을 행하기 위해서는 상당한 정도의 전문적 수련이 요구된다. 이들 침법은 아직 과학적 해명이 불가능하지만 신통한 효험을 가져다 주는 일이 수없이 많다.

또한 침술의 묘미는 구급처치에서 훌륭하게 나타난다. 이를테면 갑자기 체했다든가 정신을 잃고 쓰러졌을 때 손가락 끝을 1~2㎜ 찔러 피가 나게 한다든가, 또 다래끼(맥립종)가 났을 때 코 끝 한 가운데를 1~2㎜ 찔러 피가 나게 하면 신통하게 낫는 일이 많다. 또 혈압이 올랐을 때 무릎 오금 한 가운데와 엄지와 검지 손가락 사이를 찔러주면 거뜬해지고, 지속적으로 자극을 주면 완치될 수도 있다.

또 손금 생명선 끝 쪽에서 길이 1㎝, 깊이 3~5㎜를 째고 비지(피하지방)를 뜯어내면 소화기 계통에 생긴 급·만성 염증이나 궤양증에 유효하다. 그리고 기관지염이나 천식질환에는 엄지손가락 손바닥쪽 첫째마디와 손목 관절 중간쯤을 째고 비지를 뜯어내면 유효하다.

3
『보약이 되는 식물』

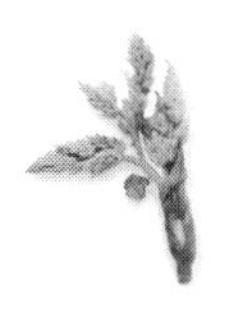

감나무 · 개나리
개미취 · 구기자
국화 · 귤나무
단너삼뿌리 · 당귀
대나무 · 대싸리씨
대추나무 · 댕댕이덩굴
도라지 · 두충나무
모과와 오수유 · 무화과나무
민들레 · 밤나무
버드나무 · 소나무
쇠뜨기 · 쇠비름
쑥 · 영생이풀(박하)
오갈피 · 유향과 몰약
인동덩굴 · 인삼
진달래 · 집함박꽃
차나무 · 측백나무
포도나무 · 할미꽃
해바라기 · 호도나무

감나무

탄닌 성분 함유, 고혈압 환자에 효험

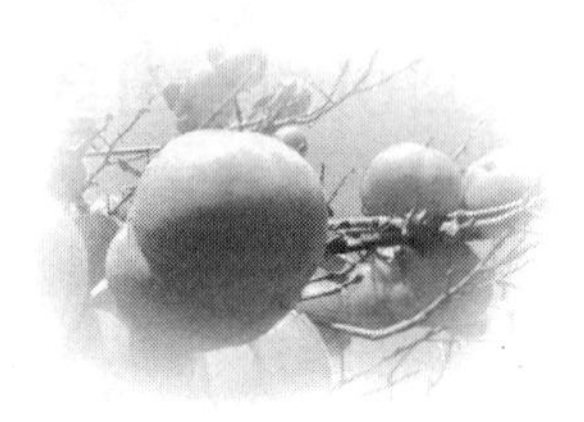

감나무는 우리나라 중부 이남의 산에 절로 자라기도 하고 집안에 심기도 한다. 여름철에 타원형의 잎을 피우고 가을철에 둥근 열매가 노랗고 빨갛게 익는데 잎, 열매, 꼭지를 약으로 쓴다. 잎과 꼭지의 맛은 떫고 성질은 차가우며, 열매의 맛은 달고 성질은 차갑다.

향약 치료에서는 감꼭지를 딸꾹질, 밤눈 못보는 증에 달여 먹고, 감잎과 곶감은 고혈압, 당뇨병, 술독 치료에 쓴다.

약리실험에 의하면 잎달임물은 비타민 C와 P가 많이 들어 있어 혈압이 높아지는 것을 미리 막으며, 피속의 콜레스테롤 양을 줄인다. 또 알카리 성분이 많아 피를 맑게 하고 임파구의 면역력을 높이며 백혈구의 탐식기능을 높여줌으로써 유기체의 저항력을 길러줄 뿐 아니라 혈압내림작용, 오줌내기작용을 한다. 임상실험에서 감의 탄닌 성분은 심전도에 변화를 주지 않으면서 혈압을 뚜렷하게 내렸다. 따라서 혈압환자가 감잎을 차, 즙, 달임약으로 만들어 오래 먹으면 병의 뿌리를 뽑을 수 있다.

감잎차 6~9월에 잎을 따서 3시간 안에 85도 이상 되는 뜨거운 물에 15초 동안 담갔다가 꺼낸 뒤 찬물에 식혀서 그늘에 말린다. 또는 생잎을 2~

3일 동안 그늘에 말려 너비 3㎜로 썬 다음 증기로 약 45초 동안 찌고, 50초 동안 증기를 날려 보낸 뒤 다시 45초 동안 쪄서 얇게 펴 그늘에 말린다. 감잎차는 다른 차보다 성분이 잘 우러나지 않으므로 뜨거운 물에 넣고 10~15분이 지난 뒤 걸러서 마셔야 한다. 4번까지 우려 마시는데 비타민 C는 2~3번, 비타민 P는 3~4번 우려낸 물에 많다.

감잎즙 생잎 10~20개를 절구에 짓찧고 즙을 짜서 하루 3번 나누어 밥 먹기 30~60분 전에 먹는다.

감 물 익지 않은 땡감을 잘 갈아서 나무통에 넣고 약간의 물을 섞은 다음 하루 3번씩 잘 저어주면서 5~6일 놓아둔다. 이것을 천으로 받쳐 찌꺼기를 걸러낸 물을 어둡고 차가운 곳에 반년 등안 두었다 먹으면 혈압 치료에 효험이 크다.

개나리

게움질·아픔 멎게 하고 통경작용 뛰어나

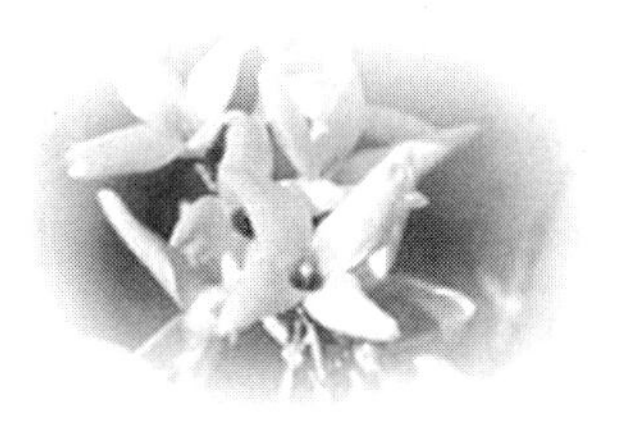

개나리에는 홑잎 개나리와 세잎 개나리가 있다. 홑잎 개나리는 버들잎 모양 홑잎으로 되어 있고, 세잎 개나리는 잎이 넓은 달걀 모양이며 3개로 얇게 갈라져 있거나 3개의 겹잎이다. 이들 개나리는 둘다 잎이 지는 떨기나무인데, 이른 봄 잎이 돋아나기 전에 노란꽃이 핀다. 열매는 달걀 모양인데 익으면 2개로 갈라진다.

홑잎 개나리에는 열매가 잘 열리지 않고 다만 오래 자란 큰나무에서 드물게 열린다. 그러나 세잎 개나리에는 열매가 잘 열린다. 가을에 익은 열매를 따서 햇볕에 말린 것을 연교라 하며 약재로 쓴다. 맛은 쓰고 성질은 차갑다. 우리 선조들은 오랜 옛날부터 개나리를 재배하여 꽃을 관상하고 잎과 열매, 뿌리를 약재로 이용해 왔다.

약리작용은 티푸스, 파라티푸스, 대장균 등 그람음성균과 포도알균, 사슬알균, 폐렴알균, 백일기침 막대균 등 그람양성균에 항균작용이 있는데, 작용물질은 페놀성 물질로 보고 있다.

향약 치료에서는 열매를 염증약, 오줌내기약, 독풀이약으로 피부병과 곪은 상처에 3~4g을 달여서 하루 3번에 나누어 먹는다. 게움질을 멈추며 아픔도 멎게 하고 통경작용도 있다.

또한 열매와 뿌리는 설사멎이 효과와 피멎이 효과가 있으며, 잎은 기침도 멎게 한다. 열매를 우린 물로 목욕을 하면 피부병을 예방하고 또 치료효과도 있다.

그리고 개나리과에 속하는 광나무가 있는데 광나무는 사철 푸른 작은 나무이다. 잎은 두껍고 달걀 모양이다. 여름철에 가지 끝에 작은 흰꽃이 핀다. 열매는 긴 타원형이고 검은 가지색으로 익는다. 흔히 울타리로 심는데 열매는 강장약으로 음이 허하고 속에 열이 있는 질병, 허리아픔, 귀울림, 가슴 두근거림, 잠 못이룸, 변비 등에 쓴다. 특히 늙지 않게 하는 보약으로서 오래 먹으면 몸을 거뜬하게 하고 흰머리를 검게 하며 눈을 밝게 한다고 한다. 또한 결핵에도 쓴다.

하루 3~4g 달여서 3번에 나누어 먹는다. 잎은 물에 달여서 더울 때 상처에 바른다.

개미취

가래삭임·기침멎이 작용, 폐결핵, 기관지염, 천식, 감기 치료에 효험

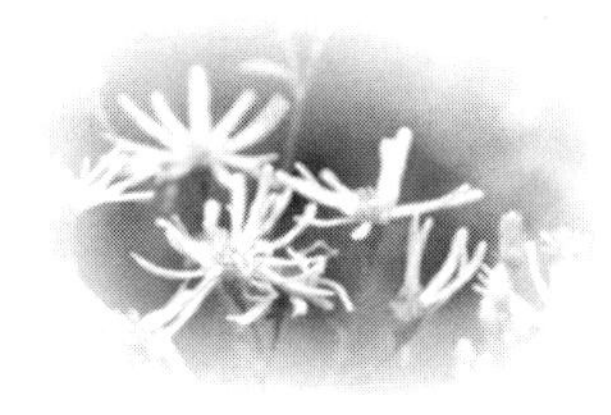

개미취는 키가 1~2m에 이르고, 잎이 긴 타원형으로 어긋나게 붙는 여러해살이풀이다. 8~9월에 국화 모양의 꽃이 가지 끝에 핀다. 꽃이삭의 가운데는 노란색이고 가장자리는 하늘색을 띤 가지색이다. 뿌리가 가지색이고 부드럽다는데서 자완이라고도 한다.

개미취의 짧은 뿌리에서는 길이 약 10㎝, 지름 약 1~2㎜되는 뿌리가 많이 갈라져 나와 말꼬리 모양을 이루고 있다. 질은 굳고 잘 부스러진다. 특이한 향내가 약간 풍기며 맛은 떫고 약간 자극성이며 성질은 따뜻하다. 가을 또는 봄철에 뿌리를 캐서 줄기를 잘라버리고 물에 씻어 햇볕에 말려서 쓴다.

성분은 아스텔사포닌, 시오논(소포게닌), 플라보노이드, 쿠엘세틴, 정유 등이 들어 있다. 동물실험에서 가래삭임작용, 기침멎이 작용이 있으며, 대장균, 적리균, 병원성피부사상균 등에 대하여 억균작용 및 항암작용을 나타냈다는 보고가 있다. 또 개미취의 사포닌 성분은 가래를 없애고 엉긴 피를 녹이는 작용을 나타냈으며, 쿠엘세틴 성분은 오줌내기 작용을 나타냈다.

한편 고양이 늑막강에 요드를 넣어 일으킨 기침에 개미취뿌리 달임약은 기침멎이 작용과 뚜렷한 가래삭임 작용이 있었다고 한다.

향약 치료에서는 예로부터 기침, 가래약으로 피가래, 폐결핵, 기관지염, 천식, 감기기침에 써왔다. 이밖에 오줌을 누지 못할 때 오줌내기약으로도 썼다. 또한 눈병에는 개미취 전초 우림물로 씻어준다.

민간에서는 개미취 전초를 가래삭임약, 설사멎이약으로 쓰기도 하고, 또한 신경쇠약증과 열성 질병에도 쓴다. 먹는 양은 3~5g을 약물 200*ml*가 되게 달여서 하루 3번에 나누어 먹는다.

한편 바닷가의 습한 곳에 키가 약 1m에 이르고 잎이 버들잎 모양의 취가 있는데 이것을 갯개미취라 한다. 갯개미취는 직장염, 위장염, 가래삭임약으로 3~5g을 약물 200*ml* 되게 달여서 하루 3번에 나누어 먹는다.

구기자

침침한 눈, 허약체질에 오래 복용하면 효과

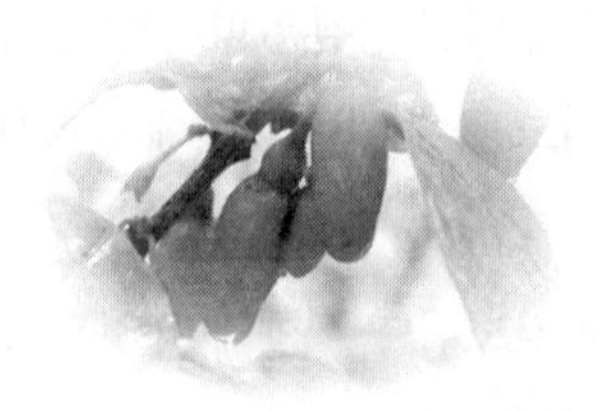

구기자란 구기나무(물고추나무) 열매를 말한다. 구기자는 잎이 달걀 모양으로 줄기에 어긋나게 붙는다. 가지색 꽃이 잎사귀에 피고 열매가 붉은 누런색으로 익는다. 구기의 '구'는 이 나무의 가시가 탱자나무 가시같다는 데서 따온 것이고 '기'는 줄기가 버들고리와 비슷하다는 데서 따와 '구기'라는 이름을 지었다 한다.

구기나무는 우리나라 곳곳의 산기슭, 길섶, 들에 저절로 자라는데 지금은 약용과 관상용으로 널리 재배되고 있다. 구기자의 약맛은 달고 성질은 약간 차갑다.

예로부터 구기자를 오래 먹으면 뼈가 튼튼해지고, 몸이 가벼워지고, 추위와 더위를 타지 않고, 힘이 솟고, 눈이 밝아지고, 얼굴색이 고와지며, 흰머리가 검어져서 늙지 않고 오래 산다는 말이 전해지고 있다.

그러므로 구기자는 몸이 허약한 데, 영양이 부족한데, 어지럽고 눈이 침침한 데, 허리와 무릎의 힘이 풀린 데 쓴다. 이밖에 폐결핵, 신경쇠약, 고혈압, 당뇨병, 빈혈 등에도 좋다. 그리고 사상의학의 창시자 이제마는 구기자가 소양체질에 성약이라 했다.

구기자는 익은 것을 따서 며칠 동안 햇볕에 말린 다음 그늘에서 완전히 말려 두었다가 달임약, 가루약, 알약, 약술, 약엿 등을 만들어 쓴다. 달임약은 5~6g을 약물에 200*ml* 정도 되게 달여서 하루 3번 나누어 먹는다. 가루를 내어 먹을 때는 한번에 2~3g씩 하루 3번 먹는다.

구기자나무잎은 차처럼 달여서 보약으로 마신다. 그리고 구기자나무 뿌리를 가을에 캐서 물에 씻어 겉껍질을 벗기고 햇볕에 말린 것을 지골피라 한다.

지골피는 약맛이 쓰고 성질이 차가운데 보약으로 쓸 뿐 아니라 염증약, 폐결핵의 열내림약, 당뇨병약으로도 쓴다. 그러나 구기자의 성분을 현대 약리학에서는 아직 충분히 밝혀내지 못하고 있다. 뿐만 아니라 구기자의 강장작용에 대해서도 설명을 못하고 있지만, 구기자나무잎에서 인삼을 비롯한 오갈피나무과 식물에 들어 있는 디스코스테린을 얻어냈다는 것은 주목할 만한 사실이다.

국 화

금은화 섞어 달여 먹으면 동맥경화증에 효과

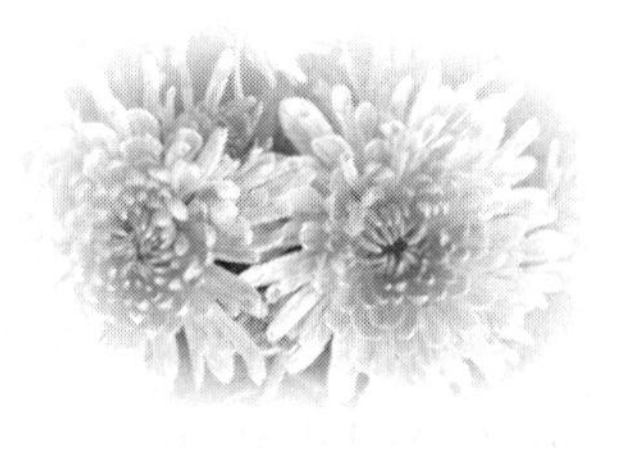

국화에는 산기슭과 들판에 자라면서 9~10월에 노란색의 둥근 꽃이삭이 달리는 들국화와 집에서 재배하는 단국화가 있다.

단국화는 감국화 또는 감국이라고도 하며, 꽃색이 흰색, 노란색, 가지색이다. 맛이 단것과 쓴것 등 여러가지 품종이 있다. 약으로 쓸 때에는 가을에 피는 흰색꽃과 노란색꽃을 따서 그늘에 말려 쓴다. 약효는 맛이 단것이 좋다고 하는데, 또 한편에서는 맛이 쓴것을 약으로 쓰고, 단것은 약으로 쓰지 않으며 나물을 해서 먹는다는 견해도 있다.

『동의보감』에서는 단국화를 오래 먹으면 몸이 가볍고 늙음을 견디며 수명을 연장하는데 싹, 꽃, 잎, 뿌리 어느 것이든 그늘에 말려서 가루를 내어 술에 타서 먹기도 하고, 또 꿀로 반죽해서 알약을 만들어 먹거나 달여 먹어도 좋다고 했다. 달여서 먹을 때에는 6~15g을 약물이 200㎖ 되게 달여서 하루 3번에 나누어 먹는다.

국화꽃을 베개 속에 넣고 베면 머리가 좋아진다고 한다. 대나무를 쪼개서 만든 베개, 또는 네모지게 만든 베개에 나이대로 구멍을 뚫고 그 속에 국화꽃을 넣어 베면 좋다.

그리고 신라에서 발간한 『신라법사방』이라는 책에는 "정종(뾰두라지)의 독기운이 염통에 들어가 죽을 지경일 때 국화잎 한 줌을 절구에 찧어 즙을 내서 1되를 한숨에 마시면 낫는다"(일본 단파강뇌, 『의심방』 권16, 「정창방」 제1, 기원 984)고 했다.

국화를 약으로 쓸 때 들국화와 단국화의 약리효과는 약간의 차이가 있다.

들국화 가을에 핀 꽃을 따서 그늘에 말려서 나력이나 종기에 달여 먹는다. 또한 발라도 좋다. 임상실험에서 꽃 유동엑기스를 자궁경부 미란이 생겼을 때 환부에 발라서 85%의 치료율을 보았다는 보고가 있다.

단국화 열내림, 독풀이, 아픔멎이약으로 쓴다. 또한 감기, 어지럼증, 머리아픔, 눈이 붓고 곪은데, 종기 등에 쓴다. 그리고 금은화와 섞어서 달여 먹으면 동맥경화증에 좋다.

귤나무

생선가시 걸렸을 때 귤껍질 효과

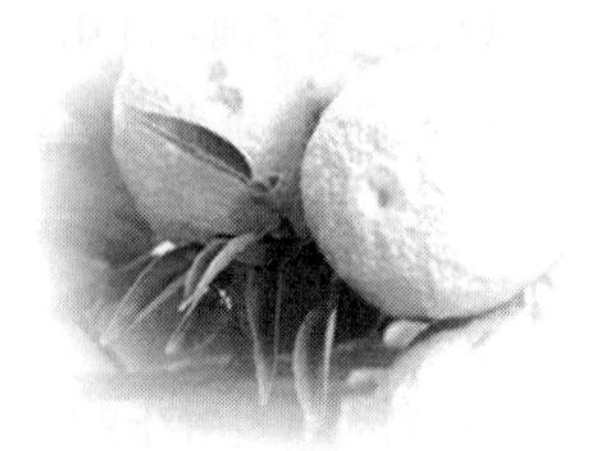

사철 푸른 떨기나무, 또는 키나무인 귤나무에는 광귤·홍귤·여름귤·당귤나무 등 여러가지 종류가 있다. 잎은 버들잎 모양 또는 긴 달걀 모양이고, 여름철에 흰꽃이 피며 가을에는 직경 4~5㎝ 되는 노란 감색의 열매가 익는다.

익은 열매살은 과일로 먹고 껍질과 속씨는 햇볕에 말려서 약으로 쓴다. 열매껍질에는 정유, 비타민C 등이 풍부하게 들어 있다. 냄새는 향기롭고 맛은 처음에는 약간 달지만 뒷맛이 쌉쌀하고 아리하다. 귤껍질의 향기 성분과 쓴맛을 내는 물질은 입맛을 돋구고 위(밥통)를 튼튼하게 하며 소화를 돕는 작용이 있다.

또 귤껍질에는 콩팥과 콩팥의 핏줄을 오그라들게 하여 오줌량을 줄이는 작용과 포도알균에 대한 억균작용이 있다. 그리고 기(氣)를 잘 돌게 하여 답답한 가슴을 확 트이게 하고 습기를 없애며 가래를 삭히고 생선가시를 녹이는 작용도 있다.

향약 치료에서는 귤껍질을 묵혀서 방향성 건위약, 게움멎이약, 기침가래삭임약으로 가슴과 배가 불룩하고 답답할 때, 또는 가래기침이 있을 때 여러가지 다른 약재와 섞어서 쓰기도 하지만, 귤껍질 한가지만을 한번에

4~10g씩 약물 1컵이 되게 달여서 하루 3번 먹어도 좋다.

한편 귤껍질은 생선을 먹고 체증이 생겼을 때 잘 내려가게 한다. 특히 생선을 먹다가 생선가시가 목에 걸렸을 때는 귤껄질을 빻아 가루로 낸 것을 밥숟갈 하나만큼 먹고 물로 넘기면 생선가시가 슬그머니 삭아내려가든가 아니면 입으로 넘어 나오게 된다.

그리고 귤씨를 거칠게 빻아서 달여먹으면 고환에 염증이 생겨 아픈 증세가 잘 낫는다.

단너삼뿌리

염통을 튼튼하게 하고 혈압을 내리게 하는 작용

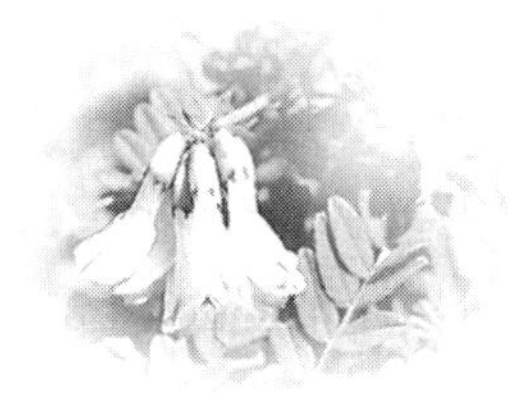

단너삼뿌리는 황기 또는 황계라고도 하는데 인삼과 함께 널리 쓰이는 보약의 하나다. 단너삼뿌리는 허약한 몸을 튼튼하게 하고 힘줄과 뼈를 튼튼하게 하며, 피로를 빨리 풀어주고 기운을 나게 한다. 약맛은 달고 성질은 약간 따뜻하다.

우리 선조들은 단너삼뿌리를 몸이 허약하고 기운이 없는데, 식은땀이 나는데, 밑이 빠지고 내장기능이 내려앉은데, 염통기능이 낮은데 써왔고, 만성위염, 위 및 십이지장궤양, 뇌빈혈, 만성콩팥염, 고혈압, 부종, 화농성 피부염증 등에도 처방했다.

특히 백제 때 발간되었다는 『백제신집방』이라는 책에는 폐옹(폐농양) 때 단너삼 37.5g에 물 3되를 부어 1되가 되게 달여서 2번에 나누어 먹으면 병이 낫는다는 처방도 있다.

약리실험에 의하면 단너삼은 염통을 튼튼하게 하여 피로한 염통에 대하여 더욱 뚜렷한 강심작용을 나타낸다고 한다. 또한 영양상태를 좋게 하고 말초의 핏줄을 넓혀 피를 잘 돌게 하며 혈압을 내리게 하는 작용이 있다고 한다.

단너삼뿌리는 땀이 저절로 나며 몸이 붓고 오줌을 누지 못할 때, 비위가 허약하고 밥맛이 없으며 설사하고 부었을 때, 중풍으로 손발을 움직일 수 없을 때 가루약, 알약, 달임약, 약엿, 닭곰을 만들어 먹는다.

가루내어 먹을 때에는 한번에 3~4g씩 하루 3번 먹는다. 달임약은 6~15g을 약물 200㎖ 되게 달여서 하루 3번에 나누어 먹는다.

닭곰은 단너삼뿌리 30~60g을 깨끗하게 씻은 뒤 3~5㎜의 두께로 썰어서 영계의 배속에 넣은 다음 그것을 사기단지에 넣고 닭이 잠길 정도로 물을 부은 다음 뚜껑을 덮고 솥에 넣어 닭고기가 익을 때까지 고아서 하루 3번 나누어 먹기도 한다.

단너삼씨는 사원자라고 하는데, 강정·강장약으로 음위, 유정, 허리아플 때 쓴다.

당 귀

빈혈, 부인병에 궁궁이와 함께 쓰면 효과

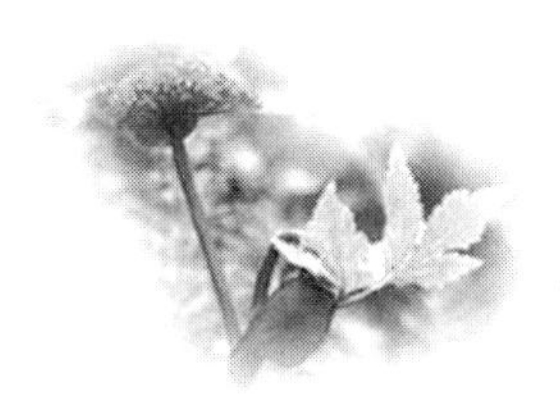

당귀는 당구, 승검초, 신감채라고도 하는데 꽃대가 나오는 숫당귀와 꽃대가 나오지 않는 암당귀가 있다. 약으로 쓸 때는 가을에 캔 암당귀를 물에 씻어 햇볕에 말려 쓴다. 약맛은 달고 매우며 성질은 따뜻하다. 숫당귀는 약으로 쓰지 않는다.

옛 기록을 보면 당귀라고 이름 붙이게 된 것은 "산후의 나쁜 피를 없애고 원래의 피를 돌아오게 한다"는 뜻에서 비롯됐다고 한다.

약리실험에 의하면 진정작용, 뒤틀림멈춤작용, 강장작용이 있다고 밝혀져 있다. 향약 치료에서는 보혈약, 강장약, 진정약으로 처방되어 빈혈증, 냉증, 달거리불순, 부인병 등에 주로 쓰이고 있다. 당귀 5g을 약물 200*ml* 되게 달여서 하루에 세번 나누어 먹는다.

그러나 당귀 한가지만을 약으로 쓰기보다는 당귀 20g과 궁궁이(천궁) 20g을 한 첩으로 하여 약물 200*ml*가 되게 달여서 하루 세번에 나누어 먹는 것이 더욱 좋다.

이 처방을 궁귀탕이라고 하는데, 궁귀탕의 약효에 대해 『동의보감』의 설명을 빌리면 "애낳기 전과 애낳은 뒤의 모든 질병, 즉 어지러워서 의식이 몽롱하여 깨어나지 않고 난산하는 경우, 또는 태가 죽어서 내리지 않는 증과 피가 펑펑 쏟아지면서 그치지 않는 증을 다스린다. 또 애낳을 달에 달여 먹으면 나쁜 피가 저절로 내린다. 뿐만 아니라 유산하여 피를 많이 쏟는 증, 금창(쇠붙이에 상한 것)에 피를 많이 흘리고 있는 증, 이를 빼고 피를 많이 흘리는 증, 그밖에 피를 지나치게 흘려서 어지럽고 답답하여 숨이 끊어질 것 같으며 의식이 깨어나지 않는 일체의 증에 두어 첩을 거푸 달여 먹으면 곧 낫는다" 고 했다.

대나무

항암 활성물질 뽑아 암치료 이용

대나무는 세계적으로 47속 1천 250종이 있으며, 우리나라에는 5속 10종, 4변종이 있는데 주로 중부 이남에서 자란다.

우리 조상들은 5~6월에 돋아나는 죽순을 먹거리로 하고, 해묵은 대나무를 약재로 이용했을 뿐 아니라 공예품과 건축재료로 활용하여 생활을 풍요롭게 했다. 또한 대나무를 사군자, 삼우, 삼청 가운데 하나라 하여 그림을 그리고 글을 지어서 풍속을 순화하는 징표로 삼았다.

대나무를 약으로 쓸 때는 참대 및 시누대잎, 참대줄기속껍질(죽여), 참대기름(죽력) 등을 쓰는 데, 맛은 달고 성질은 차갑다. 향약 치료에서는 번열,

소갈증, 열독, 토혈 등에 달여 먹기도 하고 참대 속에 천일염을 넣고 구워서 죽염을 만들어 각종 염증성 질환에 써왔다.

현대약리학의 성과에 따르면 대나무의 줄기와 잎에는 항암작용, 기침멎이작용, 살균작용, 항균작용, 항궤양활성이 있다는 것이 밝혀졌다. 최근에는 대나무에서 항암 활성물질을 뽑아내서 동물실험을 거쳐 각종 암치료의 실용단계에 이르고 있다.

대나무에서 뽑아낸 항암 활성물질을 흰생쥐 무리에게 하루 50㎎씩 10일 동안 먹이고 에르리히복수 암세포를 옮기자 약 절반의 흰생쥐에서 암이 생기지 않았고, 또 사르코마 180을 옮기자 모든 흰생쥐에게서 암이 생기지 않았다. 또 대나무의 항암 활성물질은 암을 억제하는 작용이 있으면서도 정상세포에는 나쁜 영향을 주지 않았다는 보고가 있다.

항암 활성물질을 암치료에 쓸 때는 1일 6~10g을 3번에 나누어 먹는다. 대나무에서 항암 활성물질을 뽑아내는 방법은 잘게 썬 대잎 1kg을 물로 씻고 생석회포화용액 18l에 담가서 하룻밤 재운 다음 2시간 끓인 뒤 거른다. 거른 물에 초산을 섞어 PH 5.4~6.0으로 해서 다시 1시간 동안 끓인 다음 하룻밤 동안 놓아 두었다가 앙금을 걸러낸다. 거른 물을 또다시 죽처럼 졸여서 90~105도에서 말린다.

이렇게 해서 얻게 되는 항암 활성물질에서는 크실로스, 아라비노제, 글루코스, 만노스, 갈락토스 등 당과 아스파라긴산, 글루타민산, 세린, 트레오닌, 프롤린, 시스테인, 페닐알라닌 등의 아미노산이 확인되었다.

대싸리씨

간염 및 간기능 장애와 쓸개 기능 장애에 큰 효과

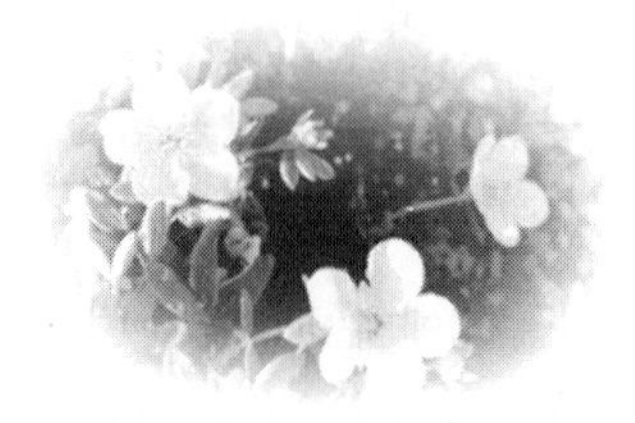

대싸리는 다른 이름으로 댑싸리라고도 하는데, 집 주변에 절로 자라기도 하고 심기도 한다. 높이 1~1.5m에 이르는 한해살이풀이다. 여름철에 노란색 작은 꽃이 핀다. 가을철에 열매가 영글면 베어서 햇볕에 말린 뒤 두드려서 씨를 털어 약으로 쓴다. 대싸리씨를 지부자라고도 한다. 대싸리 줄기는 마당 비를 만들어 쓴다.

대싸리씨의 생김새는 둥근데, 지름이 약 1.5㎜이고 둘레에 5개의 날개가 붙어 있어서 마치 5각별 모양이다. 색깔은 잿빛 도는 풀색, 또는 잿빛 도는 밤색이다. 냄새는 없으며, 맛은 약간 쓰고 성질은 차갑다.

성분은 사포닌, 탄닌, 플라보노이드, 쿠마린 등이 들어 있다. 동물실험에서 전초달임물은 중독성 간염을 일으킨 간세포들에 대한 보호작용과 쓸개 기능을 돕고 글리코겐을 축적하며 항지간작용이 있다는 것이 알려졌다. 또한 오줌내기 작용과 열내림 작용도 있다.

한편 물우림액은 사상균에 대한 억균작용을 나타냈다. 그리고 대싸리 잎은 쓸개의 기능을 활발하게 하며 간을 보하고 오줌내기 작용도 한다.

향약 치료에서는 대싸리씨를 독풀이약, 오줌내기약으로 임질, 음위, 콩팥염, 방광염 등에 6~15g을 약물 200㎖ 되게 달여서 하루 3번에 나누어

끼니 전에 먹는다. 이 때에 마디풀과 패랭이꽃을 같은 분량으로 섞어서 달여 먹으면 더욱 좋다

한편 대싸리 전초 1줌을 약물 반 컵이 되게 달여 간염 및 간기능 장애와 쓸개기능 장애가 생겼을 때에 한번에 먹는다. 하루 3번 먹으면 좋다.

그리고 습진, 무좀, 두드러기, 버짐, 가려움증 등에 전초 달임물에 백반 약간을 녹여 바르면 좋다.

대추나무

혈압내림 작용, 신경쇠약, 히스테리, 잠 장애, 신경흥분증에 효과

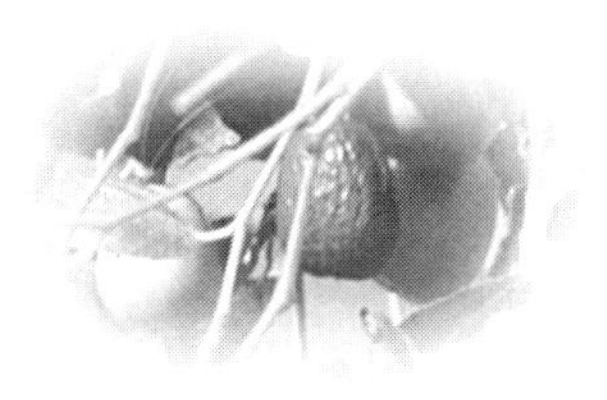

대추나무는 잎이 지는 키나무이다. 잎은 달걀 모양인데 윤기가 있다. 이른 여름철에 연한 풀색 꽃이 핀다. 열매는 긴 타원형인데 가을철에 붉은 밤색으로 익는다. 익은 열매를 따 김으로 쪄서 말려 과일로 먹기도 하고 약으로 쓰기도 한다. 잎은 여름철에 푸른 것을 따서 햇볕에 말려 차처럼 달여 먹는다.

열매에는 당류, 점액질, 사과산 및 포도산, 카로틴, 비타민B_2, 비타민C, 대추산, 기름, 정유 등이 들어 있다. 잎에는 탄닌, 플라보노드, 쿠마린, 사포닌, 당, 구론산, 수지, 정유, 아스코르빈산, 염산, 비타민B_1 등이 들어 있다.

약리작용을 알아보면 잎의 10% 추출액을 개에게 정맥주사할 때 오줌내기작용이 있고, 혈압을 낮추며, 염통의 맥동을 느리게 할 뿐 아니라 대뇌피질을 억제하는 진정효과도 있다.

그리고 잎추출액은 단맛을 느끼게 하는 감각기를 선택적으로 마비시켜 단맛을 알 수 없게 한다. 또한 열매 추출액도 오줌내기작용이 있다.

열매와 잎을 우린 물을 고혈압 환자에게 썼을 때 매우 좋은 치료 효과가 있었다는 임상보고가 있다. 즉 혈압과 혈액지표가 정상으로 돌아갔으며, 특히 피 속의 비타민C 농도가 매우 높아지고 프로트롬빈이 적어졌다는 것이다. 따라서 대추에는 조혈성분이 많으므로 피가 적은 병을 치료하는 데 매우 훌륭한 약재이다.

향약 치료에서는 강장, 혈압내림, 오줌내기, 진정약으로 달여서 먹는다. 달임약은 물 200㎖에 대추 3~5g을 넣어서 달여 하루 3번에 나누어 먹는다.

신경쇠약, 히스테리, 잠장애, 신경흥분증에는 물 200㎖에 대추 6g, 밀(또는 보리) 2g, 감초 5g을 넣어 달여서 하루 3번에 나누어 먹으면 효과가 좋다. 대추나무잎 우림물 또는 대추나무잎 알약도 좋다.

류머티즘 관절염에는 대추 한 줌과 두더쥐 한 마리를 함께 고아 먹으면 잘 낫는다.

댕댕이덩굴

신경통, 류마치스 관절염, 각기, 임질, 방광염에 효과

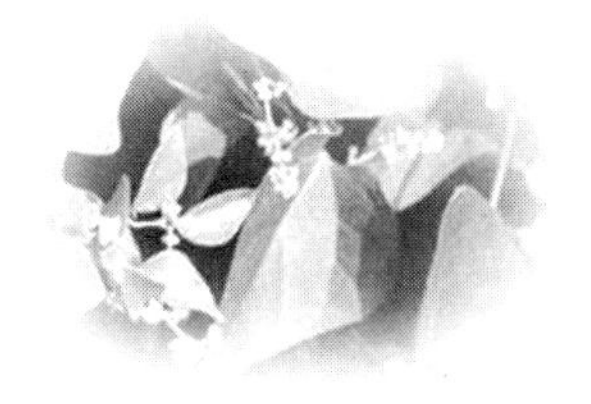

댕댕이덩굴이란 줄기의 길이가 2m에 이르고 달걀 모양의 잎이 3개로 얇게 갈라져서 어긋나게 붙는 작은 나무이다. 다른 이름으로는 목방기라고도 하는데, 중부 이남의 낮은 산, 언덕, 밭 주변의 양지쪽에 자란다.

봄 또는 가을에 뿌리를 캐서 줄기와 잔뿌리를 다듬어 버리고 물로 씻어서 햇볕에 말려 약으로 쓴다. 모양은 둥근 기둥 모양이고 구부러졌으며 직경은 1~3㎝이다. 겉은 잿빛 도는 밤색이고 울퉁불퉁하다. 질이 단단하여 잘 부러지지 않는다. 꺾은 면은 연누른색이고 섬유성이다. 냄새는 약하고 맛은 쓰고 성질은 차갑다. 뿌리가 굵고 속이 옅은 누른색이며 맛이 쓴것이 좋다. 줄기를 말려서 약으로 쓰기도 한다.

성분은 트릴로빈과 아소트릴로빈, 호모트릴로빈, 트릴로바민, 코클로빈, 마그노플로린, 노루메리사린 등이 들어 있다.

트릴로빈의 약리작용은 오줌내기 작용, 아픔멎이작용, 열내림 작용, 혈압내림 작용을 한다. 뿐만 아니라 더운피동물의 호흡중추와 염통을 마비시키는 작용도 있다.

동물실험에 의하면 집토끼에 정맥주사를 했을 때 치사량이 0.05㎎이었다. 그러므로 댕댕이덩굴을 약으로 쓸 때에는 일정량을 초과하는 일이 없도록 주의해야 한다.

향약 치료에서는 예로부터 신경통, 류마치스 관절염, 각기, 임질, 오줌소태(방광염) 등에 달임약을 만들어 먹어왔다. 하루에 쓰는 양은 댕댕이덩굴 뿌리 또는 줄기 5g을 약물 100㎖가 되게 달여서 3번에 나누어 먹는다. 이 때에 대싸리열매씨 5g을 함께 섞어서 달임약을 만들어 먹으면 더욱 좋다. 너무 많은 양을 쓰면 중독될 수 있으므로 주의해야 한다.

도라지

목안이 아플 때나 목이 쉬었을 때 효과

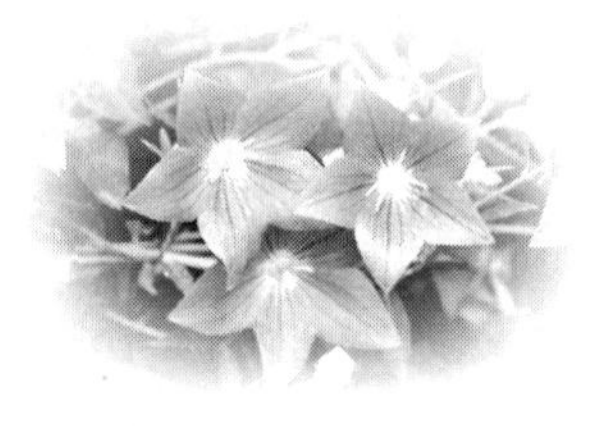

양지바른 산기슭에 절로 자라는 도라지는 집에서 심기도 한다. 씨로 번식하는 도라지는 여러해살이풀인데, 뿌리가 곧고 굳으며 충실하다는 뜻에서 길경이라고도 한다.

봄 또는 가을철에 뿌리를 캐서 물에 씻은 뒤 햇볕에 말려 나물로 먹거나 약으로 쓴다. 맛은 맵고 성질은 평하다. 도라지는 가래를 내보내고 기침을 멈추게 하는 등 기관지질환 치료에 특효가 있다. 도라지에 들어있는 사포닌 성분이 기관지의 분비기능을 높여 가래를 삭이며 기침을 멈추게 하는 작용을 하기 때문이다.

감기기침 또는 가래와 기침이 나오고 숨이 차며 가슴이 그득한 느낌이 있고 아픈 증, 기관지염, 기관지확장증, 인후염, 목이 쉰 증 등에 누에 말린 것(백간잠), 감초, 귤껍질(진피) 등의 약재와 함께 섞어 쓴다. 가벼운 가래나 기침에는 도라지 하나만 달여 먹어도 효과가 있다. 도라지 6~12g을 약물 200㎖ 되게 달여서 하루 세번 나누어 먹는다.

목 안이 아플 때나 목이 쉬었을 때에는 도라지 12g과 감초 4g을 섞어 약물 200㎖이 되게 달임약을 만들어 하루 세번 나누어 먹으면 효과가 좋다.

또한 고름기가 있는 귀앓이를 비롯한 뾰루지에는 도라지 12g, 감초 4g, 생강 3쪽, 대추 2알을 함께 섞어 약물 1컵이 되게 달여 한번에 먹으면 좋다.

두충나무

양기부족, 습관성 유산, 태아불안증에 효험

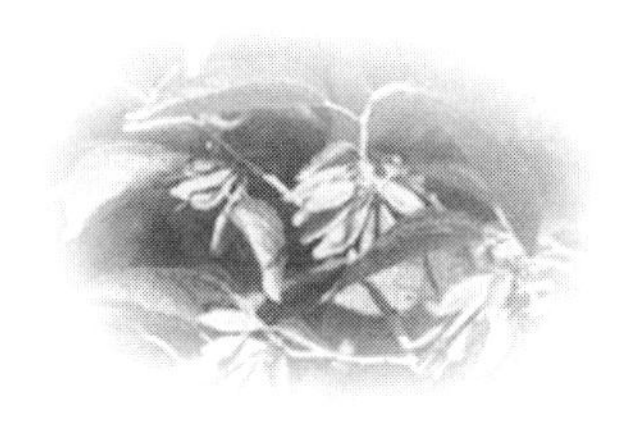

두충나무는 두중나무, 들중나무, 사중, 옥면 등으로 불리며, 우리나라 중부와 남부에서 주로 심는다. 잎은 타원형, 긴 달걀 모양이며 톱니가 있고 봄철에 암꽃과 수꽃이 따로 핀다.

나무 전체에 고무질이 있어서 껍질과 잎을 끊으면 명주실같은 실이 생긴다. 약맛은 떫으며 달고, 성질은 따뜻하다.

약으로 쓸 때는 줄기 껍질을 벗겨 꿀물, 생강즙, 소금물에 불린 뒤 썰어서 실이 끊어질 때까지 볶아서 쓴다.

향약 치료에서는 간이나 콩팥이 허약하여 허리·무릎이 아픈 증과 고혈압에 주로 쓴다. 또한 양기부족이나 습관성 유산, 태아불안증에 달임약을 만들어 쓰면 효험이 있다.

하루에 먹는 양은 10~20g을 물 200ml가 되게 달여서 세번에 나누어 빈속에 먹는다. 한편 해산 뒤 혈압이 높아졌을 때는 두충나무 껍질 볶은 것을 가루를 내 한번에 5g씩 더운 물에 타서 하루 2~3번 먹으면 좋다.

정액이 절로 새나오는 증에는 쇠무릎풀뿌리와 겨우살이풀을 섞어서 쓰고, 임신부의 허리아픔이나 태아불안증에는 산토끼꽃뿌리(속단)와 대추를 함께 섞어서 달여 먹으면 효과적이다. 고혈압 치료에는 꿀풀(곽향)과 속썩은풀(황금)을 섞어 쓰면 좋다.

동물실험에서도 두충나무 껍질과 잎이 혈압내림 작용을 뚜렷이 하는 것으로 증명됐다. 그러나 성주풀이(현삼)와 같이 쓰면 두충나무 껍질의 약효가 줄어든다.

모과와 오수유

곽란이 났거나 더위먹었을 때 효과

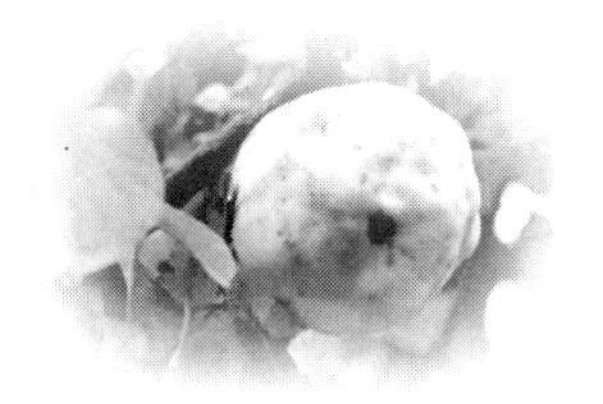
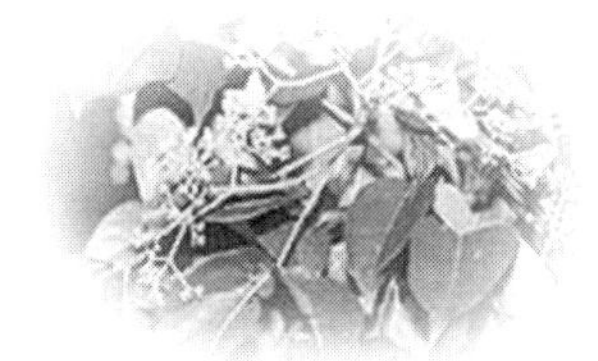

7백년 동안 만주땅을 중심으로 중국 대륙과 한반도 북쪽을 차지하여 한때 동방 최대의 영화를 누렸던 나라인 고구려. 침술에서도 한 치밖에 안되는 머리털을 침으로 열 토막을 내 그 속이 비었다는 것을 알아낸 명의를 갖고 있었다는 고구려.

그 고구려의 의약책 『로사방』에서는 "오수유 6되, 모과 2개를 물 한 말에 넣고 약물이 3되쯤 되게 달여서 하루 3번에 나누어 먹으면 각기병이 잘 낫는다"는 처방이 있다고 8세기 때 당나라 왕도는 그가 엮은 『외태비요』라는 책에 밝혀놓고 있다.

오수유는 작은 키나무(오수유나무) 열매인데 열매의 메탄올 추출액을 동물에 실험한 결과 아픔멎이작용, 체온올림작용, 피흐름을 빠르게 하는 작용이 있었다고 한다.

향약 치료에서는 오수유를 건위, 아픔멎이, 게움멎이, 오줌내기, 체내리움 등의 약으로 쓴다. 또한 몸안에 물이 지나치게 많아서 붓고, 게우고, 아랫배가 차갑고 아플 때, 그리고 가슴이 답답할 때에 쓴다. 오수유 1~3g을 약물이 200ml가 되도록 달여서 하루 3번에 나누어 먹는다.

모과나무에 달린 주먹만한 크기의 열매인 모과는 향기가 있으나 맛이 시고 떫으며, 성질은 따뜻한데 울퉁불퉁 살이 굳어서 날것으로는 먹지 못한다. 그래서 "과일전 망신은 모과가 시킨다"는 속담이 있을 정도이다.

그러나 향약 치료에서는 가을에 잘 익은 모과를 따 세로 가로로 쪼개어 말렸다가 기침멎이·가래삭힘·아픔멎이·물길돌림·각기·붓기·허리아픔·뼈마디아픔 등에 쓴다.

곽란이 났거나 더위를 먹었을 때에는 모과 5~10g을 약물이 200*ml*가 되게 달여서 하루 3번에 나누어 먹는다. 또한 설탕과 함께 달여 먹으면 게움질이 잘 멎는다. 또한 가래가 많을 때에는 모과를 흐물흐물하게 삶은 다음에 살을 골라내 체로 걸러서 꿀, 생강즙, 대나무기름을 넣고 달여 1번에 1숟갈씩 하루 3~4번 먹는다.

무화과나무

치질 및 악성종양에 효과

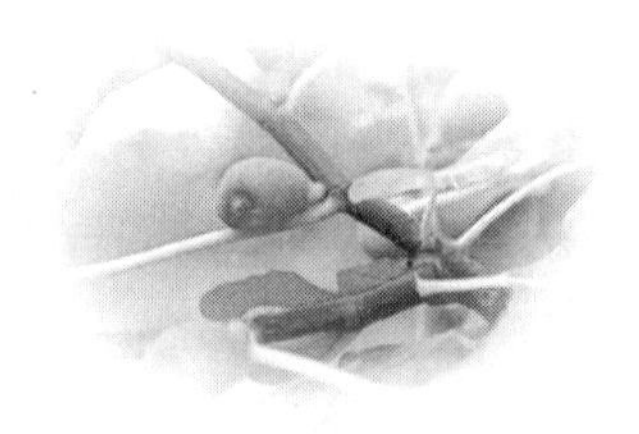

무화과나무는 잎이 지는 떨기나무이다. 이른 여름철에 열매가 열리는데 열매 속에 많은 꽃이 들어 있다. 그래서 겉으로는 꽃을 볼 수 없고 그 때문에 꽃없는 열매, 즉 '무화과(無花果)'라고 불리운다.

무화과나무는 따뜻한 기후와 축축한 토양 및 햇볕이 잘 드는 환경을 좋아하여 우리나라에서는 남부지방에 자라고 있는데, 중부와 북부에서는 겨울을 밖에서 나지 못하므로 온실의 화분에 심는다.

무화과나무는 번식력이 왕성해서 꺾꽂이를 해도 잘 산다. 키가 10여 미터까지 자라며 가지가 무성하고 길이와 폭이 10~20㎝가 되는 둥글넓적하게 큰 잎이 3~5개씩 어긋나게 붙는다. 성경 창세기 3장 7절에는 선악과를 따먹은 아담과 하와가 알몸인 것을 부끄러워하여 무화과나무 잎을 엮어 앞을 가리웠다는 기록도 나온다.

무화과 열매에는 유기산을 비롯하여 풍부한 영양소가 들어 있어서 식용으로 쓸 뿐 아니라 설사, 치질, 종기독, 나력, 류머티스성 마비, 사마귀 등 여러 가지 질병에 중요한 약재로 이용하기도 한다.

무화과나무를 약으로 이용한 최초의 기록이 구약성서에 나온다. "그 무렵 히즈키야가 몹시 앓아 거의 죽게 되었다…… 이사야는 무화과로 만든 고약을 가져오라고 하였다. 사람들이 무화과로 만든 고약을 가져다 종기에 붙이자 히즈키야 왕의 병이 나았다."(『열왕기』 20:1—7)

이와 같이 죽어가는 사람을 살려냈다는 무화과나무에 대해 현대약리학이 밝히고 있는 약리작용을 보면, 육종과 암을 억제하는 성분과 종양을 죽여 없애는 작용이 있다고 한다.

즉 덜 익은 열매에서 얻은 젖즙에는 육종과 유암을 억제하고 종양을 없애는 작용이 있으며, 말린 열매의 추출액에는 활성탄(活性炭)이 있고, 또 아세톤 처리를 해서 얻은 물질에는 항에루릿피육종작용이 있을 뿐아니라 이식성선암, 골수성 백혈병, 임파육종 등의 성장을 억제하며 퇴화시키는 작용이 있다고 한다.

민간에서는 줄기 또는 잎꼭지를 자른 면에서 흘러나오는 젖즙을 사마귀에 바른다. 열매를 먹으면 소화가 잘 되고 입맛을 돋구며 젖이 잘 나온다.

그러나 많이 먹으면 설사할 염려가 있다.

열매를 약으로 쓸 때에는 가을에 따서 볕에 잘 말려 석회를 섞어 저장해 두고 한번에 3~5개를 달여서 먹는다. 잎은 한번에 12~20g을 약물 200㎖되게 달여서 하루 세번에 나누어 먹는다. 뿌리는 한번에 20~30g을 약물 200㎖가 되게 달여서 하루 세번에 나누어 먹는다.

이상에서 알 수 있는 것처럼, 무화과나무의 열매뿐 아니라 뿌리와 잎을 이용하여 현대인들의 고질병이라 할 수 있는 치질 및 악성종양을 비롯한 여러가지 질병을 손쉽게 고쳐낼 수 있다.

민들레

젖앓이, 연주창, 뾰두라지, 부스럼, 인후염, 눈병, 감기, 식중독에 효과

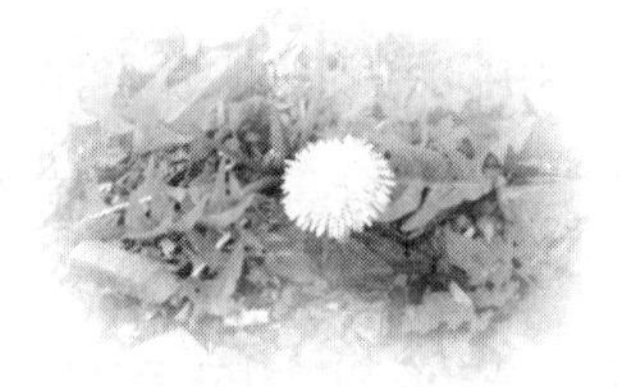

민들레는 포공령이라고도 하는 여러해살이풀인데, 여러 지방의 들판 및 길섶에 자란다. 잎이 버들잎 모양이며 큰톱니가 있는데 뿌리쪽에서만 돋아난다. 뿌리는 밤색을 띤 고깔 모양이고 봄부터 여름 사이에 돋아난 긴 꽃대 끝에 꽃이 핀다.

꽃이 필 때 뿌리째 뽑아 햇볕에 말려서 약으로 쓴다. 잎이 풀빛 도는 밤색, 또는 잿빛 도는 풀색이고, 꽃이 붙어있는 것이 좋다. 약맛은 쓰고 달며 성질은 차갑다.

성분은 락투쓰피크린, 타락사스테롤, 아미린, 비타민 등 여러 가지가 들어 있다. 약리작용은 고름기를 거두고 밥통을 튼튼하게 하며 쓸개 기능을 활발하게 하는 작용이 있다. 또한 오줌내기 작용과 억균작용도 있다.

향약 치료에서는 젖앓이, 연주창, 뾰두라지, 부스럼, 인후염, 눈병, 감기, 식중독 등에 쓴다. 또 건위약으로 위염 및 소화장애와 간염에도 쓴다. 특히 밥맛을 돋구는 약으로 회복기 환자들에게 좋다.

젖어미의 젖이 적을 때에 나물로 먹거나 달임약을 만들어 쓰면 젖의 양이 많아진다. 달임약은 민들레 10g을 약물 200㎖가 되게 달여서 하루 3번에 나누어 먹는다.

젖앓이 때에는 민들레를 짓찧어 붙이기도 하고, 민들레 12g과 인동덩굴 12g을 함께 섞어서 약물 200㎖가 되게 달여 하루 3번 끼니 뒤에 먹는다. 가래기침, 폐결핵, 신석증, 대장염, 위궤양 등에도 달임약을 만들어 먹으면 좋다.

그리고 민들레뿌리를 볶아서 커피 대신 달여 먹어도 좋다. 그러나 너무 많은 양을 쓰면 설사가 날 수 있으므로 주의해야 한다.

밤나무

입맛·기운없을 때 죽쒀 먹으면 좋아

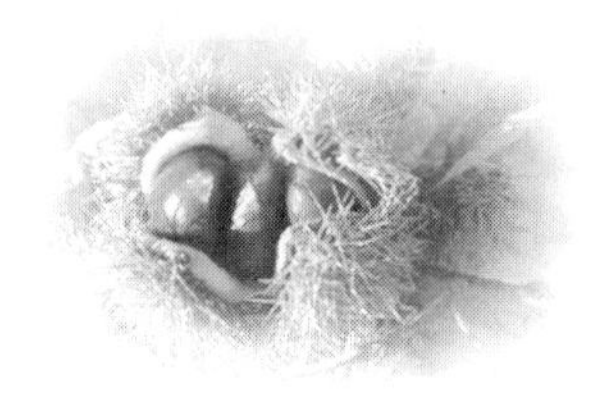

밤나무는 잎은 버들잎 모양이고 이른 여름철에 노란빛이 도는 흰색의 수꽃이삭이 늘어져 맺히며 가시투성이의 송이가 열린다. 가을이 되면 송이 속에서 1~3톨의 알밤이 검붉게 익은 뒤에 저절로 빠져 나온다.

알밤은 맛좋고 영양가가 높아서 예로부터 보약으로 써 왔다. 그리고 밤나무 날잎, 밤나무꽃, 밤나무껍질 등도 약재로 썼다.

알밤의 약맛은 짜고 성질은 따뜻하다. 성분으로는 탄수화물, 단백질, 기름 및 각종 비타민이 들어 있고, 약리작용으로는 신경, 비위(비장과 위), 콩팥을 보하는 약리작용과 원기를 돕는 약리작용이 있다. 그래서 향약 치료에서는 허약자, 비장기능이 약해 설사를 하거나 콩팥 기능이 좋지 않아 허리와 무릎이 약할 때, 그리고 영양이 좋지 못한 어린이들의 보약으로 써왔다.

민간에서는 알밤이 정력을 돋우고 대추가 피를 돕는 중요한 작용을 하는 것으로 알려져 있어 혼례청에서 신랑신부에게 우선적으로 먹이는 관습이 전해오고 있다.

알밤을 약으로 쓸 때에는 껍질을 벗기고 가루를 내거나, 구워서 껍질을 벗긴 뒤 가루를 내어 쓴다. 달임약으로 쓸 때에는 껍질째 깨뜨려 달이기도 하지만 껍질을 벗긴 뒤 깨뜨려서 달여 쓰기도 한다.

또한 밤가루와 쌀가루를 섞어서 쑨 암죽은 젖떼기 어린이에게 훌륭한 영양식일 뿐 아니라 입맛이 없고 기운이 없으며 가슴이 쓰리는 증이 있는 어른들이 먹으면 훌륭한 효과를 얻을 수 있다. 다만 비위에 습열이 있는 환자(궤양성 환자)에게는 쓰지 않는다.

하루 쓰는 알밤의 양은 6~18g이다. 옻올라 피부염이 생겼을 때는 밤나무 날잎을 달여서 씻어주면 잘 낫는다. 그리고 밤나무꽃은 나력과 이질 치료에 달여 먹으며, 밤나무 껍질은 탄닌원료 및 옷감에 물들이는 재료로 쓰기도 한다.

버드나무

황달, 열독, 부스럼, 이 아플 때 효과

버드나무는 버들 또는 뚝버들이라고도 하는데, 높이 10~20m에 이르는 키나무이다. 잎은 긴 타원형이고 잔톱니가 있다. 봄철에 꽃이삭이 돋아나서 작은 꽃이 핀다. 여러 지방의 개울가와 들판에 자란다.

봄철에 겉껍질을 벗겨버리고 속껍질을 햇볕에 말려서 약으로 쓴다. 어린 가지와 줄기의 껍질일수록 좋다. 약맛은 쓰고 성질은 차갑다. 그리고 꽃은 활짝 핀 것을 따서 말려 약으로 쓰기도 한다.

성분은 탄닌, 플라본, 아스코르빈산, 살리찐, 배당체 등이 들어 있다. 살리찐은 동물실험에서 살리찐산보다는 약하지만 그와 비슷한 열내림작용이 있으며 뼈마디 아픔을 멎게 하는 작용이 있었다. 그리하여 버드나무 속껍질은 열풀이, 아픔멎이약으로 감기, 류마치스성 열, 학질열 등에 쓴다.

이순신 장군이 무과시험에 응시했을 때, 달리다 말과 함께 넘어져 다리가 부러졌는데, 바로 일어나 버드나무 껍질을 벗겨 부러진 다리를 동여매고 다시 달려 무과에 급제했다는 이야기도 전해온다.

속껍질 10g을 약물 200㎖가 되게 달여 하루 3번에 나누어 먹는다. 이 때에 살리찐산 나토리움과 함께 쓰면 더욱 좋다.

한편 입안이나 인후에 염증이 생겼을 때에는 버드나무 속껍질 달임물로 양치만 하면 잘 낫는다. 각종 피부병에는 버드나무 껍질 달임물로 목욕을 하면 좋다.

또한 버드나무 껍질로 고약을 만들어 옴 및 악성종기, 생인손앓이 등에 쓴다. 고약을 만드는 법은 버드나무껍질 100g에 물 800㎖을 잡아 1시간 동안 끓인 뒤 찌꺼기를 걸러내 버리고 다시 졸이면 고약이 된다. 이 때에 느릅나무 껍질 40g을 함께 섞어서 달이면 더욱 좋다.

그리고 버드나무꽃은 황달, 열독, 부스럼 및 불에 뎄을 때, 쇠붙이에 상해서 고름이 생겼을 때, 이 아플 때 한번에 5g을 달여먹으면 잘 낫는다. 하루 세번 먹는다.

소나무

겨울철 솔잎, 영양실조·괴혈병에 효과
류마티스 관절염에 진 바르면 가라앉아

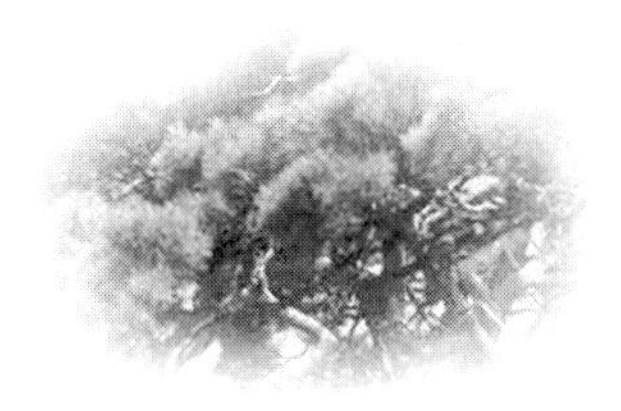

사철 푸르고 쭉 곧은 소나무, 우리나라 산 어디서나 쉽게 볼 수 있는 소나무는 잎·줄기·햇순·꽃가루·진 등이 모두 중요한 약재로 쓰인다. 맛은 달고 성질은 따뜻하다.

솔잎에는 비타민C가 많으므로 솔잎을 물에 우려서 자주 마시면 어린이 영양실조증, 괴혈병 치료에 효과가 있다. 특히 겨울철 솔잎이 더욱 좋다.

허리가 아프거나 팔다리가 쑤시고 류마티스성 관절염에 걸렸을 때 솔잎 삶은 물로 목욕을 하거나 솔잎 찜질을 하면 잘 낫는다.

솔잎을 살짝 볶아서 가루를 내 따뜻한 물 한 컵에 2~3 찻숟가락씩 타 하루 세번 먹거나 솔잎 200g을 약주 한되에 넣어 10~15일 두었다가 소주잔 한잔씩 하루 2~3번 마셔도 좋다. 기운과 피를 보하고 바람기를 쫓으며, 피멎이 작용을 하는 소나무 햇순과 꽃가루는 우리거나 달여서 먹으면 몸살·감기·머리아픔·출혈증에 잘 듣는다.

소나무 진에는 살균, 소염작용을 하는 성분이 있어 류마티스성 관절염에 바르면 통증이 가라앉고 염증이 잘 낫는다. 고름기있는 뾰루지에 발라도 쉽게 가라앉는다. 산꿩이 몸에 상처가 났을 때 입부리로 소나무 진을 묻혀서 상처에 문질러 치료한다는 이야기도 전해지고 있을 정도다.

현대적 약리실험에서도 소나무에는 아스코르빈산, 카로틴, 비타민 등 여러가지 약성분과 영양물질이 풍부하게 들어있다는 것이 밝혀졌다.

쇠뜨기

코피, 장출혈, 치질 출혈과 부전증, 고혈압증, 기침 등에 효과

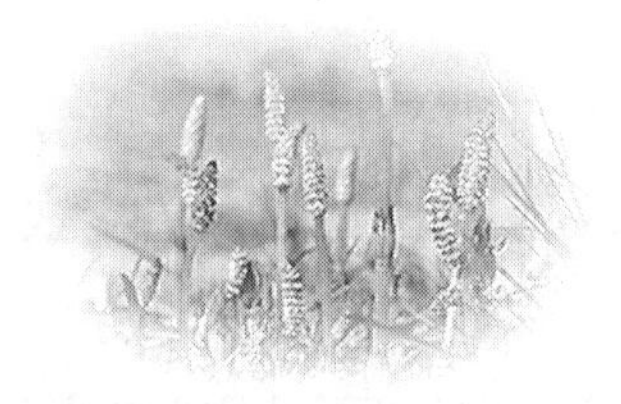

이른 봄철 각지의 길가, 들판, 개울가, 뚝방, 산기슭에 넓고 길게 뻗은 뿌리에서 뱀밥풀이 나와 푸른색의 쇠뜨기풀로 자란다. 이 풀의 다른 이름으로는 깨뜨기, 염소풀, 접속초, 문형 등 여러 가지가 있다.

이 풀은 풀색 줄기의 마디에 많은 가지가 둘러 붙고, 뿌리를 뽑으려 하면 곧잘 떨어져나가 땅 속으로 숨어 버린다. 그리하여 쇠뜨기뿌리 끝을 찾아 캐내면 은반지가 나온다는 속설이 있을 정도다.

높은 산지대와 고원의 습한 땅에서 자라는 쇠뜨기는 밤색 줄기의 마디에 많은 가지가 둘러 붙는데 이것은 물쇠뜨기라 하고, 또 가지가 늘어져 있는 것을 능수쇠뜨기라고 한다.

이와같이 쇠뜨기는 자라는 곳에 따라 모양과 색깔 및 성분이 약간씩 차이가 있으며 약효도 다르다. 더구나 같은 땅에서 자란 쇠뜨기일지라도 화학비료를 먹고 자란 것은 약효가 없다.

쇠뜨기를 약으로 쓸 때에는 여름철에 전초를 뜯어 그늘에 말렸다 쓴다. 약맛은 쓰고 성질은 서늘하다. 사포닌, 배당체, 규산, 유기산, 기름 및 여러 가지 아미노산이 들어 있다.

약리실험 결과에 의하면 쇠뜨기의 알콜 추출물에서 오줌내기 작용이 있었고, 달임약에서 혈압내림작용, 숨틀계통 흥분작용 등이 나타났다는 보고가 있다.

향약 치료에서는 오줌을 누지 못하여 물고임증이 생겼을 때, 또는 코피, 피게우기, 장출혈, 치질 출혈 때 쇠뜨기 25g을 약물 250*ml*가 되게 달여서 6번 나누어 하루에 먹는다. 또한 염통 핏줄계통의 부전증, 고혈압증, 결핵, 기관지천식, 만성기관지염, 폐렴, 기침 등에 먹어도 좋다.

또 달임약은 강장약, 조혈약으로써 전신쇠약증에 효과가 있다. 특히 급성 및 만성 납중독을 예방 치료하는 중요한 약재가 쇠뜨기이다.

쇠뜨기를 가루내거나 생즙을 내서 피나는 상처에 바르면 피가 잘 멎으며 상처도 빨리 아문다. 각종 피부병에는 삶은 물로 씻거나 목욕을 하면 좋다. 다른 나라 민간요법에서 쇠뜨기를 각종 암치료에 달임약과 목욕물로 이용해서 좋은 효과를 얻었다는 보고도 있다.

쇠비름

버거씨 병, 무좀에 효과

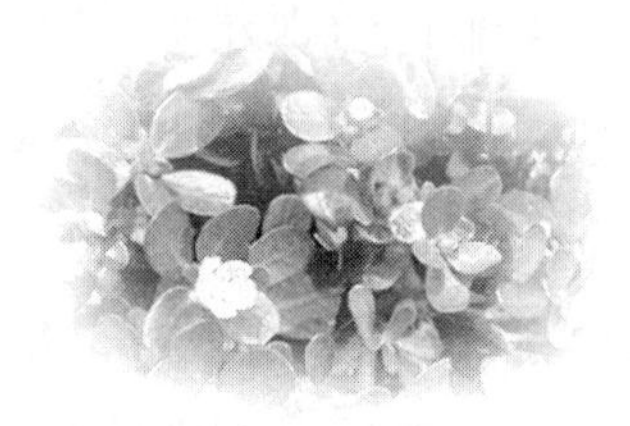

쇠비름은 전국 곳곳의 길가, 들판, 밭에서 자라는 한해살이풀이다. 키는 15~30㎝인데 타원형의 살찐 잎이 마주 붙고 여름에 가지 끝에 노란색의 작은 꽃이 3~5개씩 모여 핀다.

쇠비름은 잎이 말 이빨처럼 나란히 붙었다는 데서 마치현이라 부르기도 하고, 줄기는 붉고 잎은 푸르며, 꽃은 노랗고 뿌리는 희며, 씨는 검기 때문에 오행초라고도 한다. 맛은 시고 성질은 차갑다.

신선한 쇠비름 전초의 성분에는 물기 94~96%와 마른 물질 4.5~6.6%가 들어 있다. 그리고 마른 물질은 조단백, 조지방, 사탕, 다당류, 농마, 비타민B_1, 비타민C, 카로틴, 니코틴산을 비롯하여 미량원소인 아연, 동, 망간, 니켈, 철 등으로 이루어졌으며, 이밖에 사포닌, 탄닌질도 들어 있다.

현대적 약리실험에 의하면 쇠비름 전초의 알콜 추출액은 대장균, 티푸스균에 대한 억균작용이 있으며, 또 임상검토 자료에 의하면 트리코모나스병과 세균성 이질 및 직장암 등에 치료 효과가 뚜렷하고, 아메바성 이질에는 별 효과가 없었다고 한다.

한편 필자가 체험한 바로는 3명의 비거씨병 환자와 6명의 화농성 무좀 환자에게 쇠비름 우린 물에 1일 1시간쯤 환부를 담그고, 아울러 300g의 쇠비름을 약물 200ml가 되게 달여서 하루 3번에 나누어 먹도록 하였더니 한 달 안에 모두 치료되었다고 좋아하는 것을 보았다.

쇠비름은 참비름처럼 나물로 먹기도 하기 때문에 약량을 초과해도 부작용이 없다.

한편 향약 치료에서는 쇠비름을 이질, 종창, 단독, 벌레독, 뱀독 등의 고름내기약, 독풀이약 및 오줌내기약으로 달여 먹거나 환부를 씻어 주기도 하고 고약을 만들어 바르기도 한다.

쇠비름은 신통하게도 모든 곪는 병에 잘 치료되는데, 특히 십이지장충과 급만성 적리는 2~7일만 먹어도 거뜬하게 치료될 뿐 아니라 예방효과도 훌륭하다. 쇠비름이 없을 때는 참비름을 이용해도 무방하다.

쑥

배꼽에 뜸뜨면 장질환·불임치료 큰 효험

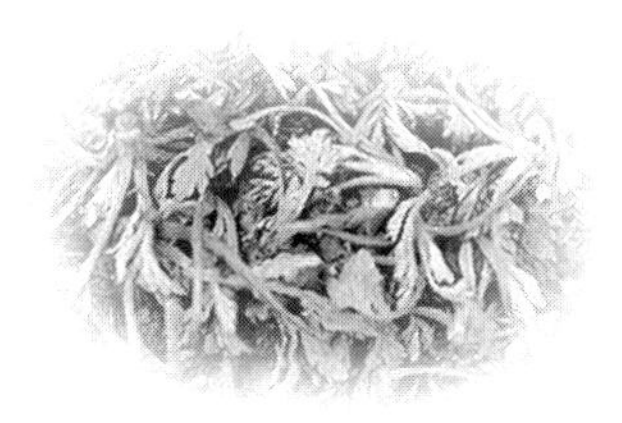

쑥은 우리나라 산과 들에 무성하게 자란다. 옛 기록에 의하면 "환웅은 태백산에 내려서 호랑이와 곰에게 쑥과 마늘을 주어 사람이 되게 하였다"고 하였고, 또 사마천은 『사기』에서 "발해의 삼신산(쑥이 무성하게 우거진 묵정밭이 있는 봉래, 사방이 한 길로 된 단이 있는 방장과 연못이 섬처럼 둘러싸

여 있는 영주가 있는 태백산, 즉 백두산)에는 늙지 않고 오래 사는 약과 신선이 많다"고 하였다.

이와 같이 사람들의 건강을 온전하게 하고 늙지 않고 오래 살게 한다는 쑥은 약맛이 쓰고 성질이 차가운데, 밥과 떡을 해 먹으면 주림을 달래주고, 국을 끓여 먹으면 입맛을 돋우며 강장보혈한다.

코피가 나거나 상처를 입었을 때 쑥을 비벼 먹거나 붙이면 피멎이 작용이 신통하고, 쑥불을 놓아 연기를 내면 독충을 물리친다. 또 쑥잎을 말려 비벼서 겉면의 털을 모아 뜸을 뜨면 많은 병을 고칠 수 있다. 뜸을 뜰 때에는 침구학에서 밝히고 있는 뜸자리(경혈)를 골라야 하겠지만, 뜸자리만 잡게 되면 누구라도 손쉽게 뜸을 뜰 수 있다.

가장 손쉽게 이용할 수 있는 뜸자리는 배꼽이다. 즉 배꼽 위에 거즈 한 겹을 깔고 소금을 채운 뒤 생강을 얇게 썰어서 덮은 다음 생강 위에다 뜸을 떠서 쑥과 생강과 소금의 따뜻한 기운이 뱃속으로 들어가게 한다. 너무 뜨겁게 하면 배꼽에 화상을 입게 되므로 주의해야 한다.

이렇게 배꼽에 뜸을 뜨면 만성설사, 이질, 대하증 등을 비롯한 장질환과 여성들의 자궁질환에 유효하다. 또 불임에도 효험이 있는 것으로 알려져 있다.

또 쑥은 달여 먹어도 좋다. 부인의 흰색 대하증에 쑥 20g을 물 300㎖로 달인 물에다 달걀 2개를 삶아서 쑥 달인 물과 함께 먹는다. 5일 계속하면 말끔하게 낫는다.

쑥에 대한 현대적 약리실험에서는 항균작용, 혈액응고작용, 자궁수축작용, 기관지확장작용, 해열작용이 있다는 보고가 있다.

영생이풀(박하)

쓸개병에 큰 효험

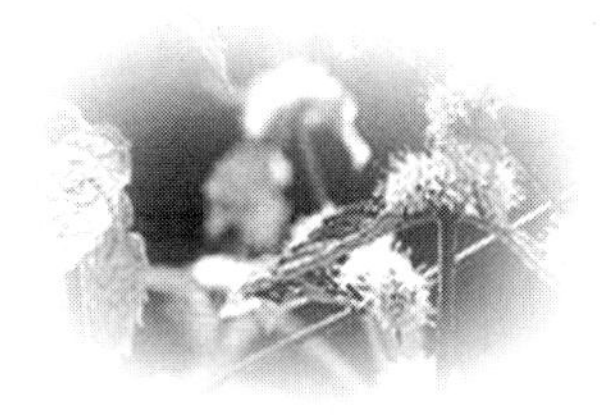

영생이풀은 박하라고도 하는데 약재로 쓸 뿐 아니라 당과류와 치약 등의 향료를 뽑는 귀중한 풀이다. 키는 1m에 이르고 줄기는 네모가 졌는데, 겉은 푸른 밤색 또는 풀색이며, 몸 전체에 털이 있다. 특이한 향내가 있고 맛은 맵고 성질은 시원하다. 영생이풀을 화분에 심어 거실에서 기르면 향기가 좋고 공기를 정화하며 살충작용도 한다. 그러나 2개 이상의 영생이풀 화분을 거실에서 기르면 사람의 몸에 해롭다.

영생이풀을 약으로 쓸 때에는 여름철 꽃피기 전, 또는 꽃 피기 시작할 때에 베어 그늘에 말려 쓴다. 색이 풀색이며 향기로운 냄새가 센 것이 좋다.

영생이풀에는 정유가 1%쯤 들어 있는데 주성분은 멘톨이고, 피넨, 감펜, 피모넨, 헤스페리딘 등도 들어 있다.

실험에 의하면 적은 양을 먹었을 때 흥분작용을 나타내고, 피부의 가는 핏줄을 넓히며 땀샘의 분비를 촉진시키고 체온을 내린다. 또한 염통핏줄을 넓히며, 소화액의 분비와 밥통의 꿈틀운동을 세게 한다. 그리고 아픔멎이, 고름거두기작용과 억균작용 및 썩음막이작용이 있다.

향약 치료에서는 신경아픔, 쪽머리아픔, 이아픔, 감기, 상기도염, 기관지염, 기관지확장증, 염통아픔, 염통피돌림장애, 밥통기능장애, 경련성 대장염 등에 달임약, 우림약, 알약 등을 만들어 쓴다.

우림약 및 달임약은 영생이풀 5g을 약물 200ml 되게 만들기도 하고, 또는 영생이풀 1대 물 3의 비율로 해서 1번에 반 컵씩 하루 3번 먹는다.

영생이풀잎의 우림약과 달임약은 메스꺼움멎이, 소화촉진, 바람기쫓음약으로 쓰기도 하고 입안에 염증이 생겼을 때 양치를 하기도 한다.

최근의 연구에 의하면 영생이풀 기름이 쓸개병에 훌륭한 효험을 나타낸다고 한다. 그리하여 담석증에 영생이풀잎 가루와 아기똥풀가루 각각 2숟갈씩을 함께 섞어 청주 1컵에 넣고 30분쯤 우려서 한번에 먹는다. 아침 저녁으로 하루 두번 먹으면 효과가 매우 좋다.

그러나 땀을 많이 흘리는 사람에게는 영생이풀을 써서는 안된다.

오갈피

신경쇠약·관절·당뇨병 치료제로 효과

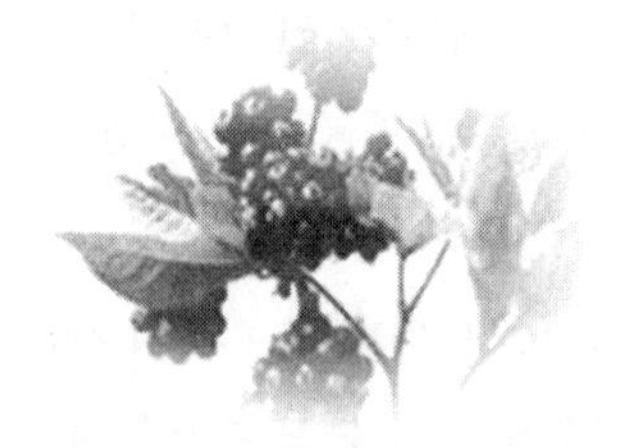

보통 오가피라고 불리는 오갈피는 오갈피나무의 껍질을 말하는데, 오갈피 나무는 우리나라 곳곳의 야산 또는 깊은 산기슭과 산골짜기의 진땅에서 자란다.

오갈피나무 껍질을 봄과 여름철에 벗기어 겉껍질은 버리고 속껍질만을 볕에 말려 약으로 쓴다. 약맛은 맵고 쓰며 성질은 따뜻하다. 주로 몸이 허약한 데, 앓고 난 뒤 정신적 · 육체적 피로, 신경쇠약이나 그밖의 관절아픔, 신경통, 당뇨병 등에 좋다. 오갈피 삶은 물로 술을 빚어 먹으면 건강해지고 오래 살게 된다 하여 우리 선조들은 많이 이용했다.

약리실험에서는 강심작용, 정맥수축작용, 중추신경에 대한 긴장작용이 있으며, 유기체의 비특이적 저항성을 높인다고 밝혀졌다. 오갈피 3~10g으로 달임약, 알약, 약술 등을 만들어 하루 3번 나누어 먹는다.

한편 바늘 모양의 가시가 촘촘히 붙어 있는 가시오갈피나무가 있는데, 이 나무의 뿌리와 줄기의 껍질을 가을에 벗겨서 약으로 쓴다. 이 약도 보약으로 정신적 · 육체적 피로와 병후쇠약에 쓰이는데, 일반적으로 저항성을 높이고 피로를 풀어주며 산화과정을 빠르게 한다. 또한 히스테리에도 좋은 효과가 있으며, 당뇨병에도 쓰인다. 동맥경화증과 류머티스성 심근염에도 치료 효과가 있다. 그러나 열성 질병, 급성전염병, 고혈압, 가슴활랑거림과 같은 심장병에는 쓰지 않는다.

임상실험에 의하면 방사선 제어효과가 있으며 종양세포의 활성과 다른 세포에로의 전이를 억제한다. 또한 항암약에 대한 조직세포의 저항력을 높여준다는 보고가 있다.

가시오갈피나무 껍질은 달임약이나 알약으로 만들어 먹는다. 달임약은 4~10g으로 약물 200㎖을 만들어 하루 3번에 나누어 먹는다. 알약은 뿌리껍질 1kg(줄기껍질 1.5kg)을 뜨거운 물로 3~4시간 우려 찌꺼기를 걸러내고 70도에서 졸여 엑기스를 만든 다음 부형제로 반죽하여 전량 300g이 되게 한다. 신경쇠약, 심장신경증, 병후쇠약, 위십이지궤양, 당뇨병 등에 한번에 0.6~1g(2~3알)씩 하루 3번 먹는다.

유황과 몰약

유향은 죽은 피를 살리는데, 몰약은 뭉친 피를 흩으는 데 효과

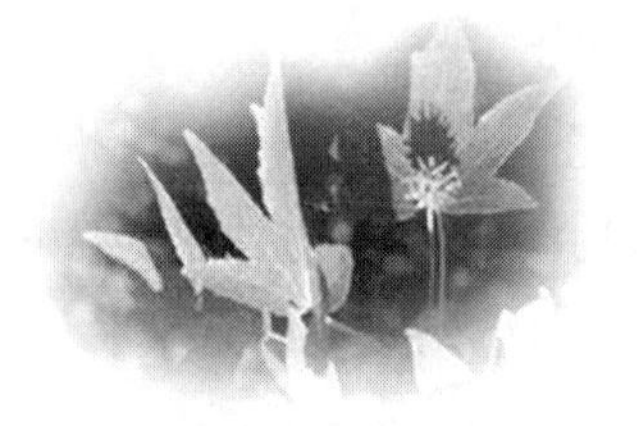
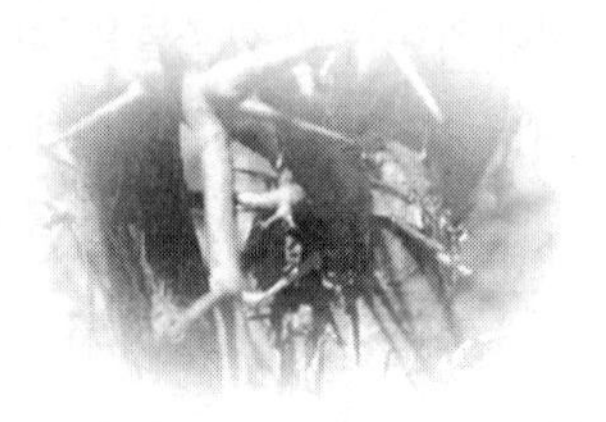

아기 예수가 태어났다는 별빛의 가리킴에 따라 예루살렘을 찾아간 동방 박사들은 베들레헴에 이르러서 그 집에 들어가 어머니 마리아와 함께 있는 아기를 보고 엎드려 경배하였다. 그리고 보물상자를 열고 황금과 유향과 몰약을 예물로 드렸다.(『마태』 2:1~11 참조)

여기서 나타나는 유향과 몰약이란 과연 어떤 보물일까? 성서에서는 유향과 몰약이 예수의 존재를 간접적으로 나타내주는 어떤 의미를 지닌 것으로 쓰였겠지만, 어쨌든 유향이란 다름아닌 감람나무과의 유향나무 진이요, 몰약 또한 감람나무과에 속하는 몰약나무 진일 것이다.

유향나무 진은 유향나무 상처에서 말꼬리처럼 흘러내린다 하여 마미향이라 불리기도 하고, 나무를 베어내면 젖꼭지처럼 뭉치기 때문에 유두향 또는 유향이라 하여 예로부터 귀중한 약재로 이용해왔다.

이와 같이 유향을 만들어내는 유향나무는 열대식물로서 아프리카 동북부와 아라비아 서해안 지방에 분포되어 있는데, 나무의 높이는 4~5m에 이르는 사철 푸른 작은키나무이다. 몸통은 굵고 껍질은 비늘 모양이며, 잎은 긴 타원형이다.

유향은 봄과 여름철에 채취하는데 마치 송진과 비슷하게 닮았다. 그것의 약리작용은 피돌림작용, 백혈구증식작용, 아픔멎이작용, 독풀이작용이 있고, 산후홋배아픔, 고르지 못한 달거리, 종기, 임파암, 간암, 폐암, 장암, 중풍 등에 효과가 있다. 다만 임신부 또는 위가 약한 사람, 그리고 궤양증에는 쓰지 못한다.

유향을 약으로 쓸 때에는 찹쌀 몇알 또는 골풀속심(등심) 약간과 함께 짓찧어서 끈적거리는 기운을 없앤 뒤 가루약, 알약, 달임약을 만들어 한번에 2~5g을 하루 세번 먹는다. 몰약을 함께 섞어 먹으면 약효가 더욱 좋다. 또한 종기나 위암일 때는 그 부위에 붙이기도 한다.

그리고 몰약은 색깔이 검은 몰약나무 진으로서 코발트처럼 생겼다. 몰약나무는 높이 3m에 이르고 작은 쪽잎이 어긋나게 붙었다가 떨어지는 잎이 지는 작은키나무이다. 몰약나무 또한 아프리카 동북부와 아라비아 서해안에서 자란다.

몰약의 약리작용은 유향과 마찬가지인데, 효험은 달거리막힘, 달거리아픔, 산후홋배아픔, 넘어지거나 맞아서 멍이 들었을 때, 종기를 비롯하여 자궁암, 위암, 간암 등 일체의 암에 유효할 뿐 아니라 분비물을 억제하고 감소시키는 데도 효과가 크다.

몰약을 약으로 쓸 때에는 가루약, 알약, 달임약을 만들어 한번에 2~5g을 하루 세번 먹는다. 다만 임신부나 빈혈이 있는 사람에게는 쓰지 않는다.

유향과 몰약은 약리작용과 효과가 서로 닮았는데, 굳이 따진다면 유향은 죽은 피를 살리는데 더 효과가 있고, 몰약은 뭉친 피를 흩으는 데 더 효과가 있다. 그러므로 유향과 몰약은 단독으로 쓰는 것보다 둘을 함께 쓰는 것을 일반적인 원칙으로 삼고 있다.

인동덩굴

암 치료에 효과

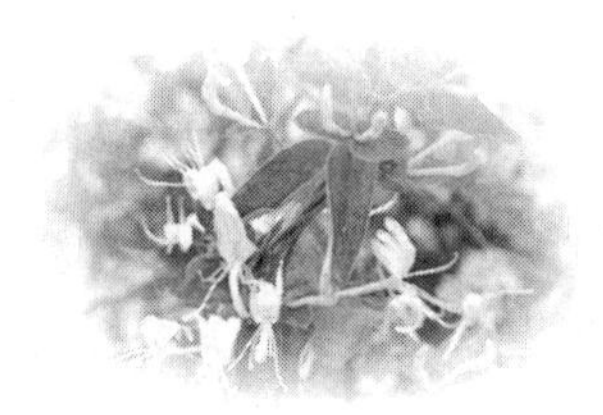

추운 겨울을 잘 견뎌내고 사철 푸르다는 뜻에서 인동, 또는 겨우살이라고도 한다. 인동덩굴은 줄기가 떨기로 자라는 떨기나무인데 덩굴이 다른 나무에 감겨 자란다. 잎은 긴 달걀 모양이며 마주 붙는다. 잎어귀에 긴 관 모양의 꽃이 2개씩 핀다. 꽃이 처음에는 희었다가 점차 노란색으로 변해 가기 때문에 금은화라 한다. 우리나라 곳곳의 산기슭, 길섶, 개울가에 자란다.

인동덩굴은 줄기, 잎, 꽃을 다 약으로 쓰는데, 꽃은 꽃송이가 피기 전에 꽃봉오리를 따서 그늘에 말려 쓴다. 그리고 줄기와 잎은 잎이 붙은 줄기를 베서 둥근 타래처럼 감아 햇볕에 말려 쓴다.

약리실험 결과 꽃달임물은 오줌내기 작용과 혈당을 늘리는 작용이 있고, 또 적리균, 포도알균, 폐렴균의 억균작용도 있다. 또한 교감신경 흥분작용, 평활근 마비작용도 있다는 것이 밝혀졌다.

향약 치료에서는 꽃, 잎, 줄기 모두를 열내림약, 독풀이약, 오줌내기약, 피맑힘약으로 당뇨병의 예방과 치료, 종기, 피부병, 열이 나는 병, 여러가지 곪는 병에 쓴다. 쓰는 방법은 6~12g을 약물 200㎖가 되게 달여서 하루 3번에 나누어 먹는다.

또한 인동덩굴 전초를 달인 물로 상처를 씻기도 한다. 인동덩굴꽃, 너삼 뿌리, 산초열매 각각 15g을 함께 섞어 약물 600㎖가 되게 달여 씻으면 더욱 좋다. 특히 자궁내막염, 임파성결핵의 누공에 효과가 좋고, 입안에 염증이 생겼을 때에는 입안을 씻거나 입가심한다.

인동덩굴은 암치료 효과도 있다. 차처럼 달여서 먹으면 위암에 좋다. 특히 인동덩굴꽃 110g, 감초뿌리 10g, 지내(오공) 11마리를 함께 달여서 폐암을 비롯한 여러가지 암에 쓴다.

인 삼

신경계통, 순환기계통, 호흡기계통, 비뇨생식기계통에 효과

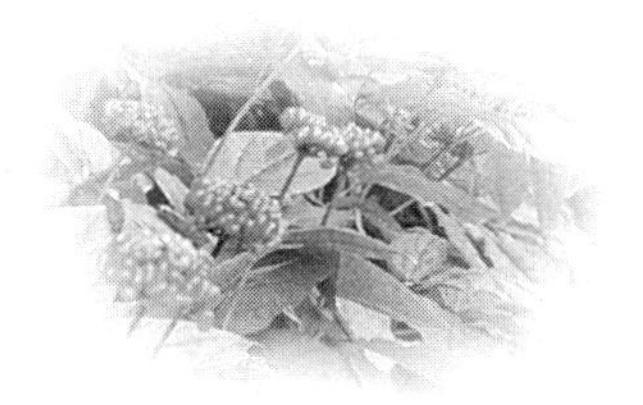

인삼은 나는 곳과 가공법에 따라 여러가지로 나뉜다. 인삼은 깊은 산 속의 나무그늘 밑에서 저절로 자란 산삼과 밭에 재배한 종삼(혹은 양삼), 산 속에 심어서 자라게 한 장뇌삼 등이 있다.

기록에 의하면 산삼은 4천년 전 백두산에서 발견되었고, 종삼과 홍삼 만드는 기술은 14~15세기 경 슬기로운 우리 민중들이 개발해냈다.

인삼은 보약 가운데 가장 으뜸가는 보약이다. 특히 고려인삼은 예로부터 다른 나라에서 나는 인삼보다 그 효능이 훨씬 뛰어난 것으로 유명하다.

인삼은 뿌리꼭지(노두)를 따버리고 쓴다.(뿌리꼭지는 게우게 하는 작용이 있으므로 게움약으로 쓴다) 인삼의 약맛은 달고 약간 쓰며 성질은 따뜻하다.

인삼은 널리 알려진 강장제로 신경계통, 순환기계통, 호흡기계통, 소화기계통, 비뇨생식기계통 등에 모두 작용하며 온몸을 튼튼하게 보하고 기운이 나게 한다. 또한 피로를 빨리 회복시키고, 활동능력을 높이며 기억력을 좋게 하고 귀와 눈을 밝게 하며, 오래 먹으면 생기가 돌아서 오래 사는데 도움을 준다. 다만 열성 체질이나 열성 질병에는 인삼을 쓰면 오히려 해를 입게 된다.

인삼을 보약으로 먹을 때에는 가루를 내어 한번에 1~3g씩 하루 3번 먹는다. 처음에는 적은 양을 쓰다가 차츰 양을 늘리는 것이 좋다. 인삼은 달임약, 알약, 주사약으로 만들어 써도 좋다.

민간에서는 몸 보신약으로 어린닭(영계)에 인삼을 넣고 닭곰을 만들어 먹는다. 닭곰은 어린닭 1마리에 인삼 20~40g을 넣고 푹 고아서 하루 3번 나누어 먹는 것이 좋다.

또 인삼고도 만들어 먹는다. 임삼고를 만드는 법은 인삼(뿌리꼭지를 떼어버린 인삼)을 대강 빻아서 약그릇에 넣고 물을 충분히 부은 다음 뭉근한 불기운에 달인다. 물이 절반쯤으로 줄면 약물을 다른 그릇에 옮긴다. 인삼 찌꺼기를 씹어 보아 아무 맛도 나지 않을 때까지 반복하여 달인다. 그 다음 약물을 모두 합쳐서 졸이다 꿀을 넣는다. 하루에 1~2 숟가락씩 먹는다. 허약자, 나이 든 사람, 병을 앓고 난 사람 등의 보약으로 쓴다.

진달래

봄철 어린 가지와 잎을 채취하여 혈압내림, 관절염 치료, 통풍 치료에 쓴다

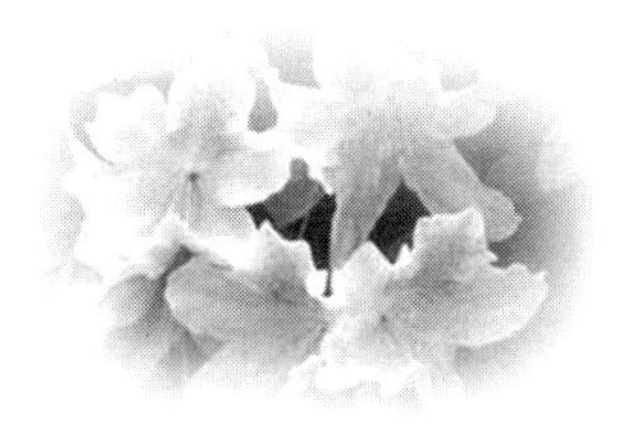

찬바람 오가는 산허리를 붉게 물들여서 봄이 성큼 다가오고 있음을 알려주는 진달래는 예로부터 시인들의 가슴을 설레게 했다.

그러나 진달래는 시인들만의 것이 아니다. 산골 어린이들은 달콤한 진달래 꽃이삭을 입술과 혀가 파랗게 물들도록 따먹으면서 이리 뛰고 저리 달리며 봄을 맞았고, 뼈마디가 쑤시고 아파서 겨우내 몸져 누워있던 병자들은 건강을 되찾는 귀중한 약재로 이용했다.

진달래는 높이 1~2m로 잎이 지는 떨기나무인데, 잎이 타원형이고 어긋나게 붙는다. 꽃은 이른 봄 잎이 돋아나기 전에 붉은 보라색으로 핀다. 잎, 꽃, 줄기의 맛은 달고 시며 성질은 평한데, 달임약을 만들어 먹으면 혈압을 내리고 핏줄을 확장하는 작용이 있다. 특히 잎과 꽃은 줄기보다 그 작용이 세고, 또 줄기는 꽃이 필 때보다 겨울에 채취한 것이 더 센 것으로 밝혀졌다.

향약 치료에서는 봄철의 어린 가지와 잎을 채취하여 혈압내림약, 관절염 치료약, 통풍 치료약으로 쓴다. 10~15g을 약물 200㎖가 되게 달여서 하루 3번에 나누어 먹는다. 또 꽃을 따서 진달래술을 만들어 류머티스와 고혈압에 먹는다. 많이 먹으면 부작용이 있으므로 취하지 않도록 주의해야 한다.

진달래과에는 70속 1천 900종이 있는데 주로 온대와 한대에 퍼져 있다. 우리나라에는 10속 20종과 18개의 변종이 있다. 변종 가운데서 하나를 들어보면 높이 1~2m이고 사철 푸른 산진달래가 있다. 산진달래 잎은 타원형이고 진달래보다 두텁고 윤기가 있으며 꽃은 가지색으로 진한 붉은색을 띤다.

약리작용은 중추신경계통을 억제하며 염통 활동을 활발하게 해주고, 염통핏줄을 확장하며 오줌내기 작용이 있다.

향약 치료에서는 잎을 땀내기약, 진정약, 강심약으로 염통병, 특히 심근염에 쓴다. 잎과 꽃은 류머티스, 대장염, 부인병에 쓴다.

집함박꽃

빈혈, 어지러움, 땀나는 증에 효과

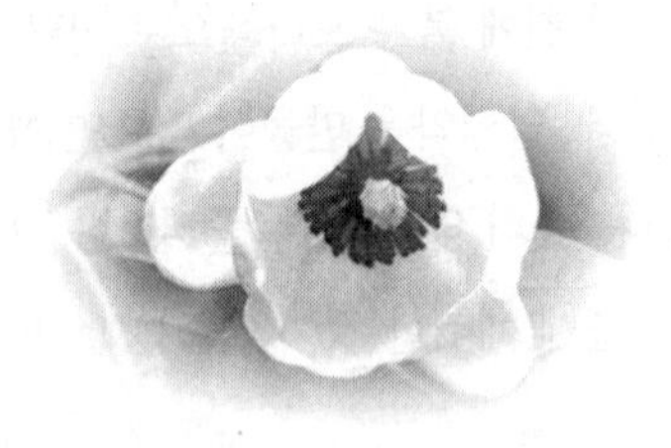

함박꽃에는 집함박꽃과 산함박꽃이 있는데, 집에서 심는 것을 집함박꽃이라 하고 깊은 산 나무 아래 그늘진 곳에 절로 자라는 것을 산함박꽃이라 한다. 그리고 꽃이 흰 것을 백작약, 꽃이 붉은 것을 적작약이라고도 하는데 백작약은 보하는 작용이 있고, 적작약은 훑으는 작용이 있다.

함박꽃은 가을에 뿌리를 캐서 줄기와 잔뿌리를 다듬어 버리고 물로 씻어서 햇볕에 말려 약으로 쓴다. 냄새가 특이하고 맛은 약간 달며 뒷맛이 떫다. 성질은 약간 차갑다. 뿌리가 굵으며 질이 단단하고 꺾으면 속이 희며 가루가 많은 것이 좋다.

함박꽃 뿌리에는 정유와 배당체인 페오니폴로닌, 농마 등이 들어 있다. 그런데 페오니폴로닌 함량은 함박꽃의 생산지나 채취시기에 따라 차이가 생긴다. 이를테면. 5~6년생 집함박꽃 뿌리의 페오니폴로닌 함량은 싹이 돋아날 때 4.9~5.6%, 꽃봉오리 때 8.6~9.4%, 꽃필 때 7.8~6.4%, 열매 맺을 때 4.9~5.6%, 시들 때 3.8~4%이다.

페오니폴로닌의 작용은 동물실험에서 진정 경련멎이, 아픔멎이, 열내림 작용을 나타냈고, 또 항염작용과 궤양 예방작용이 있으며, 말초핏줄과 염통핏줄을 확장시키고, 밥통과 애기집 등 평활근 장기의 운동을 억제하여 긴장성을 늦추고 혈압을 낮추는 작용이 있었다.

함박꽃 뿌리를 향약 치료에서는 달거리아픔, 배아픔, 장단지 경련, 신경통 등에 써왔다. 달거리아픔 때에는 함박꽃뿌리 한 줌을 닭 1마리에 넣어 닭곰을 만들어 먹으며, 배아픔, 장단지경련, 신경통 등에는 함박꽃뿌리 6~12g을 약물 200*ml*가 되게 달여서 하루 3번에 나누어 먹는다. 이 때에 감초 3~6g을 함께 섞어서 달여 먹으면 더욱 좋다.

이밖에 얼굴이 창백하여 빈혈기가 있고 머리가 아프며 어지러울 때, 또 식은땀 및 잠잘 때 땀이 나는 증과 밥통이 늘어져 소화가 잘 안되며 설사하는 증에 써도 좋다.

차나무

알콜 중독 및 아편 중독에 쓰임, 햇볕에 살을 덴 증도 효과

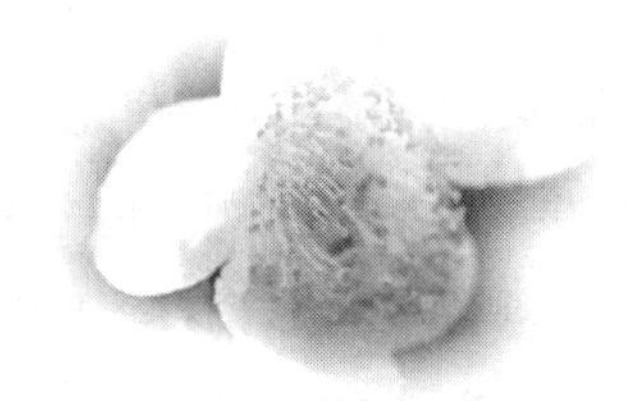

차나무는 전라남북도, 경상남북도 지방에 절로 자라기도 하고 심기도 한다. 그것은 신라 때(827년) 김대렴이 당나라에 갔다 오다가 차나무 씨앗을 얻어다 지리산 기슭에 심은 것이 오늘에 이르렀다고 한다.

차나무는 사철 푸른 떨기나무로써 잎은 두텁고 긴 타원형이며 가을철에 흰꽃이 핀 뒤 납작하면서 둥근 모양이고 3개의 모서리가 있는 열매가 익는다.

차나무잎에는 카페인, 코산틴, 테오필린, 탄닌 등을 비롯하여 여러 가지 성분이 있다.

차나무 잎은 흔히 차로 만들어 먹는데 잎을 가공하는 법에 따라서 녹차, 홍차, 꽃차로 나눈다.

녹차는 잎을 따서 김으로 찌거나 뜨거운 바람으로 산화효소를 비활성화시킨 뒤 말린 것이다. 그리고 봄철에 싹이 돋아날 때 햇볕을 가리워 탄닌이 생기지 못하게 키운 새싹을 따서 김으로 쪄서 말린 것을 옥토라고 한다.

홍차는 잎을 따서 절반쯤 말린 뒤 하룻밤을 쌓아두면 효소의 작용으로 탄닌질이 산화되어 붉은색을 띠게 되는데, 이것을 뜨거운 바람으로 말린 것이다.

꽃차는 잎과 꽃을 섞어서 쌓아두어 꽃 향기가 잎에 배어들게 한 뒤 말린 것이다.

차에는 신경계통을 흥분시키고 정신적·육체적 활동을 강화시키는 작용이 있으며, 염통과 콩팥의 기능부전으로 오는 피돌림 장애를 치료하는 효과가 있으므로 밥 먹은 뒤 한잔씩 먹으면 좋다. 그리고 피 속의 프로트롬빈 함량이 적은 어린이에게 먹이면 함량이 높아진다.

한편 대장염, 직장염, 이질 등에는 녹차 100g을 물 2 *l*에 넣고 20~30분 두었다가 1시간 동안 끓인 뒤 두꺼운 천으로 걸러 밥 먹기 전에 한 숟갈씩 먹는다. 알콜중독 및 아편중독에도 쓴다.

또한 찻물을 진하게 만들어 햇볕에 나서기 전에 노출된 살갗을 씻고 문지르면 햇볕에 타는 것을 미리 막을 수 있으며, 햇볕에 살을 덴 증도 잘 치료된다.

측백나무

건강장수약으로 효과

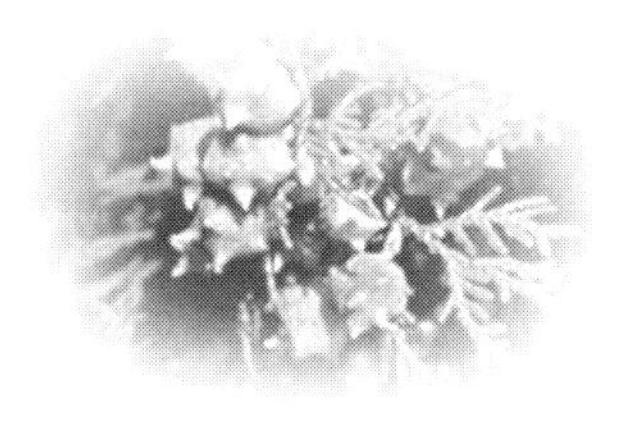

우리나라의 가톨릭 신자들은 부활절이 되면 손에 손에 측백나무 가지를 들고 미사를 드리고 있다. 그것은 복음서에 "명절을 지내러 와 있던 큰 군

중은 그 이튿날 예수께서 예루살렘에 들어온다는 말을 듣고 종려나무 가지를 들고 예수를 맞으러 나가 '호산나! 주의 이름으로 오시는 이여, 이스라엘의 왕, 찬미 받으소서' 하고 외쳤다"(『요한』 12:12~13;『마태』 21:1~11;『루가』19:28~40)라고 한 데 뿌리를 갖는다고 한다.

여기서 알 수 있는 것처럼 예수의 예루살렘 입성을 환호하는 군중들이 손에 들고 있던 나무가지는 종려나무 가지요, 지금 한국의 가톨릭 교회에서 쓰고 있는 측백나무가 아니다.

그러나 종려나무는 야자과에 속하는 식물로서 중국 대륙의 남부지방이 원산지요 우리나라에는 제주도와 충무를 비롯한 남쪽바다 연안에서 심는다. 그렇기 때문에 한국의 가톨릭 교회에서는 종려나무와 유사하면서도 나라 안에서 흔히 구할 수 있는 측백나무로 대신하게 되었다고 한다.

사실 측백나무는 우리나라가 원산지인 식물로서 나라 안 곳곳의 낮은 산기슭에서 잘 자라며, 집 주변과 길섶 및 공원 등에 널리 심고 있다.

사철 푸른 측백나무의 키는 8~15m인데 잎은 작은 비늘 모양이고 십자로 붙거나 마주 붙어 있다. 3개씩 돌려붙는 것도 있다. 열매는 달걀 모양인데 뿔처럼 뾰족한 것이 있다.

측백나무를 우리 겨레는 오래 전부터 종려나무와 마찬가지로 귀중한 약재로 이용해왔다. 측백나무는 잎과 씨를 약재로 쓰는데 잎은 여름 또는 가을에 뜯어서 피멎이약으로 토혈, 각혈, 하혈, 피똥, 코피, 뇌출혈 등에 쓰고, 또 기침멎이약으로 기관지염, 백일기침에 쓴다. 또 고혈압이나 급만성 세균성 대장염에도 효과가 있다. 먹는 양은 가루약일 때 한번에 3~5g씩 하루 세번 먹는다. 달임약은 8~15g을 약물 200ml가 되게 달여서 하루 세번에 나누어 먹는다.

그리고 측백나무열매씨를 백자인이라고 하는데, 이것은 여문 것을 말려서 한번에 1~3g씩 하루 세번 날마다 먹으면 늙지 않고 오래 산다 하여 예로부터 건강 장수약으로 이용해왔다.

또 깊은 잠이 들지 않고 꿈자리가 뒤숭숭할 때는 측백나무열매씨 10g과 오미자 10g을 같이 약물 200ml가 되게 달여서 하루 세번에 나누어 먹는다. 몸이 약하고 똥이 굵을 때에는 측백나무열매씨 10g과 역삼씨(미자인) 10g을 함께 갈아서 알약을 만들어 먹는다.

한편 종려나무는 껍질, 잎, 꽃, 씨를 모두 약으로 쓰는데 약리작용과 치료 효과는 측백나무와 거의 같다. 종려나무 껍질을 9~10월에 벗겨 볕에 말려 쓰는데, 묵은 것을 진종피라 하여 윗길가는 약재로 친다. 잎줄기 벗긴 것을 종골 또는 종판이라 한다.

포도나무

신경쇠약, 콩팥염, 만성기관지염에 효과

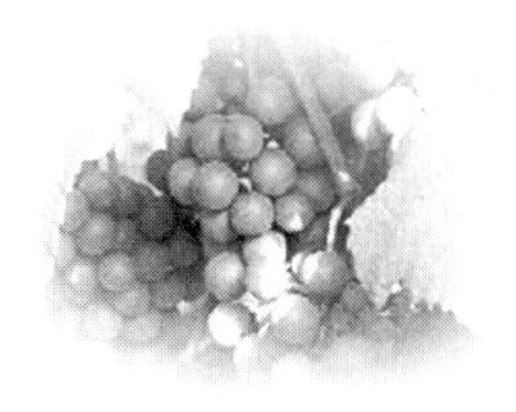

포도나무는 늦은 봄 새순을 내서 둥글며 3~5개로 갈라진 잎을 피우고 덩굴뻗어 뜨거운 뙤약볕에서 알알이 뭉쳐 탐스런 송이를 맺는다. 늦은 여름 싱그럽게 익은 포도열매는 사람들의 입맛을 돋구고, 그것으로 담근 포도주는 생명을 기쁘게 한다 하여 세계 각지에서 널리 심고 있는데, 근래

우리나라에서는 외국산 포도의 수입으로 인해 농민들이 포도밭을 몽땅 갈아엎어버리는 비극이 있었다.

포도를 사람들이 먹기 시작한 것은 먼 옛날 태고적부터이다. 신라 때 박제상이 썼다는 『부도지』를 보면 인류 탄생 초기 시기에 "백소씨족의 지소씨가…… 젖샘의 젖을 먹지 못하고…… 배가 고파 쓰러졌다. 귀에 희미한 소리가 들렸다. 그리하여 다섯 가지 맛을 보니 바로 난간의 덩굴에 달린 포도열매였다. 일어나 펄쩍 뛰었다…… 난간에서 내려와 걸으면서 노래하기를 '넓고 넓구나 천지여! 내 기운 능가한다. 이 어떤 도인가, 포도의 힘이로다' 하였다. 이때부터 사람들은 포도를 많이 먹게 되었다" 고 하였다.

한편 성서에서는 노아가 농사를 시작하여 포도나무를 심었다(『창세기』 9:20)는 기록을 비롯하여 포도와 관련된 기록이 222번이나 나오고 있다. 포도는 주로 즙을 내 먹거나 술을 담가서 먹고 있는데 약으로 쓴다는 기록도 있다. 즉 "이제는 물만 마시지 말고 위장을 위해서나 자주 앓는 그대의 병을 위해서 포도주를 좀 마시도록 하시오" (『디모』 5:23)라는 기록이 있다.

현대과학의 성과로 밝혀낸 포도열매 껍질에는 탄닌질, 펜토잔, 기름, 오애닌 등이 들어 있고, 열매즙에는 진화당, 포도주산을 비롯 수십 종의 영양소와 철분이 들어 있으며, 열매씨에도 기름과 탄닌이 들어 있다. 잎에는 사탕, 이노시르, 쿠에르쩨린, 카로틴, 콜린, 베타인 유기산이 있다는 것을 알아냈다.

약리작용으로는 오줌내기작용, 가래삭힘작용, 강장작용, 물질대사촉진작용, 위액의 산도를 낮추는 작용이 있으며, 씨기름에는 핏물의 지질, 콜레스테롤, B－리포프로테인의 함량을 줄이는 작용이 있다는 것을 밝혀냈다.

질병 치료에 있어서는 신경쇠약, 콩팥염, 만성기관지염, 통풍 등에 쓴다. 먹는 방법은 처음 3일 동안은 한번에 200g씩 하루 세번 먹다가 점차로 양을 늘려 하루 2kg까지 먹는다. 먹는 기간은 3~6주간이다. 이 때에 주의할 것은 당뇨병, 위궤양, 심부전증, 고혈압 환자에게 써서는 안된다는 점이다.

포도나무잎은 자궁출혈이 있을 때 달여 먹기도 하고 궤양 증상에 생잎을 붙이기도 한다.

포도나무잎은 포도주산을 만드는 데도 쓸 수 있다. 그리고 포도로 술이나 단물즙(쥬스 및 젤리)을 만들 때 나오는 씨는 탄닌질을 함유하고 있어 설사에 쓰기도 한다. 따라서 포도열매를 먹을 때에는 씨와 껍질까지 다 먹는 것이 좋다.

할미꽃

염증약, 피멎이약, 설사멎이에 사용

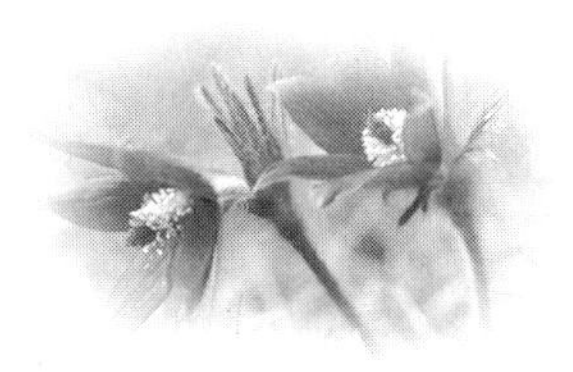

할미꽃은 여러해살이풀인데 우리나라 곳곳의 산과 들에서 자란다. 줄기는 곧고 높이는 30~40㎝이다. 잎이 두번 갈라져서 깃처럼 겹쳐 있고, 봄철에 붉은 보라색꽃이 핀다. 꽃받침의 끝은 뒤로 젖혀져 있다. 열매이삭은 긴 흰털이 모인 머리 모양이다. 그리하여 '호호백발 할미꽃' 또는 '백두옹' 이라 한다.

할미꽃은 향기가 신통치 않고 볼품도 없어서 호사가들은 거들떠 보지도 않는다. 그러나 신라 때 석학 설총은 화려한 장미꽃을 교활한 간신에 비유하고, 초라하고 보잘것없는 할미꽃을 대장부에 비유하여 「화왕계」(꽃왕의 훈계)를 지어 타락한 신문왕을 깨우쳤다.(『삼국사기』)

할미꽃에는 10㎝ 안팎 되는 가는할미꽃, 잎이 3개의 쪽잎으로 갈려져 있는 세잎할미꽃, 꽃받침이 뒤로 젖혀지지 않는 분홍할미꽃 등 여러 가지가 있는데 약효는 모두 같다.

그리하여 먼 옛날부터 슬기로운 향약 일꾼들은 하찮은 할미꽃을 귀중한 약재로 여러 가지 병에 이용해 왔다. 할미꽃의 약맛은 쓰고 성질은 차갑다. 약리작용는 혈압내림작용, 아메바 원충을 죽이는 작용이 있다.

향약치료에서는 뿌리를 염증약, 피멎이약, 설사멎이약, 독풀이약으로 설사, 치질출혈, 대장염, 적리 등에 쓰는데, 먹는 양은 10~15g을 약물 200㎖가 되게 달여서 하루 3번에 나누어 먹는다.

또한 배아픔, 이아픔, 뼛속아픔 등에도 쓰고, 염통과 콩팥의 질병으로 인한 부기를 내리는 약으로 쓰기도 한다. 그리고 신선한 꽃즙을 내서 관절염에 붙이면 효과가 좋고, 전초를 가루내어 농피증, 궤양증 등 여러가지 피부병에 바르면 잘 낫는다.

해바라기

고혈압병에 효과

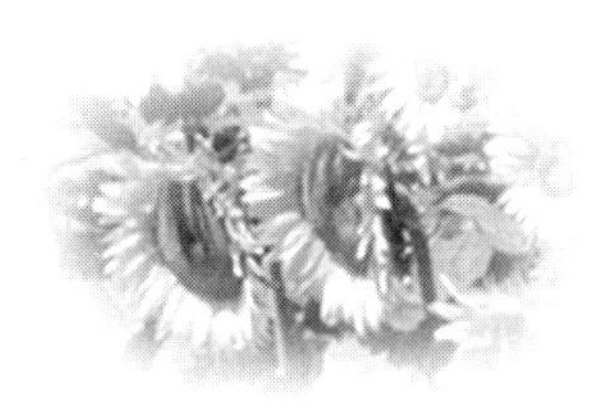

해바라기란 높이 1~3m에 이르는 한해살이 풀로, 센 털이 있고 잎은 넓은 달걀 모양이다. 여름과 가을에 쟁반같은 꽃이삭이 가지 끝에 핀다. 전국 각지에서 심는다.

해바라기의 약맛은 달고 성질은 차가운데 약리작용에 대해 현대 약리실험 결과에서 밝혀진 바에 의하면 씨의 리놀산 부분은 혈전 형성을 억제하고, 프로스타콜란린-E의 합성을 높이며, 혈소판의 부착을 억제한다. 또한 꽃받침의 알콜 추출물은 핏줄 확장작용과 혈압내림 작용이 있다고 한다.

향약 치료에서는 해바라기의 뿌리 · 줄기 · 꽃받침 · 씨를 두루 이용하여 심장병 · 류머티스 · 위장산통 · 기관지천식 · 황달 · 학질열을 다스린다. 특히 꽃받침 10~15g을 약물 200*ml*가 되게 달여서 하루 3번에 나누어 차처럼 몇달 동안 계속 먹으면 2~3기 고혈압병도 잘 다스려진다. 해바라기 씨를 한번에 5알씩 하루 3번 씹어먹는 것도 좋다.

이밖에도 고혈압병을 치료하는 향약재로서는 솔잎 · 잣나무잎 · 뽕나무잎 · 측백나무잎을 가루약 · 알약 · 달임약을 만들어 먹어도 좋고, 또한 탱자나무 뿌리껍질, 구기자나무 뿌리껍질을 달여 먹어도 효과가 있다.

호도나무

정력 부족, 잦은 기침에 달여 먹으면 효과

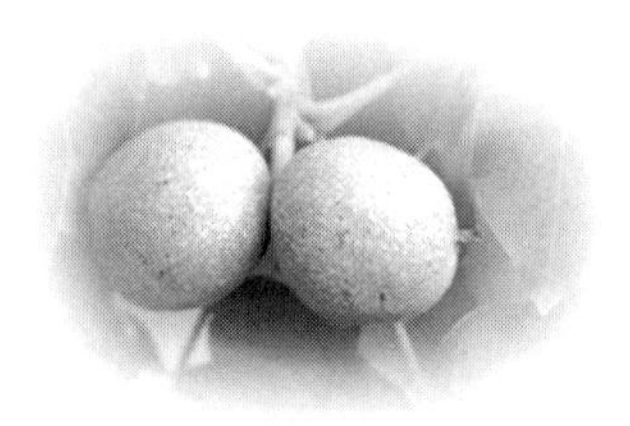

호도나무는 우리나라 어디에서나 무성하게 자란다. 호도나무잎, 덜 여문 껍질, 씨(호도알에 들어 있는 살)에는 우리 몸에 유익한 약용물질이 많이 들어 있다.

호도씨는 고소하고 성질이 따뜻하다. 씨에는 지방 40~50%, 단백질 15.4%, 탄수화물 10%, 칼슘 0.119%, 그밖에 인, 철, 아미노산, 비타민 등이 들어 있다.

또 호도에는 살균작용이 있고, 가는핏줄의 투과성을 높이며 동맥경화를 예방하는 유글로라는 성분도 들어 있다. 유글로는 묽은 고약으로 만들어 피부병 치료에 쓴다. 민간에서는 정월대보름에 호도로 부럼을 까서 피부병을 예방한다는 풍습이 있다.

향약 치료에서는 정액을 보충하고, 흰 머리칼을 검게 하며, 늘 젊음을 유지하게 한다고 하여 건강장수약으로 쓴다. 또 기침, 허리아픔, 변비증에도 쓴다. 정력이 부족하고 몸이 쇠약하며 기침이 잦은 데는 호도 10개, 은행 15개, 밤 7개, 대추 7개, 생강 1뿌리를 넣고 달여 찌꺼기를 걸러낸 뒤 꿀을 약간 타서 먹으면 잘 낫는다.

또한 물 한 대접에 호도씨 3~10g을 넣고 달여 먹어도 좋다. 호도씨

800g, 술에 찐 파고지(보골지) 40g을 짓찧어 꿀로 반죽한 다음 오동나무열매씨 크기로 알약을 만들어 한번에 30~50알씩 아침 저녁 빈속에 따뜻한 물과 함께 먹으면 정력이 왕성해진다.

호도씨 1 l에 쌀죽 1 l를 섞어 먹으면 돌맺힘(결석)이 잘 빠져나온다.

딸기코(주사비)에는 호도씨 1개와 귤씨 1개를 볶아 곱게 빻은 가루를 하루에 한 순갈씩 세번 따뜻한 술로 먹으면 효과적이다. 나을 때까지 계속 먹는다.

한편 덜 영근 호도껍질은 즙을 내서 흰 머리칼을 검게 물들이는데 쓴다. 호도나무잎(잎 10대 물 100의 비율)을 달여 먹으면 머리칼이 잘 자란다. 또 벌레물린 곳에 잎의 즙을 발라도 좋다.

4

『바른 먹거리, 완전한 건강』

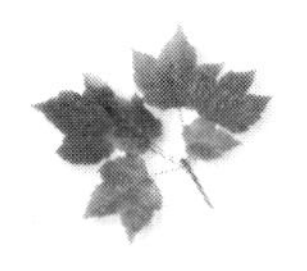

건강과 영양식품

영양학의 발생과 발전

현대인들은 건강을 위해 영양식품을 즐겨 찾고 있다. 그런데 이 영양식품이라는 것들이 대개는 현대영양학에서 말하고 있는 단백질을 비롯하여 지방, 탄수화물, 비타민 등의 영양소 함량을 자랑하는 것들이다. 한편 단백질을 비롯한 몇가지 영양소를 선호하고 있는 현대영양학이 하나의 학문으로 태어나게 된 것은 약 180년 전 구미인들의 노력에 의해서이다.

그것은 구미의 자연조건이 집짐승들을 기르기에 알맞고, 또 그에 따라 고기 먹거리와 우유제품 및 달걀제품 등의 동물성 식품, 그리고 구미같이 건조한 지대에서 잘 재배되는 밀·보리를 원료로 만든 빵을 주식으로 하는 식생활을 해온 구미인들이기 때문에 그들이 만들어낸 영양학도 자연 동물성 식품과 빵, 즉 단백질과 지방을 존중하는 방향으로 발전시켜온 것은 당연한 사리이다.

즉 구미의 한 나라에 속하는 프랑스에서 1816년에 단백질을 존중하는 학설이 생겨난 이후부터 지금에 이르기까지 인체의 영양을 말할 때 단백질을 제일로 치는 경향이 계속되고 있는 것이다.

물론 제1차 세계대전 중에 덴마크에서 식물성 식품으로 영양을 공급하는 데 성공한 뒤부터 동물성 식품 중심의 단백질 존중설은 타격을 입게 되고, 그 대신 식물성 식품의 중요성이 재검토되기 시작하기는 하였지만, 그래도 한때 상당한 설득력을 가지고 사람들을 매료시켰던 단백질 존중설의 여파는 오늘까지도 대단한 영향력을 행사하고 있다.

따라서 단백질 존중설을 중심으로 하는 현대영양학은 인체의 체격을 늘리는데 주력하면서 그 결과에 만족해 왔다. 그리하여 인체의 생명활동은 체격으로 하는 것이 아니고 체력으로 해내는 것이라는 사실, 즉 체격만 커진다고 해서 체력이 세지는 것이 아니라 오히려 작은 체격일지라도 기를 마시고 신체를 단련하는 운동(또는 노동)을 통해서 체력이 넘치게 된다는 사실을 망각하게 되었다.

사실이 그러함에도 근세에 들어서면서 동양의 여러 나라들이 구미 컴플렉스 증후군을 일으키면서 구미 중심의 현대영양학을 맹신하게 되었고, 또 우리나라에서도 허준이 오래 전에 "체격은 큰 것보다 작은 것이 낫다"고 한 명언이나 "작은 고추가 맵다"는 속담을 비웃으면서 구미인의 영양학설을 맹신하여 단백질 먹거리를 선호하는 식생활 방식이 유행하게 되었고, 그 유행은 좀처럼 시들지 않아 지금에 이르러서도 우리 먹거리의 전반적 구성물이 지나친 단백질과 지방질에 기울어져 있다.

특히 근래에 국민소득이 1만불을 넘으면서부터는 식생활에 어느 정도 여유가 생긴 탓인지 고기와 지방질 섭취량이 급속하게 증가하였으며, 그 때문에 예전에는 그다지 볼 수 없었던 여러가지 질병, 즉 비만증, 고혈압병, 뇌출혈병, 당뇨병 및 심장병 등이 많이 생기는 등 질병도 구미화되어 가고 있다.

물론 현대영양학이 다루고 있는 먹거리와 영양문제에 있어서도 최근에는 매우 발전한 분석화학, 특히 원자분석법을 이용하여 먹거리에 대한 세분화 연구와 생물체에 대한 세포학적 연구가 놀랍게 발전한데 힘입어 먹거리와 영양문제에 대한 연구에 커다란 발전을 가져와, 비타민의 발견에 이어서 호르몬, 효소, 미량원소 등의 발견이라는 눈부신 성과를 이룩하게 된 것도 사실이다.

특히 트리칼 분산순환, 즉 서로 다른 먹거리와 영양소가 에너지와 열로 변화되어 가는 대사원리에 관한 발견은 현대영양학의 발전에 크게 기여하였다는 공로를 인정해야 할 것이다.

그러나 먹거리와 영양에 관한 분석화학적·원자분석적 연구라는 것도 그것이 너무 지나치게 세분화되어 작은 부분으로 파고들어 가는데 치중하게 된 끝에 보다 차원이 높은 종합적인 관찰을 놓치고 있다는 점도 간과해서는 안된다.

사실 영양, 즉 먹거리의 효과적 이용이라는 것은 자연에서 생산되는 여러가지 영양소를 가진 먹거리들이 복잡하기 짝이 없는 인체 안에서 소화흡수되고, 또 그에 의해서 생명이 유지되는 과정을 말하는 것이다. 그러므로 영양학이란 먹거리를 대상으로 연구하고 있는 학문이기는 하지만, 그 먹거리라는 것들이 우리의 인체에 들어가서는 인체의 각 기관들이 유기적으로 연결되어 생명활동을 하는 과정 속에서 미묘하게 균형과 조화가 이루어질 때에 비로소 정상적인 영양섭취가 가능한 것이라는 점을 알고 어디까지나 넓은 안목에서 종합적으로 연구되어야 하는 것이다.

이러한 입장에서 본다면 현대영양학은 이제 겨우 그 발전단계의 첫걸음을 내딛고 있는 형편에 지나지 않는다. 즉 지난 날의 세분화된 연구로부터 벗어나 지금은 전반적인 측면에서 종합적인 연구를 지향하는 새로운 체계의 영양학을 정립해야 할 시점인 것이다.

일반적인 영양과 개별적인 영양

일반적인 영양이란 모든 사람들에 보편성을 띠게 되는 영양을 말함이요, 개별적인 영양이란 개개인의 성별, 나이, 체질, 기호 등에 의해 각각 다르게 섭취하여야 하는 영양을 말한다.

공동으로 먹게 되는 먹거리에서는 개개인의 식성이나 필요에 정확하게 맞출 수는 없는 것이므로 최소공배수 또는 최대공약수를 취해서 전체적으로 균형을 맞출 수밖에 없는 것이지만, 그러나 개별적으로 먹게 되는 먹거리에서는 여러가지 조건을 충분히 고려해서 개개인의 식성이나 필요에 따라 가감할 수 있는 여유가 있는 것이기 때문에 매우 특정적이고 개별성을 갖는 필요 영양을 섭취할 수 있도록 해야 하는 것이다.

그렇지 않고 일반론을 가지고 일률적으로 영양을 공급한다면 개체가 요구하는 영양섭취에 균형과 조화가 맞지 않게 되어 건강을 해치게 되는 여러가지 문제가 생기게 될 것이다.

왜냐하면 사람은 개인에 따라 체질과 체격이 다르고, 또 내장기능에도 차이가 있을 뿐 아니라 사람들이 살고 있는 지대, 토질, 수질, 풍토, 기후, 환경 등이 서로 다르기 때문에 그에 따라 개개인마다 일상적으로 먹게 되는 먹거리에 차이가 생기게 되는 것이다. 그러므로 영양식품이다, 건강식품이다 하는 것들도 누구에게나 다 한결같이 좋은 것으로 될 수는 없는 것이다.

뿐만 아니라 사람들의 식성은 한 개인에 있어서도 나이에 따라, 생활조건에 따라 여러가지 형태로 변하게 되는 것이다. 이를테면 젊었을 때에는 시고 단것을 즐겼었는데 나이가 들면서 점차로 싫어하게 되는 것 등을 들 수 있다. 따라서 젊었을 때 섭취하던 영양을 나이 들어서까지 그대로 섭취하게 되면 여러가지로 건강이 나빠질 수가 있다.

또 성별의 차이에서 보더라도 남성과 여성이 섭취해야 하는 먹거리가 다르게 된다. 자료에 의하면 여성들은 남성들에 비하여 시고 단것을 좋아한다는 보고가 있다. 그리고 생리적으로 여성은 달거리가 있음으로 해서 매달 그만큼의 피를 잃게 되어, 잃게 된 피를 보충해 주어야 하기 때문에 남성과 여성이 섭취해야 하는 먹거리의 질과 양이 다를 수밖에 없다고 한다.

그럼에도 불구하고 우리들의 생활조건과는 많은 차이점을 가지고 있는 구미인들이 자기들식대로 발전시킨 영양학을 무비판적으로 우리에게 적용해 왔기 때문에 지금 우리들의 건강은 속이 빈 강정같은 상태에 떨어져 있다고 할 수 있다.

건강식품의 장점과 결함

근래에 와서 국민생활 수준이 향상되면서 영양면에서는 대체로 충족하고 있는 사람들이 건강한 삶을 추구하게 되고, 또 한편에서는 화학약품 및 식품에 의한 부작용으로 인해서 갖게 된 불신 때문에 자연산 건강식품에 관심을 갖게 되자 약삭빠른 상혼으로 만들어진 갖가지 건강식품 및 건강요법 등이 대대적으로 선전되고 있다.

자료에 의하면 일부 나라들 사이에서는 구미식의 식생활에 의하여 체질이 산성으로 기울어진 결과 이제까지는 별로 없었던 여러가지 질병들이 퍼지게 되었고, 또 새로운 질병으로 고통을 받는 사람들이 많아지게 된 데다가, 현대의약학적 치료에서 난치 또는 불치였던 질병이 하찮은 자연식품으로 치료되는 사례가 종종 있게 되자, 그것들의 대부분이 식물성 알카리성 식품이라는데 주의를 기울이게 되었다고 한다.

그리하여 최근에는 무슨 무슨 자연건강법, 또는 자연건강식품 하는 것들의 유행이 범람하게 되고, 또 그것들을 적은 갖가지 책들이 출판되어 마음약한 병약자들을 현혹시키고 있다.

물론 그 가운데는 충분히 타당성을 갖는 것들이 없는 것은 아니지만 그 대부분이 경험적 실증이나 과학적 검증을 거치지 않은 것들이므로 우리는 선전만을 믿고 무턱대고 받아들일 것이 아니라 차분하게 그것들의 타당성과 결함을 살펴서 자기 체질과 생리에 맞게 이용해야 하는 것이다.

이를테면 과일이나 생채식이 좋다고 해서 추위를 잘 타는 냉체질자에게도 좋은 것은 아니다. 오히려 냉체질자가 과일이나 생채식을 많이 하게 된다면 인체의 열량 생산이 줄게 되어 중병으로 떨어질 위험이 있는 것이다.

또한 콩은 단백질 함량도 높고, 각종 영양소도 많이 들어 있다고 하여 흔히 '밭의 고기'에 비유하여 많이 먹기를 권하고 있다. 심지어는 날콩 속에 풍부하게 들어있는 섬유소가 혈당내림작용 및 콜레스테롤 내림작용이 있기 때문에 당뇨병 치료에 도움이 된다고 하여 날콩을 일상적으로 먹도록 권장하고 있기도 하다.

물론 날콩이 당뇨병 치료에 도움이 된다. 그러나 날콩 속에는 피톨을 응결시키는 소이빈과 단백질 소화에 필요한 트림신을 억제하는 효소가 들어있기 때문에 날콩을 먹는다면 피돌림에 지장이 생길 뿐 아니라 단백질 섭취 결핍이나 영양 부족상태를 일으키게 되므로 주의해야 한다.

"날콩 많이 먹은 말이 물똥 눈다"는 속담이 있는 것처럼 콩은 반드시 익혀서 먹어야 하고, 또 지나치게 많이 먹어서도 안되는 것이다.

아무튼 먹거리란 아무리 좋다 할지라도 다 장점과 결함이 있는 것이므로 충분히 고려하여 각자에 맞도록 선택적으로 이용해야 하는 것을 잊어서는 안된다.

먹거리는 바로 약이다

우리들이 날마다 먹고 있는 먹거리인 열매, 채소, 고기, 물 등 모든 것이 인체를 무병하고 건강하게 하는 훌륭한 약재들이다.

실제로 우리는 기운이 떨어지면 삼닭곰을 만들어 먹고, 피가 부족하면 염소를 고아 먹는다. 속이 쓰리면(위산과다증) 찰밥을 해먹고, 다리에 힘이 빠지면 쇠사골을 고아먹는 등 갖가지 질병에 먹거리를 이용하고 있다. 곧 날마다 밥상에 오르고 있는 어느 것 하나도 약재아닌 것이 없다. 그래서 옛 사람들은 '먹거리는 바로 약' 이라 했다.

오늘의 먹거리 문제

약이라는 한자는 풀 초(草) 밑에 즐거울 락(樂), 또는 풍류 악(樂)자로 풀이된다. 즉 나물(풀)일망정 풍류를 알고 즐겁게 먹는다면 그것이 인체의 질병을 내쫓는 유익함이 된다는 뜻일 것이다.

옛날 이야기에 이런 있다. 어떤 사람이 아버지 설사병을 고치고자 의원을 찾아 갔는데, 의원은 때마침 장기를 두고 있다가 설사병 약을 지어달라는 환자의 아들에게 졸 하나를 집어 주면서 "가서 달여 먹이라" 했다고 한다. 괴이하게 여긴 대국자가 "설사병에 졸이 무슨 소용인가" 하고 물었더니, 의원이 말하기를 "졸이란 나아가기만 할 뿐 물러서지는 못하는 것이므로 설사병을 잘 낫게 할 것이다" 고 했다 한다.

이 이야기는 다분히 희화적(戲話的)이지만 요즈음 제재되고 포장된 약만을 맹신하는 우리들에게 시사하는 바가 많다. 사실 따지고 보면 약이란 별것 아니다. 열리면 닫아주고, 막히면 뚫어주고, 부족하면 보태주고, 넘치면 덜어내고, 차가우면 덥게 해주고, 뜨거우면 식혀주고, 뭉치면 녹여내는 작용이 있는 먹거리를 골라 먹는 것에 지나지 않는다.

따라서 같은 먹거리일지라도 ㄱ이 먹으면 소화가 잘 되고 입맛도 생기며 힘이 솟아나지만, ㄴ이 먹으면 역겨워 게워내고 설사도 하고 몸을 추스르지 못하게 된다. 그러므로 공자는 말술을 먹으면서 천하의 목탁(木鐸)임을 자처했지만, 석가는 잔술을 물리치고 설법을 했으며, 예수는 포도주를 나누어 먹으면서 자기의 피라고 했다. 이것은 모든 것이 시간과 장소와 조건에 따라 임기응변해야 한다는 진리를 일깨워주는 훌륭한 교훈이다.

그럼에도 불구하고 요즈음 사람들은 선진이니 과학이니 등을 외치면서 무턱대고 외국 것을 복사하고자 하고 있다. 이를테면 우유가 좋다니까 애 어른 할것없이 다투어 마시고 있다. 그러나 짐승들은 이빨을 갖게 되면 젖을 빨려 하지 않고 또 빨리지도 않는다. 오직 요새 사람들만이 차돌같이 여문 이빨을 가지고 어머니의 젖은 부끄러워 만질 수도 없다면서 미물인 소젖은 열심히 먹고 있다. 자기 몸의 생리가 무엇을 요구하고 있는지 알아볼 겨를도 없이 무턱대고 칼로리가 어떻고, 또한 영양이 어떻고 하면서 마구잡이로 먹어치우고 있다.

그러다보니 그 잘난 영양식 때문에 요새 사람들은 "오뉴월에는 개도 앓지 않는다"는 고뿔을 사시장철 달고 다닌다.

이제 우리는 과학이라는 구실로 영양가가 높고 낮고를 따지기 이전에 슬기로운 우리 조상들이 5천년 기나긴 세월 동안 갈고 닦아온 먹거리에 대한 지혜를 절실하게 되돌아 볼 필요가 있다.

먹거리를 고르는 지혜

현대인들은 먹거리를 고르는 데 있어서 단백질, 지방, 탄수화물, 비타민, 미네럴 등 5대 영양소를 따지고 있다. 그러나 이 5대 영양소가 어떠한 질서를 가지고 있으며, 또 어떠한 관련성을 갖고 있는가에 대해서는 아직 밝혀지지 않았다.

사람들은 흔히 큰 것에는 눈길을 돌리지만 작은 것, 그것도 눈으로 볼 수 없는 것에 대해서는 관심을 두지 않거나 업신여기기 일쑤이다. 그런데 실제에 있어서 사람이 생명을 유지하고 살아가는 데는 일상생활에서 영양소를 충분히 섭취한다 해도 극히 적은 양이면서 그 작용 자체가 분명치 않은 미량원소를 알맞게 받아들이지 못한다면 발육과 성장에 지장을 받게 되며 병에 걸리게 된다.

뿐만 아니라 현대의 영양학과 약학은 "모든 생명이 제 나름의 기운과 맛과 색깔을 먹고 살아가고 있다"는 사실을 따돌리고 있다.

우리 선조들은 먹거리를 고르는 데에도 약물 연구에서처럼 다섯 가지 기운(차가움, 서늘함, 따뜻함, 뜨거움, 미지근함)과 다섯가지 맛(신맛, 단맛, 쓴맛, 매운맛, 짠맛), 다섯가지 색깔(푸른색, 붉은색, 노랑색, 흰색, 검은색)을 통해 연구하고, 그것을 체질과 병증에 따라 이용했다.

즉 일반적으로 차가움과 서늘함을 갖는 음성체질과 병증(예:차가움이나 바람기를 싫어하는 감기같은 증세) 및 계절에는 따뜻하거나 뜨거운 먹거리(예:생강, 마늘, 고추, 부자 등)을 먹고, 또 따뜻하거나 뜨거움을 느끼는 양성체질과 병증(예:일사병, 염증 등) 및 계절에는 차갑고 서늘한 것(예:녹두, 수박, 익모초 등)을 먹었다.

왜냐하면 따뜻하거나 뜨거운 것은 차가움을 훑고 몸을 따뜻하게 하며, 차갑거나 서늘한 것은 열을 내리고 독풀이 작용이 있기 때문이다.

그리고 맛으로 따진다면 신맛은 간으로 들어가 거두고 독을 풀고 힘살의 경련을 풀어준다(예:모과, 포도, 귤 등). 쓴맛은 염통으로 들어가 열을 내리고 균을 죽이는 작용을 한다(예:씀바귀, 머위, 익모초 등). 단맛은 지라(비장)로 들어가 보하고 살을 찌게 한다(예:쌀, 보리, 벌꿀 등). 매운맛은 허파로 들어가 허파의 기운을 도와 힘을 나게 하며 가래를 삭히고 기침을 멎게 한다(예:겨자, 마늘, 도라지 등). 짠맛은 콩팥으로 들어가 오줌을 누게 하고 살균을 한다(예:소금, 간장, 된장 등).

또한 색깔로 말하면 푸른색은 간에 이롭고(예:미나리, 푸른귤 등), 붉은색은 염통에 이롭고(예:당근, 수박 등), 노란색은 지라에 유효하며(예:좁쌀, 감초 등), 흰색은 허파에 유효하고(예:도라지, 배속 등), 검은색은 콩팥에 효험이 있다(예:검은콩, 검은깨 등).

먹거리는 생명을 창조한다

모든 생명체는 먹거리를 먹고 살아간다. 그렇기 때문에 먹거리가 있는 곳에 생명(생명현상)이 있다. 일체의 생물학적·생리학적 정신적·사회적 현상은 먹거리를 통해 일어난다.

사람도 먹거리를 먹고 산다. 그리하여 생각하고 말하고 움직이고 일을 하고 사랑하고 미워하고 토론하고 싸운다. 또한 자유와 정의와 통일과 행복을 추구한다. 먹거리가 없다면 공자도 석가도 예수도 이 세상에 태어나서 설법할 수가 없었을 것이다. 그렇다면 사람은 무엇을 먹어야 건강할 수 있을까.

사람들은 무기물을 먹고 유기물을 합성해 낼 수가 없다. 무기물을 소화시킬 수도 없다. 그런데 식물은 이러저러한 무기물을 흡수하여 그것을 복잡하기짝이 없는 유기물, 단백질, 지방, 탄수화물 등등을 만들어 내고 있다. 그것은 말 그대로 신비이다.

식물은 동물에게 영양이 되는 열매와 잎, 그리고 줄기와 뿌리를 제공하고 있다. 모든 영양물질은 흙→식물→동물에로 옮겨 다니면서 생명체를 살

찌우고 살린다. 사람도 이 영양을 먹으면서 살아간다. 그렇기 때문에 절대 채식을 해야 한다든가, 생식을 해야 한다든가 하는 주장은 진리가 아니다.

사람은 만물의 영장으로서 거의 무한에 가까운 자유를 누릴 수 있는 권리를 가지고 있다. 그렇기 때문에 사람들은 식물과 동물 그 어느 쪽이든 먹거리로 삼을 수 있다. 그러나 먹는다는 것은 생명체가 생명체를 죽이는 과정이 되기 때문에 자비와 사랑과 감사하는 마음으로 주림을 달래기 위해서만 이루어져야 한다.

그리고 또한 시간과 장소와 조건의 제약을 받으면서 살아가는(이것을 우리 조상들은 신토불이라 했다) 사람들이기 때문에 신토불이 원칙에 철저한 먹거리를 먹고 살 때 건강하고 행복한 삶을 누리게 되는 것이다. 실제로 우리는 순채식주의자들, 생식주의자들이 여러가지 무서운 질병에 걸려 불행한 일생을 마감하는 것을 수없이 보고 있다.

바른 먹거리의 선택

사람은 먹어야 산다. 열매, 풀, 물, 고기 등 못 먹는 것 없이 이것저것 다 먹고 산다. 그래서 무엇이든 잘 먹으면 건강·장수하게 되고 잘못 먹으면 병들어 죽게 된다. 이 때문에 옛사람들은 '먹거리는 바로 약'이라 했다.

약이란 잘 쓰면 죽어가는 사람도 살려내지만 잘못 쓰면 멀쩡한 생 사람을 잡기도 한다. 또한 똑같은 약일지라도 어떤 사람에겐 유익하지만 다른 사람에겐 해독을 끼치는 수도 있다. 그래서 누구에게나 절대적으로 유익한 약은 없다고 볼 수 있다.

먹거리도 마찬가지다. 같은 술도 이 사람이 먹으면 소화가 잘 되고 입맛도 생기며 힘이 솟아나지만, 저 사람이 먹었을 땐 역겨워서 게워내고 설사도 하고 몸을 추스리지 못하기도 한다. 공자는 말술을 먹으면서도 천하의 목탁임을 자처했지만, 석가는 잔술을 물리치고 설법을 했다.

에스키모인들은 동물식을 하면서 살고, 열대지방 주민들은 식물식을 하며 산다. 이렇게 사람에 따라 지방에 따라 식생활의 습성이 다르다.

그런데도 많은 사람들은 몸에 좋다는 음식이라면 진시황이 불로초를 구했던 심정으로 허겁지겁 이 나라 저 나라의 음식을 구해서 마구잡이로 먹고 있다.

바른 먹거리를 찾아내자면 신토불이(身土不二)를 알아야 한다. 신토불이란 몸과 고향땅이 한 덩어리라는 뜻이다. 땅에서 나는 물과 토산품은 땅의 동서남북에 따라 서로 모습도 다르고 성질도 다르게 자란다. 그래서 사람도 동서남북에 따라 모습도 성질도 달라지게 마련이다. 따라서 가장 좋은 먹거리는 자기가 태어나고 자라난 토양에서 나는 식물이나 동물, 물고기를 먹는 것이다.

지금 온갖 먹거리들이 외국에서 수입되고 있지만, 남의 땅에서 생산되는 먹거리는 모두 그 땅에 사는 사람의 체질에 맞고 영양을 주는데 유리할 뿐 우리나라 사람의 체질엔 맞지 않고 좋은 영양도 줄 수 없다.

이 땅에서 태어난 사람은 이 땅의 토양에 맞는 체질을 갖고 있으므로 이 땅에서 생산된 먹거리를 먹어야만 바른 영양을 취할 수 있으리라 본다.

제철에 맞는 먹거리의 선택

봄은 따뜻하고, 여름은 덥고, 가을은 서늘하고, 겨울은 춥다. 따뜻할 때는 싹이 돋고 더울 때는 웅크러든다. 그리하여 삼라만상은 철따라 살다가 간다.

그러나 무한한 자유와 절대적 권리를 누리고 있는 사람들은 더울 때는 냉방하고 추울 때는 난방한다. 비바람이 불면 비바람을 막고, 눈이 내리고 얼음이 얼면 그것들을 녹이면서 항상 자기에 알맞는 거처와 입새를 만들어 살아간다. 또한 먹거리도 철에 맞추어 맛과 열량을 조절해 먹으면서 살아간다.

그런데 지금 사람들은 자연의 섭리도, 인체의 생리도, 윤리도 아랑곳없이 그저 좋다면 언제 어디서나 체면불구하고 마구 먹어댄다. 이를테면 우유가 좋다니까 애 어른 할것없이 다투어 마시고 있다. 추워서 오들오들 떨면서도 얼음처럼 차가운 것을 아삭아삭 씹는가 하면, 더워서 숨이 막힐 것 같다면서도 펄펄 끓는 먹거리를 즐기고 있다.

그러다보니 그 잘난 영양식 때문에 요새 사람들은 오뉴월에는 개도 앓지 않는다는 고뻘에 사시장철 걸리고 산다.

사람의 생리는 섭씨 13도 안팎의 먹거리를 가장 좋아한다. 그래서 옛 사람들의 지혜는 "뜨겁되 입술이 데지 않도록 먹고, 차갑되 이빨이 시리지 않게 먹어라" 했고, 또 철따라 입새를 맞추어 입고, 철따라 맛을 내는 먹거리를 요리해서 먹는 법을 갈고 닦았다.

원래 '요리' 라는 말은 자연의 '섭리' 와 인체의 '생리' 의 이치를 헤아려 다스린다는 뜻이다.

그러므로 지금 우리는 과학이라는 구실로 영양가가 높고 낮고를 따지기 이전에 자연의 섭리와 인체의 생리에 안성맞춤인 제철에 제맛을 내는 먹거리 요리를 생각해 봐야 하는 것이다.

자기 땅에서 나는 먹거리의 선택

이 세상의 모든 생명체는 땅에서 태어나서 땅에서 살다가 땅으로 돌아간다. 즉 생명체(身)와 땅(土)이 갈라서 있는 별개의 것이 아니라 오히려 한결같이 불가분리(不可分離)한 한 덩어리로서만 존재할 수 있는 것이기 때문에 '신토불이' 라고 하는 것이다.

다시 말해서 땅이란 기(氣)와 맛(味)을 만들어내는 지방(또는 지역)으로 이루어지고 있는데, 이것을 다른 말로 환경이라고도 한다. 그리고 이 환경은 스스로 만들어 내고 있는 기와 맛을 통해 일체의 생명체를 길러내고 있는 것이다. 그러므로 우리는 생명체란 환경의 산물이라고도 하고 있는 것이다.

그런데 땅(환경)이면 다같은 땅이 아니다. 땅은 방위에 따라 동·서·남·북으로 갈라지기도 하고, 또 기후에 따라 온·열·냉·한 지대의 다름도 있게 된다. 그리고 이와같이 갈라지고 달라진 지대는 각기의 지대가 만들어내는 기와 맛도 다르게 되고, 또 그에 따라 생명체의 모양도 성질도 달라지게 되는 것이다.

이를테면 동양의 온대지방에는 아름다운 초목이 많고, 남양의 열대지방에는 늘어진 과목들이 많으며, 서양의 냉지대에는 날센 짐승들이 많고, 북양의 한대지방에는 억센 짐승들이 많다.

한편 사람만 해도 온대지방에는 황인종이 살고, 열대지방에는 흑인종이 살며, 냉한대지방에는 백인종이 터를 잡고 있는데, 그들의 생활풍속을 보면 온대인은 곡채식(穀菜食)을 주로 하면서 방어적이고 자연주의적이요, 열대인은 순정채식(純正菜食)을 주로 하면서 무저항적이며 염세주의적이다. 그리고 냉·한대인은 육곡식(肉穀食)을 주로 하면서 공격적이며 반자연주의적이다.

또 그들이 만들어낸 종교만 해도 동양의 유교는 현세순응적이고, 남양의 불교는 내세지향적이며, 서양의 예수교는 미래지향적이다. 그렇기 때문에 유교에서는 요순으로 정화된 현실세계를 이상향으로 삼았으며, 불교에서는 서방정토를 극락이라 동경했고, 예수교에서는 꽃동산으로 펼쳐진 동방을 천당이라 갈망했다.

이와같이 사람들의 생활풍속 및 사상이나 이상도 자신들이 살고 있는 땅에 따라 다르게 되는 것은 물론, 일체의 생명도 각기 다른 지역적 특성에 따라 서로 다른 모양과 성질을 갖고 있는 토산물이 존재하게 되는 것이다.

그러므로 옛 사람들은 제주의 귤나무를 육지에 옮겨 심으면 탱자나무가 되어버리고, 사람도 물갈아 먹으면 배탈나서 병들게 된다는 이치를 터득한 끝에 "자연은 이치를 낳고, 땅은 이치를 펼치며, 사람은 그것을 따른다(天命地令人從)"는 신토불이의 진리를 깨닫고 실천했다.

사실 따지고 보면 개인의 건강이나 나라의 흥융도, 또 전통이나 문화라는 것도 제땅을 억척같이 가꾸면서 제힘에 맞게 옹골차게 신토불이 정신으로 살아온 개인과 민중의 역사요, 그 반영인 것이다.

노인들에 적당한 먹거리

늙으면 이가 빠져서 씹는 힘이 약해지며, 창자의 굼틀운동도 약해지고 소화흡수력이 낮아진다. 뿐만 아니라 몸 안에 흡수된 영양소의 처리능력이 낮아지고 그것의 이용도 잘하지 못한다.

또 늙은이들은 배설기능이 나빠지기 때문에 물질대사 산물이 몸 안에서 잘 배출되지 못한다. 그리하여 몸 안에는 유해하거나 쓸데없는 물질들이 많아지게 된다. 늙은이들은 입맛이 줄어들어 먹거리를 적게 먹거나 편식하는 버릇도 생긴다. 그러므로 늙은이들의 먹거리는 합리적으로 조직되어야 한다.

늙은이들의 먹거리 조직들에서 고려되어야 할 원칙은, 첫째로 받아들인 열량과 소비한 열량 사이의 균형을 보장하는 것, 둘째 동맥경화증을 예방치료하는 먹거리의 원칙을 지키는 것, 셋째 효소계통을 활성화하는 먹거리를 많이 보장하는 것, 넷째 소화되기 쉽게 먹거리를 고르고 요리할 것, 다섯째 될수록 다양한 먹거리를 먹을 것 등이다.

사람은 나이가 많아짐에 따라 기초대사운동 힘살의 힘 등이 약해지고,

대사과정과 생리적 반응들이 굼떠지므로 열량의 요구량이 적어진다. 때문에 먹거리의 양을 점차로 줄이는 것은 늙은이들 영양보장의 가장 중요한 원칙의 하나다.

그러나 같은 늙은이라고 하지만 체질과 활동 등에 차이가 있기 때문에 개별적 편차에 따라 먹거리가 개발되어야 한다는 것을 잊어서는 안된다.

일반적으로 늙은이들에게 좋은 먹거리는 물고기, 달걀흰자위, 기름기가 적은 고기, 콩과 그 제품들(특히 두부), 기장쌀, 채소, 메밀, 과일, 깨기름, 해바라기 기름 등이다. 된장도 늙은이들에게 좋은 먹거리지만 된장에는 소금이 20~25% 들어 있으므로 지나치게 먹지 않도록 해야 한다. 그리고 달걀 노른자위는 하루에 하나를 넘지 않도록 해야 한다. 특히 내장을 먹은 날에는 달걀 노른자위를 삼가야 한다.

채소, 바다풀, 해삼, 콩, 잣, 호두 등은 늙은이들의 뒤가 굳어지는 것을 예방 치료하는 효과가 있다. 젓갈류는 입맛을 돋우고 소화도 잘되며 영양이 풍부할 뿐아니라, 특히 비타민 B_{12}의 주요 원천이다.

먹거리로서의 술, 약인가 독인가

술은 먼 옛날부터 사람들이 일상생활에서 널리 애용해 오고 있는 기호식품이다. 사람들은 기분이 좋다고 한 잔, 또 울적하다고 한 잔, 이래저래 마시며 술은 백가지 약 가운데 가장 좋은 '약'이라고 한다. 또 한편으로 술은 죄악을 낳게 할 뿐 아니라 사람의 건강을 해치는 '독'이라고 한다.

술은 이처럼 양극단의 평가를 동시에 받고 있는데, 사실 술은 소화를 촉진시키고 원기를 돋우는 약으로 이용되는가 하면 지나치게 마신 결과 이러저러한 병에 걸려 건강을 잃게 하기도 한다.

그리하여 『동의보감』에서는 "술이란 오곡의 진액이요, 쌀과 누룩의 진국인데 비록 사람을 보익하지만 또한 해롭게 한다. 왜냐하면 술은 크게 뜨겁고 대단한 독이 있기 때문이다. '크게 뜨겁다'는 것은 혹독한 추위에 물이 얼어도 오직 술이 얼지 않는 점이 그 증거요, '대단한 독이 있다'는 것은 지나치게 마시면 정신이 혼란하게 되어 사람의 본성을 바꾸는 것으로 알 수 있다. 그러나 추위를 물리치고 혈맥을 펴고 병균을 쫓고 약의 세력을 끄는 데는 술만한 것이 없는 법이다. 또 그렇다고 해서 술마시기를 지나치게 하여 되술, 말술을 기울이면 독기가 염통을 치고 창자를 뚫고 간을 썩혀서 정신이 어두워 착란하고, 눈에 물건이 보이지 않게 되는 법이다. 이것은 생명을 상실하게 하는 장본이 되는 것이다"라고 하여 술을 적당히 마시면 약이지만, 많이 마시면 생명을 상실하게 하는 독이라고 정의내리고 있다.

술독은 여러 가지 병을 만든다

술이 비록 성질과 감정을 다듬고 혈맥을 통하게 하는 것이지만 많이 마시면 자연 바람기를 불러들이고 콩팥을 무너뜨리며 창자를 녹이고 간을 썩히는 데는 술만한 것이 없다. 배불리 먹은 뒤에 마시면 더욱 그렇다.

술을 마시되 난폭하게 하거나 급속하게 하여서는 안된다. 그것은 허파를 상하게 하기 때문이다. 술이 깨지 않고 갈증이 날 때 냉수나 차를 마시면 그것이 술과 함께 콩팥으로 들어가서 독으로 머물러 허리와 다리가 무겁게 처지고, 아랫배가 차갑고 아프며, 부종과 당뇨병과 손발이 후들후들 떨리는 증상이 생기는 법이다.

술에 상하면 처음에는 게움질, 식은땀, 피부병, 딸기코, 설사, 오목가슴이 아픈 증세 등이 생기는데, 오래되면 당뇨병, 황달, 치질, 폐병, 간경화증, 천식, 간질 등 이루 헤아릴 수 없는 여러가지 질병이 생기게 되어 다스리기 어렵게 된다.(『동의보감』 주상편)

한편 술이 위액을 많이 나오게 한다는 데서 일부 사람들은 입맛을 돋구는 약으로 끼니 전에 약간의 술(적당한 농도)을 마시는데, 이것이 습관이 되다보면 점차적으로 더 높은 농도의 술을 더 많이 마시게 된다. 또 술은 적당량으로 절제하기 매우 어렵게 하는 마력을 갖고 있으므로 결국 지나치게 마시게 되어 결과적으로 건강을 해치게 된다.

술의 해독성에 대해서 현대의학의 성과가 밝힌 바에 의하면 술은 위점막의 투과성을 높이고, 술의 농도가 높을수록 위점막을 더 상하게 하여 급성위염을 일으키게 된다고 한다. 또 술은 위암과도 관련이 있다는 연구자료가 나오고 있다. 일부 학자들은 센 술을 마시는 민족에게 위암 발생률이 높다는 것을 밝혀냈다. 특히 구내암, 식도암은 술을 많이 마시는 사람들에게 더 많다고 한다.

술은 그 대부분이 위에서 흡수되지만 일부는 작은창자의 윗부분에서 흡수된다. 술이 윗부분의 소화기관에서 흡수되어 피 속으로 들어가며 위장벽 핏줄에도 퍼진다. 따라서 술을 마신 뒤에 위장 점막에 미란이나 점 모양의 출혈을 일으키기도 하고, 작은창자에서 섬모의 위축이 일어나고 여러가지 흡수장애증상이 나타난다. 그리하여 술을 마신 뒤 설사가 드물지 않게 나타난다. 또 술을 많이 마시면 담석증과 췌장염에 잘 걸리기도 하고, 고혈압과 동맥경화증에도 나쁜 영향을 끼친다.

그리고 술은 고저혈증, 당뇨병, 비만증을 촉진하는 역할을 하기도 하고 당뇨병 환자인 경우 저혈당을 일으킬 위험성도 높다고 한다. 연구자료에 의하면, 술을 자주 마시면 허파조직에 장애를 일으켜 병원성 미생물에 대한 저항성을 약화시키는데, 이것은 술을 마시지 않는 사람에 비하여 4배나 더 높다고 한다.

많은 술을 습관적으로 오랜 기간 마시면 신경계통에 나쁜 영향을 끼쳐 기억력이 나빠지고 주의력이 둔해지며 정신활동능력이 떨어지게 된다.

술을 많이 마시면 염통에도 나쁘게 작용하여 염통에 지방이 들러붙게 하며, 제대로 활동할 수 없게 하기 때문에 온몸의 피돌림이 잘 안되고 몸이 붓고 숨이 차는 등 여러 가지 증상이 나타나게 된다.

술은 간을 해친다

그런데 술의 해독(害毒)은 뭐니뭐니 해도 간에 끼치는 영향이 가장 크다는 점에 초점이 맞춰져야 할 것이다. 통계자료에 의하면 간경변을 일으키는 사람의 50~60%가 상습적으로 많은 양의 술을 마시는 사람들이라고 한다. 술을 많이 마시는 사람들의 간에는 많은 양의 지방이 붙게 되는데, 그것은 주로 간에서의 지방 산화분해의 감소와 지방합성의 증가 등과 관련하고 있다.

간의 주요 기능의 하나가 독풀이 기능인데, 처음에는 술도 해롭지 않게 분해해 버린다. 그러나 계속 많은 양의 술이 들어가게 되면 간 세포들은 그것을 이겨내지 못하고 파괴되어 간의 독풀이 기능이 저하되고 만다. 그리하여 술을 많이 마시는 사람에게서 지방간, 알콜성 간염, 간경변 등이 생긴다.

그러므로 술은 비록 약이 되는 것이지만 습관적으로 계속 마시지 않도록 해야 한다. 그리고 술병이 나면 술을 아예 마시지 않도록 하고 술을 끊는 것이 건강보존을 위한 상책이다.

술을 끊는 방법에 대해 『향약집성방』에서는 흰돼지젖을 먹든가, 또는 섣달참새머리골을 술에 타서 먹으면 효과가 있으며, 또 저절로 죽은 굼뱅이를 말려서 가루를 내어 4g을 술 1컵에 타서 마시면 영영 술을 먹을 수 없게 된다고 했다.

그리고 술병이 났을 때에는 검정콩을 삶아서 낸 즙을 1번에 1컵씩 따뜻하게 하여 두번만 먹으면 바로 효과가 있다고 했다. 또한 오디(뽕나무 열매) 말린 것을 술에 담갔다가 1번에 1컵씩 3번 먹든가, 아니면 생띄뿌리를 짓찧어서 즙을 내 1번에 1컵씩 먹으면 바로 낫는다고 했다.

술독으로 머리골이 아플 때에는 대나무껍질(죽여) 150g을 물 1컵에 넣고 약물이 3컵이 되도록 달여서 찌꺼기를 걸러낸 다음 거기에 달걀흰자 5개를 넣고 두어 번 끓인 뒤 3번에 나누어 먹으면 신통하게 낫는다. 또 술독으로 가려움증이 생겼을 때에는 매미허물 4g, 영생이풀(박하) 8g을 가루로 만들어 소주에 타서 먹으면 잘 낫는다.

채소-모든 먹거리의 기초

채소는 건강에 좋은 먹거리다. 채소를 먹으면 피가 좋아진다. 의학적으로 볼 때 피는 언제나 알카리성(양성)을 알맞게 유지해야 한다. 그런데 알칼리성으로 유지하기 위한 하나의 방법은 피를 알카리성으로 되게 하는 먹거리를 먹는 것이다. 또 다른 방법은 피를 산성(음성)으로 되게 하는 먹거리를 피하는 것이다.

식물성 먹거리들은 극히 일부를 제외하고는 피를 알맞는 알칼리성으로 되게 한다. 채소 가운데도 가장 좋은 것은 푸른 빛을 띤 채소이다. 이러한 먹거리에는 혈청 칼슘이온을 높이고 몸의 알칼리 과다상태를 보장해주는 비타민K가 많이 들어 있다. 피를 알카리성으로 되게 하려면 칼슘, 칼륨, 나트륨, 마그네슘과 같은 알칼리성 물질이 피속에 언제나 있어야 하며, 몸 안의 산성물질을 수시로 중화시켜 몸 밖으로 내보내야 한다. 그런데 이같은 일을 하는 광물질들은 언제나 식물성 먹거리에 의해 공급된다.

특히 정신노동자는 채소를 많이 먹는 것이 좋다. "고기를 많이 먹으면 공부를 못하고, 채소를 많이 먹으면 영리해진다"는 말이 있다. 이것은 옳은 말이다. 140억개를 헤아리는 머리골 세포는 모두 활동하고 있는 것이 아니며 겨우 몇 퍼센트만 활동하고 나머지는 잠자고 있다. 그러므로 어떻게 해서라도 잠자고 있는 머리골 세포를 깨우고 그 기능을 최대한으로 발휘할 수 있도록 해야 머리가 좋아진다.

그런데 잠자고 있는 머리골 세포를 깨우자면 머리골 세포가 요구하는 영양소가 들어있는 먹거리를 충분히 공급해야 한다. 이러한 영양소는 바로 채소, 쌀눈, 보리가루, 땅콩, 완두콩 등에 들어 있다.

그리고 비타민 B_{12}를 비롯한 일부 영양소들은 메밀국수, 현미, 송이버섯 등에 비교적 많이 들어 있다. 채소를 먹으면 동맥경화증을 예방하고, 동물성기름을 지나치게 먹으면 그것이 콜레스테롤 함량을 늘리므로 고혈압병, 심장병에 걸리기 쉽다. 이같은 병을 예방 치료하는 데는 홍당무, 고구마, 감자, 호박, 마늘, 부추, 콩, 완두콩 등과 산나물, 그리고 김, 다시마, 미역같은 바닷풀이 좋다.

채소 가운데서도 날채소가 좋으며 날채소즙이 또한 좋다. 그것은 날채소즙이 건강에 유익한 알칼리성(양성) 체질로 되게 할 뿐 아니라 일상생활에 필요한 원소들을 살아 움직이며 기운이 있는 그대로 공급해 주기 때문이다.

사람의 몸은 일정한 원소(기운)들로 이루어져 있는데, 이러한 여러 가지 원소가 들어 있는 세포들은 일상생활 과정에서 끊임없이 소모되고, 또 다시 만들어진다. 만약 원소(기운)를 소모만 하고 다시 공급받지 못한다면 우리 몸의 세포들은 활력을 잃고 무너지게 되므로 마침내 질병상태로 떨어지는 것을 피할 수 없다.

그러므로 질병상태로 떨어지는 것을 피하기 위해서는 항상 살아있는 원소(산 먹거리)를 알맞게 섭취해야 하는 데, 그것은 날채소즙이 보장해 줄

수 있다.

다시 말해서 사람 몸의 세포와 조직을 이루고 있는 원자는 유기 및 무기 원소들이며, 몸의 모든 부분은 이러한 원자들의 일정한 배합으로 되어 있는데 이것을 보양하는 일은 살아있는 원소들의 일정한 배합으로 되어 있는 날채소즙이 해낼 수 있는 것이다. 과학적 연구에 의하면 사람들이 채소를 적게 먹으면 체액이 산성화하고, 그에 따라 질병에 대한 저항력이 없어지거나 자연치유능력이 약해진다고 한다.

그런데 많은 양의 날채소를 먹는다는 것은 어려운 일이다. 그러나 날채소즙을 만들어 먹는다면 많은 양의 채소를 쉽게 먹을 수 있을 뿐 아니라 소화도 잘 되고 흡수도 능률적이다. 말하자면 채소가 기운을 잃지 않고 그대로 흡수되므로 그것이 바로 인체의 원기가 되어 건강을 보장하고, 나아가 모든 질병을 예방하고 치료할 수 있는 힘이 되는 것이다.

날채소즙은 만들어서 바로 먹어야 한다. 그것은 신선한 것이라야 활력이 있고, 또 소화기 계통에서 흡수가 빠르기 때문이다. 날채소즙은 끼니 전이나 끼니 사이 등 빈속에 매일 마시는 것이 좋다. 건강을 위해서라면 하루 건너 1~2컵씩 마셔도 되지만, 질병 치료를 위해서라면 매일 두 컵 이상 마셔야 한다. 날채소즙은 다섯 가지 정도의 채소를 섞어서 만들어 먹는 것이 좋다.

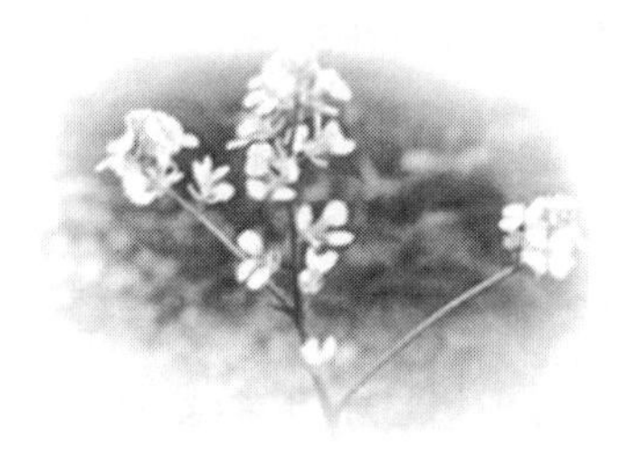

겨 자

기침 가래, 임파결핵, 관절 아픔에 효과

겨자는 계자라고도 하는데 키가 1~1.5m 되는 두해살이풀이다. 잎은 긴 타원형이고 리본처럼 갈라졌으며 털이 있다. 봄철에 열십자 모양의 노란 꽃이 피고 여름철에 둥근 기둥 모양의 열매를 맺으며, 그 속에서 좁쌀 알같은 씨가 영근다.

겨자에는 누런 겨자, 검은 겨자, 흰 겨자가 있는데, 씨가 크고 고르며 겉이 흰누런색이고 맛이 매운 것이 좋다. 씨는 오래두면 약효가 적어지므로 기름을 빼고 보관해야 한다. 겨자씨의 약맛은 맵고 성질은 따뜻하다. 성분은 배당체인 시니그린과 효소인 미로신이 들어 있다. 또한 기름도 30%나 들어 있다.

약리작용은 허파를 따뜻하게 하고 가래를 삭이며 기침을 멎게 한다. 또한 부은 중을 내리고 아픔을 멎게 한다. 그리고 핏줄을 넓혀서 피돌림을 좋게 하며, 병적으로 고이는 물을 잘 빨아낸다.

겨자는 적은 양을 먹었을 때 입맛을 돋구고 소화액의 분비 및 밥통(위)의 운동을 세게 하며 흡수도 빠르게 하지만, 많은 양을 먹었을 때에는 게우기도 하고, 또 위염을 일으키기도 한다.

향약 치료에서는 속이 차가워서 먹은 것을 게울 때, 기침 가래가 있을 때, 또는 임파결핵이나 관절아픔 등에 한번에 3~5g을 달여서 먹는다. 체했을 때나 위경련이 일어났을 때에는 겨자씨가루 한 숟갈을 꿀로 반죽하여 하루 3번에 나누어 먹는다. 열이 있을 때는 쓰지 않는다.

기침이나 숨이 차며 가슴이 답답한 증에는 겨자씨, 무우씨, 차조기씨 각각 8g을 함께 섞어 약물 200*ml*가 되게 달여서 하루 3번에 나누어 먹는다.

외과적으로는 폐렴, 허리아픔, 근육아픔, 신경통, 관절염 때에는 겨자씨가루를 달걀 흰자위로 반죽하여 붙이기도 하고, 또는 겨자씨를 짓찧어서 약 50도의 따뜻한 물에 추겼다가 식초나 알콜로 반죽하여 아픈 부위에 붙이면 아픔을 멎게 하며 말초 핏줄을 넓혀서 피를 모이게 한다.

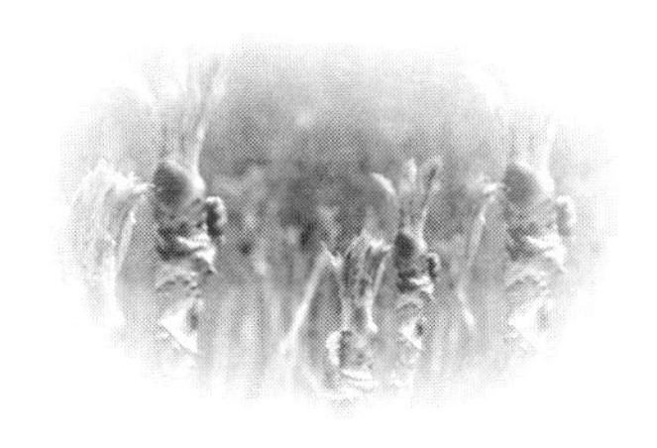

두 릅

신경쇠약, 정신분열, 저혈압에 효과

두릅나무는 높이 3~4m가 되는 잎이 지는 떨기나무인데 가시가 있다. 잎은 리번깃처럼 갈라진 겹잎이고 쪽잎은 타원형이다. 봄철에 새순이 돋고, 7~8월에 하얀 작은 꽃이 가지 끝에 모여 핀 뒤 8~9월에 보라색을 띤 검은색 둥근 열매가 열린다.

두릅나무는 산기슭이나 산골짜기 기름진 곳에서 자라는데 잎이 둥근 것을 둥근두릅나무, 잎에 가시털이 없는 것을 민두릅나무라 한다.

봄철에 햇순을 따서 나물을 무쳐 먹으면 입맛을 돋우고 피돌림을 좋게 한다. 뿌리 껍질을 봄과 가을에 벗겨 햇볕에 말려서 약재로 쓴다. 줄기 껍질도 좋다.

두릅나무 껍질은 총목피라고도 하는데 약맛은 맵고 성질은 평하다. 약리작용은 염통근육의 긴장성을 높이고 염통 수축폭을 늘린다. 그러나 염통의 율동과 오줌량에는 뚜렷한 영향이 없다. 두릅나무 껍질의 긴장작용의 정도는 동물실험에서 가시오갈피나무 껍질과 땅두릅나무 껍질보다 100배나 세다는 것이 밝혀졌다. 또한 중추신경계통을 흥분시키고, 대뇌의 전기적 활성을 높이는 작용도 있다는 것이 알려졌다.

임상실험에 의하면 신경쇠약에 효과가 있고 유기체의 저항성과 백혈구의 탐식능력을 높일 뿐 아니라, 이빨지지 조직층(치주증) 치료에도 효과가 있으며, 혈당을 낮추는 작용도 있는 것으로 알려졌다.

향약 치료에서는 몸이 쇠약할 때, 특히 신경쇠약, 정신분열증, 저혈압 등에 쓴다. 고혈압에는 쓰지 않는다. 또한 건강장수약, 당뇨병약, 오줌내기약, 열내림약, 땀내기약으로도 쓴다. 이밖에도 아픔멎이약으로 머리아픔, 해산통, 대장염, 위궤양, 위암 등에도 쓴다. 그리고 달거리가 없을 때도 쓴다.

일반적으로 두릅나무 껍질 6~10g을 약물 200㎖ 되게 달여서 하루 3번 나누어 먹는다.

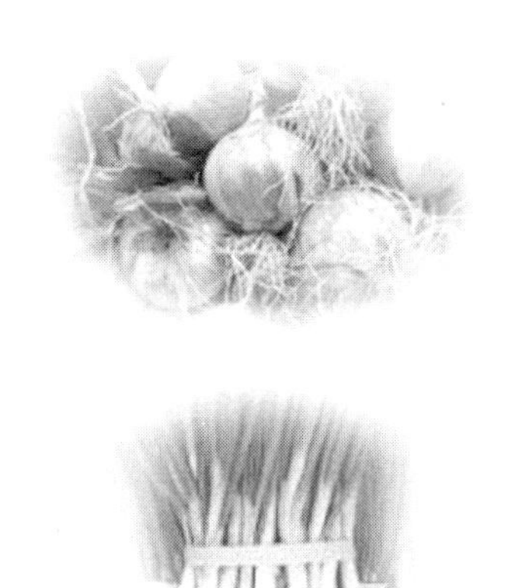

둥글파와 실파

피부병, 궤양성 피부염엔 둥글파
땀내기, 기침멎이, 오줌내림 균죽임 작용엔 실파

둥글파(양파)는 우리나라 어디서나 무성하게 자라는데, 그것의 원산지는 파미르 고원, 즉 파머리 고원(蔥嶺)이라고 한다. 둥글파의 맛은 맵고 그 성질은 따뜻하다.

둥글파의 성분은 비타민C 18~33%, 비타민B_{12} 50%, 카로틴 4%와 휘발성 물질, 레몬산, 사과산, 정유 등이다.

둥글파의 약리작용은 마늘과 비슷하다. 창자의 굼틀작용을 활발하게 하여 장무력증을 다스려서 설사를 멎게 하고 변비를 통하게 한다. 또 염통핏줄계통의 활동을 세게 하여 동맥경화증을 예방 치료하며, 둥글파에 들어 있는 프로스타글란딘A는 혈압을 낮추는 작용을 한다. 그리고 살균작용이 있어서 대장염도 다스린다. 즙을 내어 한번에 15~20방울을 하루에 3~4회씩 3~4주일 동안 먹는다.

둥글파 500g을 가루내어 1 *l*의 물과 꿀 50g, 설탕 400g을 섞은 다음 옹기그릇에 담아 뭉근한 불에 3시간쯤 데운다. 그것을 한번에 2숟갈씩 하루

3번 끼니 뒤에 먹으면 기관지염을 비롯하여 상기도질병, 코감기 등이 잘 낫는다.

잘 낫지 않는 피부병이나 궤양성 피부염일 때 둥글파를 절구에 짓찧어 즙을 내서 붙이거나 김을 쐬면 좋다. 또 머리털을 잘 자라게 할 목적으로 둥글파즙 50g을 머리에 문지른 다음 수건으로 싸맸다가 1시간쯤 뒤에 비누물로 씻는다. 하루 한 두 차례 이와같이 하면 효과가 매우 좋다.

실파(쪽파)에는 정유, 비타민, 단백질, 무기물 등이 들어 있는데 맛과 성질은 둥글파와 같다. 예로부터 우리나라에서는 파나물, 파무침, 파김치를 많이 만들어 먹고 있다.

약리작용으로는 땀내기, 기침멎이, 오줌내림, 균죽임작용이 있으며, 또 풍병도 다스린다. 감기에 걸렸을 때 파 1개를 맹물에 달여서 달걀 1개를 풀어 먹고 땀을 내면 잘 낫는다. 또 술병 났을 때에도 좋다. 또는 파 1개를 참기름에 달여 먹어도 웬만한 감기는 잘 낫는다.

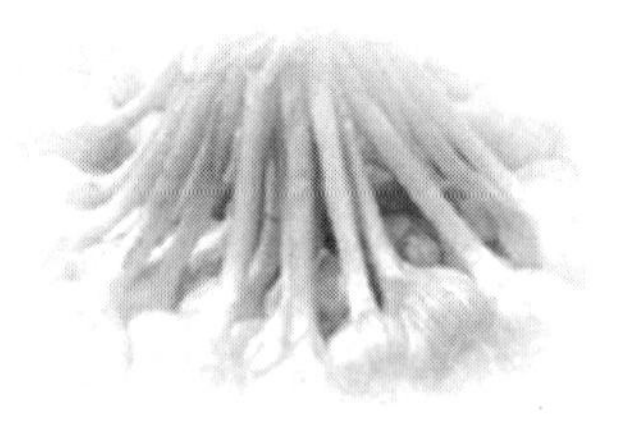

마 늘

살균작용을 하며 감기, 결핵, 각기병, 불면증에 효과

마늘은 대산, 호, 호산이라고도 부른다. 그 맛은 맵고 성질은 따뜻하다. 마늘에는 아리인 성분이 들어 있다. 또 정유, 피토스테린, 아스코르빈산, 티오배당체, 스코르디닌A와 다당류인 스코르토즈가 들어 있다.

마늘은 우리나라 어디에서나 잘 자랄 뿐아니라, 마늘이 강장, 강정작용을 한다는 것이 예로부터 널리 알려져 있다. 먼 옛날 우리 배달민족에는 환웅천황이 곰과 범에게 쑥 1심지와 마늘 20알을 주어 곰이 사람으로 되게 하였다는 이야기가 있을만큼 마늘을 신비스런 영약으로 여겨왔다. 그리고 지금도 마늘과 참깨를 귀중한 양념으로 널리 쓰고 있다.

또 동양에서는 아주 먼 옛날부터 마늘을 장수약으로 애용하여 왔을 뿐 아니라 요리에서도 없어서는 안될 양념으로 널리 이용하고 있다. 서양에서는 근세에 와서 미국의 루즈벨트 부인이 마늘을 일상적으로 먹으며 건강과 아름다움을 지탱했다고 전해온다.

아무튼 마늘은 일반적으로 핏줄을 확장하고 창자의 굼틀운동을 강화하여 소화를 빨리 되게 하며 건강을 촉진한다.

그러므로 .마늘을 늘 먹으면 허약한 체질에 효과가 있으며 체력을 보하고 몸을 덥히는데 좋다. 마늘 성분의 한 가지인 스코르디닌은 몸안에 들어오는 유해물질과 결합하여 그 독성을 없애며 생체 안의 세포와 조직과 기관에 활력을 주어 건강을 보장해 준다.

마늘은 또 영양기능과 함께 여러가지 살균작용을 하여 감기, 결핵, 각기병, 불면증 등과 그밖의 여러가지 질병을 예방하고 치료하는데 좋은 작용을 한다. 그러나 이같이 좋다는 마늘도 많이 먹으면 위에 자극을 주어 위염을 일으키기도 하고, 또 빈속에 먹으면 게울 수도 있다.

뿐만 아니라 마늘에는 용혈작용을 하는 물질이 있으므로 너무 많이 먹으면 빈혈을 일으킬 수도 있다. 그러므로 어른은 하루에 2쪽 정도가 알맞고, 어린이는 1쪽 정도 먹는 것이 무난하다.

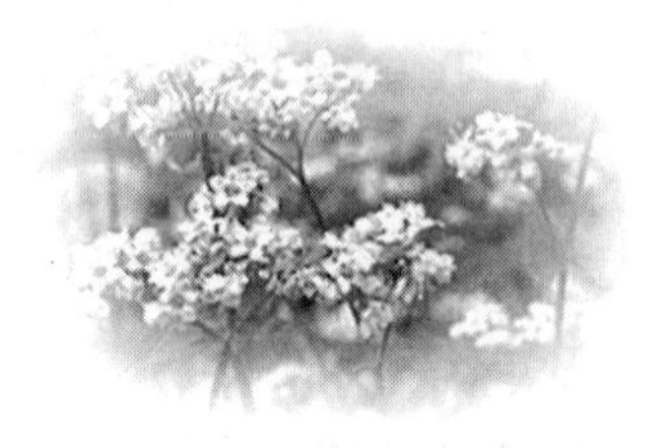

메 밀

소화기능을 돕고 열내리기 작용, 항균작용

메밀은 밭에서 나는 알곡인데 그것을 재료로 하여 우리 선조들은 메밀대무침, 메밀묵, 메밀국수를 만들어 먹는 지혜를 발굴했다.

메밀의 맛은 달고 성질은 서늘하다. 주요 성분으로 고혈압을 비롯한 중년기 이후에 흔히 볼 수 있는 질병을 예방하는 영양소가 매우 많이 들어있다. 메밀에는 비타민B와 E가 멥쌀의 4.5배, 비타민B_2가 멥쌀의 10배, 칼슘이 멥쌀의 9배, 철분이 멥쌀의 10배, 게다가 섬유성분이 현미만큼이나 들어 있기 때문에 건강에 매우 유익한 먹거리다.

그러나 그 성질이 서늘하기 때문에 속이 차가운 사람(음성체질)이나 비위가 허약한 사람에게는 적당치 않다. 그러므로 사상체질 의학에서는 태양인의 대표적 먹거리로 다루고 있다.

메밀의 일반적 약리작용은 소화기능을 돕고, 열을 내리며, 급성장염, 콜레라, 이질 등을 다스리는 항균작용이 있다. 또 메밀은 광물질 영양 원천으로서도 훌륭한 먹거리이기 때문에 메밀로 만든 먹거리를 일상적으로 먹으면 빈혈을 예방하고 뼈와 이를 튼튼하게 할 수 있다.

그리고 메밀대와 메밀에 풍부하게 들어 있는 비타민P의 일종인 루틴은 가는핏줄을 넓혀주는 역할이 크기 때문에 고혈압을 예방 치료하는데 좋은 작용을 한다. 루틴은 물에 녹는 성질이 있다. 그러므로 메밀국수를 먹을 때는 국수물을 마시는 것이 중요하다.

대하증에는 메밀을 살짝 볶은 다음에 가루를 내어 달걀 흰자위로 반죽을 해서 오동나무열매씨 크기로 알약을 만들어 한번에 50알씩 1일 3회 먹는다. 알약을 먹을 때는 소금기를 해서 끓인 물로 삼킨다.

나력(연주창)이 많이 퍼졌을 때는 껍질을 벗긴 메밀과 바닷말(해조)과 누에를 말려 볶은 것(백간잠 볶은 것)을 모두 같은 분량으로 하여 가루를 내어 매실 반개의 살(매실을 끓는 물에 담갔다가 속씨를 빼낸 것)을 섞어서 녹두알 크기로 알약을 만들어 한번에 60~70알을 끓인 물로 먹으면 나력의 독이 똥에 섞여 나오고 병이 낫게 된다.

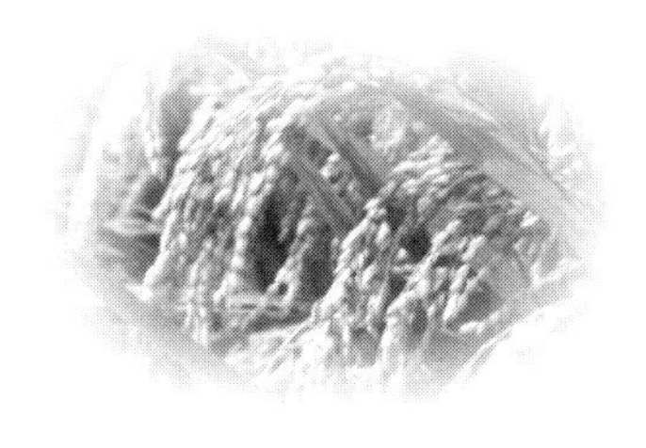

멥 쌀

허약체질이나 저항력이 떨어진
사람에게 효과

멥쌀은 한자로 갱미(粳米)라고 한다. 볍씨를 모판에서 키우면 모라 하고, 논에 옮겨 심으면 나락, 나락에 맺은 열매를 벼, 벼를 방아에 찧은 것을 쌀이라 한다.

쌀은 우리나라 어디서나 생산되며, 기원전 2~3천년 전부터 주요 먹거리로 이용해 온 알곡이다. 그 맛은 달고 성질은 덤덤해서 화평하다. 성분은 전분 약 75%, 단백질 약 8%, 지방 약 0.5~1%, 그밖에 적은 양의 비타민B를 비롯해서 갖가지 영양소들이 들어 있다.

쌀은 기운을 돕고 뼈와 힘살을 튼튼하게 하며 소화기관을 보한다. 그러므로 허약체질이나 저항력이 떨어진 사람에게는 더없이 좋은 알곡이다.

쌀 죽 갈증을 잡고 오줌을 잘 나오게 한다. 또 밥통과 창지를 튼튼하게 한다. 해뜨기 전에 아침 끼니때움으로 한 두 그릇씩 먹으면 몸보신에 좋다.

볶은쌀죽 볶은 쌀 1홉(즙을 낸다)과 대나무기름 1홉을 끓여서 물 2잔에 섞어 저은 것을 질그릇 병에 담아 병마개를 파라핀으로 막은 뒤 우물 속에 하룻밤을 재운 다음 그 다음날 아침에 먹으면 위를 보한다. 또한 게우고 설사하는 것이 그치지 않아 숨이 끊어질 것같은 증상에 좋다.

쌀죽기름 쌀기름이라고도 한다. 쌀로 죽을 쑬 때 죽물 위에 뜨는 것을 말한다. 소금으로 간을 맞춘 쌀죽 기름을 1컵씩 매일 아침과 저녁으로 빈속에 먹으면 정력이 좋아지고 불임증을 고친다.

볏길금 잘 익은 벼를 물에 담가 싹을 틔워 싹뿌리가 돋아나면 햇볕에 말린다. 성분은 농마, 단백질, 기름, 농마분해효소 등이다. 밥맛이 없고 소화가 안될 때 쓴다. 하루 7~10g을 먹는다.

쌀뜨물 열을 내리게 하고 갈증을 그치게 한다. 오줌을 순조롭게 하고 피를 서늘하게 하므로 고혈압에 좋다. 끓여서 먹거나 날것으로 먹거나 다 좋다.

묵은쌀 벼를 3년 이상 풍화작용시켜 검게 썩은 것은 버리고 나머지를 볶아 말린 다음 가루를 내서 하루에 10g씩 더운물로 먹으면 간암과 복수에 좋다.

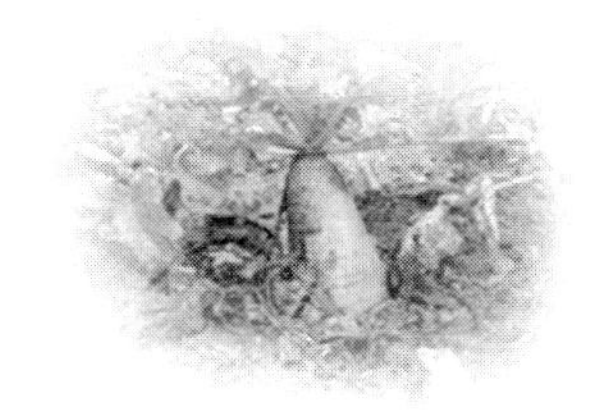

무 우

체증, 감기, 기침, 토혈, 빈혈,
머리아픔, 당뇨병, 이질 등에 효과

무우는 '채소 가운데 인삼'이라 불린다. 우리 선조들은 오랜 옛날부터 무우를 식품으로만이 아니라 훌륭한 약재로 다양하게 이용해 왔다. 그리하여 무에 관한 흥미로운 이야기도 많이 전해지고 있다.

이를테면 마귀의 요술에 걸려든 한 젊은이가 소의 탈을 쓰고 고생하다가 무우를 먹고 사람으로 되살아 났다든가, 또 어느 골초가 1년 동안 무우를 먹지 않더니 니코친 중독에 걸려 죽고 말았다는 꽤 그럴싸한 이야기들이 있다.

무우의 약맛은 달고 성질은 서늘하다. 현대과학이 밝혀낸 무우의 성분에는 단백질, 아미노산, 효소, 비타민B, 유기산, 탄수화물 등을 비롯한 수많은 영양소들이 들어 있고, 또 칼륨염 함량은 채소 가운데 가장 높다고 한다. 뿐만 아니라 아픔멎이작용, 독풀이작용, 살균작용 등의 성분도 있으며, 가래삭힘, 오줌내기, 소화기관의 분비기능을 높이는 작용이 있다는 것도 밝혀졌다.

무우는 뿌리, 잎, 꽃, 씨 모두를 약으로 쓰는데, 향약 치료에서는 체증, 감기, 기침, 토혈, 빈혈, 머리아픔, 당뇨병, 이질 등 갖가지 질병에 무우를 많이 응용한다.

무우 날즙을 내서 ① 열풀이약과 당뇨병약으로 쓴다. 한번에 100g씩 하루 세번 먹는다. 점차적으로 양을 늘려 400g까지 먹을 수 있다. 치료기간은 6~7주다. ② 감기, 숨틀병, 특히 마른기침, 쉰목소리, 담석증, 신석증에 1~2순가락씩 하루 두세 번 먹는다. 어린이는 찻숟갈을 이용한다. ③ 동맥경화증, 붓는 증에 하루 한 컵씩 밥 먹기 전에 먹는다. 점차적으로 양을 늘려 두 컵씩 먹을 수 있다. 또한 무우잎과 메밀묵을 같이 섞어 먹으면 동맥경화증 예방효과도 훌륭하다. ④ 폐병 기침에 무우를 양고기 또는 붕어와 함께 삶아 먹으면 좋다. ⑤ 무우국을 끓여 먹으면 술독을 풀고, 혈압도 내리며, 급성 세균성 설사에도 좋다. ⑥ 가슴에 열이 있거나 타박으로 멍이 들었을 때 무우를 썰어서 붙이거나 문지른다.

한편 씨는 8~12g을 달임약, 가루약, 알약을 만들어 하루 세번에 나누어 먹는다. 효과는 무우즙과 같다. 꽃은 차처럼 달여 먹으면 눈이 밝아진다고 한다.

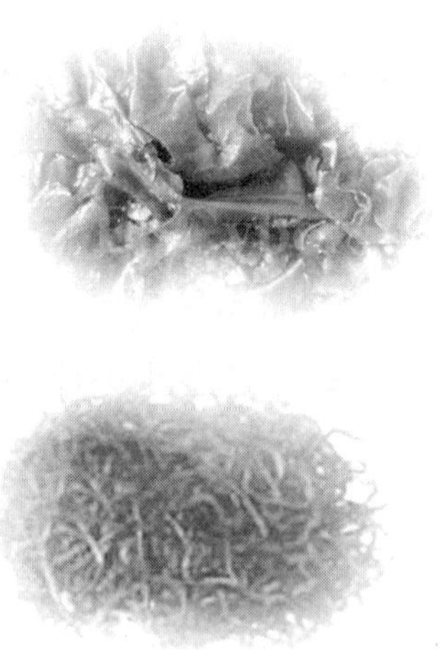

미역과 다시마

동맥경화증이나 고혈압병 예방·치료에 효과

미역은 한반도의 서남 해안에서 많이 나고, 다시마는 동북 해안에서 많이 난다. 미역을 진곽이라 하고, 다시마를 곤포라 한다. 미역과 다시마의 맛은 짜고 달며 성질은 서늘하다.

그 성분은 단백질, 지방, 탄수화물을 비롯한 영양물질과 50여 가지의 약 성분이 들어 있다. 미역과 다시마는 입맛을 돋운다. 미역과 다시마 속에는 글루타민산을 비롯하여 향기롭고 단맛이 나는 맛내기 성분이 20여 가지나 들어 있다.

미역과 다시마를 먹으면 피로가 빨리 풀리고 정신이 밝아지며 신경정신 활동능력이 높아진다. 그것은 미역과 다시마에 들어있는 여러가지 영양물질이 사람의 몸 안에서 장기와 조직의 기능을 좋게 하고, 영양물질의 소화와 흡수 및 이용을 빠르게 하며, 물질대사를 활발하게 하기 때문이다.

미역과 다시마는 여러가지 질병을 미리 막음으로써 사람들의 수명을 늘리는 작용을 한다. 그러므로 우리 선조들은 예로부터 미역과 다시마를 사람들의 건강 증진에 널리 써왔다.

특히 산모들에게 미역국을 끓여 먹이는 훌륭한 풍습을 키워왔다. 임신부가 몸을 푼 뒤 미역이나 다시마를 먹으면 임신으로 눌리었거나 늘어났던 힘살과 뼈를 비롯한 여러 세포들이 제때에 피로를 풀고 정상적인 기능을 회복하게 된다. 피가 맑고 깨끗해지며 원기도 빨리 회복된다. 특히 젖이 곧 돌아와서 잘 나오게 될 뿐 아니라 요드 성분을 비롯하여 젖먹이들의 건강에 필요한 영양물질이 젖 속에 골고루 섞여 나오게 된다.

미역과 다시마에는 요드 성분이 특별히 많이 들어 있다. 이 요드 성분은 어린이들이 잘 자라도록 하는데 매우 큰 역할을 한다. 즉 어린이의 성장에 특히 중요한 성장 호르몬을 정상적으로 만들어지게 한다. 이 호르몬은 갑상선에서 생기는 요드를 기본 성분으로 하는 티록신이라는 물질작용에 의해서만 정상적으로 내보내게 된다. 그러므로 미역과 다시마를 어린이에게 자주 먹이면 키가 빨리 큰다.

미역과 다시마는 동맥경화증이나 고혈압병의 예방과 치료에 매우 중요한 역할을 한다. 우리가 일상생활에서 체험하는 바와 같이 나이를 먹을수록 핏줄이 점점 더 굳어지는 것은 콜레스테롤이 피 속에 많아지는데 중요한 원인이 있다. 그런데 미역이나 다시마 속에 들어 있는 라미날린이나 알긴산과 같은 성분은 피 속에 콜레스테롤이 많아지지 않도록 한다.

그러므로 미역이나 다시마는 동맥경화증이나 고혈압병을 예방하고 치료하는데 효과가 매우 높다.

또한 미역과 다시마 속에 들어있는 일부 성분들은 방사성 오염물질들이 몸 안에 흡수되지 않도록 하거나 흡수된 그 물질을 빨리 몸 밖으로 내보내는 기능을 한다. 그리고 암세포가 자라지 못하도록 하여 소화기계통 암환자의 일반상태와 정신상태를 좋게 한다.

미역과 다시마는 변비나 설사를 비롯한 소화기계통의 병과, 습진이나 가려움증 등의 피부병, 그리고 류머티즘과 비만증같은 병과 그밖의 여러가지 질병 치료에도 좋다. 특히 요드가 모자라서 생기는 갑상선증을 미리 막고 치료하는데 있어서 미역과 다시마는 특효약이라 할 수 있다.

그러므로 미역과 다시마는 건강증진에 매우 훌륭할 뿐 아니라 사람들의 수명을 늘이는데 있어서도 매우 귀중한 먹거리이다.

그렇다면 미역과 다시마를 어떻게 이용하는 것이 좋을까. 미역과 다시마로는 국, 냉국, 무침, 튀김, 볶음, 지짐, 초밥 등 여러가지 요리를 만들어 먹을 수 있다.

어린이나 환자들에게는 미역과 다시마를 가루내어 먹이는 것이 좋다. 가루를 내어 먹을 때는 어른의 경우 1회에 2~4g씩 하루 3회 끼니 사이사이에 먹는 것이 바람직하다.

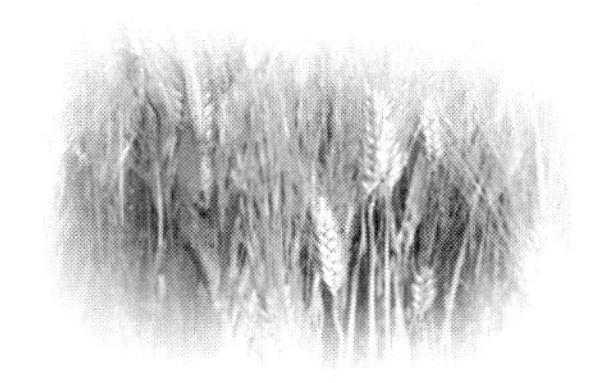

보 리

오줌길이 아픈증, 오줌이 나오지 않는 증에 효과

보리를 한자로는 대맥(大麥)이라 한다. 가을에 논과 밭에 씨 뿌려서 봄에 거둬들이는 주요 알곡이다. 우리나라 어디서나 보리농사는 잘 된다. 맛은 달고 짜고 성질은 서늘하다.

주요 성분은 전분 60~68%, 펜토산 8~12%, 셀룰로스 4~5%, 리그닌 4%, 질소함유물 7~14%, 에테르 추출물 2~3%, 횟가루 2~3%, 그밖에 여러가지 영양물질이 들어 있다.

보리는 위 기능을 화평하게 하고 창자의 굼틀운동을 활발하게 하며 물길을 잘 돌려준다. 체증, 설사증, 오줌이 찌적찌적하고 아픈 증, 부은 증을 다스린다. 또 갈증을 잡고 열을 내리며, 기운을 돕고 피를 서늘하게 하며, 가슴을 상쾌하게 하고 밥맛을 돋군다.

40~80g을 물로 달여서 먹으면 당뇨병에 좋다. 또 보리를 볶아서 가루를 내 습진에 뿌려 바르면 잘 낫는다. 그리고 보리 120g에 물 두 대접을 넣고 물이 60%가 되도록 달인 다음 찌꺼기를 걸러낸 뒤 생강즙 반 홉과 꿀 반 홉을 넣고 잘 섞어서 세번에 나눠 끼니 전에 먹으면 갑자기 오줌길이 아픈 증과 오줌이 나오지 않는 증을 잘 다스린다.

보리대뿌리 알약으로 만들어서 한번에 100~200㎎씩 하루 세번 먹으면 협심증과 고혈압에 좋다.

보리길금 잘 익은 보리를 7~8월에 물에 담갔다 싹을 틔워 2㎝ 정도로 자랐을 때 섭씨 60도에서 말린다. 성분은 농마, 단백질 분해효소가 많다. 그리고 단백질, 맥아당, 비타민B군 등이 있다. 소화가 안되거나 밥맛이 없을 때 쓴다. 하루 7~12g을 먹는다. 젖어미가 먹으면 젖이 줄어든다.

보리길금건위산 보리길금 700g, 침강탄산칼슘 210g, 멘틀 2g을 섞어서 가루로 만들어 밥통속 이상발효, 위십이지장궤양, 과산성위염 때 한번에 0.6g씩 하루 세번 끼니 뒤에 먹는다.

보리길금사탕알약 보리길금 가루 0.135g, 안식향산 나트륨 0.0015g, 농마 0.003g을 잘 섞어서 1개의 알약으로 만든다. 입맛 떨어진 증, 만성위염, 소화장애 때 한번에 4~5알씩 하루 세번 먹는다.

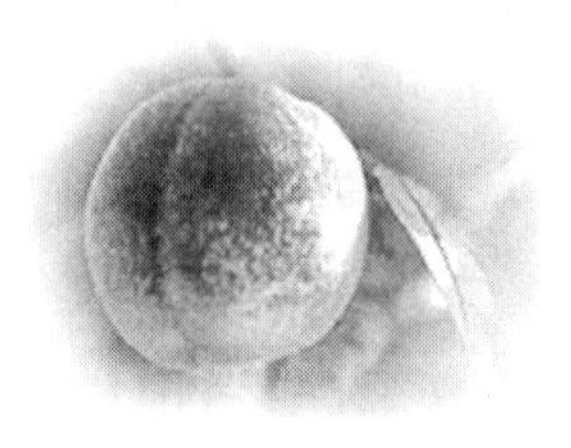

복숭아

장수먹거리 중 하나

복숭아는 집에서 심는 참복숭아와 산에 절로 자라는 개복숭아가 있는데, 끝이 붉은 것과 흰 것 두 종류가 있다.

꽃에는 캠패롤과 그 배당체, 3염기산과 디옥시1 염기산이 있고, 잎에는 탄닌질 및 니트절배당체 등이 있으며, 열매살에는 단백질, 지방, 탄수화물, 섬유질, 회분, 칼슘, 비타민, 인, 철 등 풍부한 영양소가 들어 있다.

따라서 우리 선조들은 복숭아를 신비스런 장수 먹거리로 여겼던 많은 전설을 남기고 있다. 이를테면 어느 효자가 눈 속에서 복숭아를 얻어다가 앓아 누워 계시는 부모에게 먹여서 질병을 씻은 듯이 낫게 하였다는 등.

한편 향약 치료에서는 복숭아 잎, 가지, 꽃, 열매살, 속씨 등을 약재로 두루 응용해 왔다. 즉 잎이 붙은 가지는 솥에 삶아서 마른버짐(건선)과 습진 등 피부병에 목욕물로 쓰기도 하고, 입안병에 입안 헹굼약으로 쓴다. 또 생잎즙은 게우고 설사하면서 배가 아픈 증에 먹는다. 그리고 꽃은 오줌내기약과 설사약으로 쓰고, 열매살은 간과 염통이 허약한 증을 좋게 하며, 달거리가 맺힌 증, 변비증, 피돌림이 맺힌 증(어혈)에 쓴다.

열매살은 과일로 먹어도 좋고, 즙을 내서 먹어도 좋은데 먹는 양은 한번에 70~100g이다. 많이 먹으면 열이 나고 뾰두라지(옹저 및 창절) 등이 생기며 설사가 난다. 또한 자라고기와 같이 먹으면 가슴이 아픈 증이 생긴다

한편 속씨의 약리효과는 열매살과 비슷하지만 그 작용이 훨씬 세므로 한번에 4~10g을 달임약으로 만들어 먹는다.

이밖에도 속씨를 깨트려서 무사마귀에 문지르면 잘 낫는다. 또한 말린 속씨 5~10개를 불로 까맣게 태워서 뜨거울 때 소주 1잔에 담가 입을 헹구면 이가 쑤시고 아픈 증이 잘 낫는다.

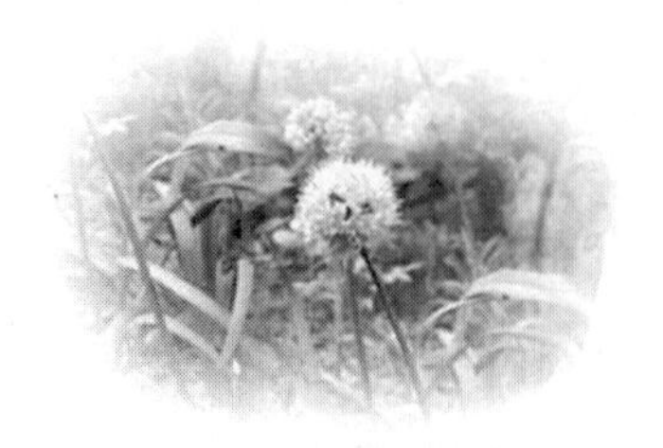

부 추

허약체질·여성대하증에 효험

채소로 심는 여러해살이풀이다. 비늘줄기는 좁은 달걀 모양이고, 잎은 짙은 녹색으로 납작한 줄 모양인데 독특한 향기가 있다. 뿌리 줄기는 옆으로 뻗는데 수염같은 실뿌리가 많다. 맛은 맵고 성질은 따뜻하다.

비늘줄기에는 알리타민과 비슷한 성분이 있고, 전초에는 아스코르빈산, 알카로이드 반응이 있는 물질이 있으며, 사포닌도 들어 있다. 뿌리의 약리작용은 피멎이작용, 아픔멎이작용 등이 있다. 신선한 것을 즙을 내거나 달여서 피를 토하는 증, 코피 흘리는 증, 적백대하증, 뼛속이 쑤시고 아픈 증에 쓴다. 한번에 먹는 양은 20~30g이다.

줄기와 잎에는 혈압내림작용, 기침멎이작용, 독풀이작용이 있다. 동물실험에서 잎과 줄기를 짓눌러서 걸른 원액을 토끼의 정맥에 주사한 결과 혈압내림작용이 있었다는 보고가 있다.

날즙을 내 먹으면 광견병, 뱀독, 독벌레독 등의 독풀이에 효과적이며, 천식이 멎고, 달거리도 고르게 된다. 치질과 탈항에는 부추 날즙으로 씻어주면 잘 낫는다. 또한 금, 은, 구리 등을 잘못 삼켰을 때 부추를 먹으면 바로 나오게 된다. 삶은 즙은 당뇨병과 잠잘 때 흘리는 땀을 잘 다스린다.

부추씨에는 오줌내기작용, 설사멎이작용, 간과 콩팥 보호작용, 강장, 흥분작용이 있는데, 알약, 가루약, 달임약을 만들어서 먹으면 유뇨, 유정, 정력부족 및 여성들의 대하증에 잘 듣는다. 한번에 먹는 양은 4~10g이다.

민간에서는 부추 전초를 위장염, 기관지염, 달거리가 없을 때, 신경쇠약증 등에 쓴다.

특히 허약체질에는 부추씨와 멥쌀을 2 대 3의 비율로 죽을 쑤어 먹으면 좋다.

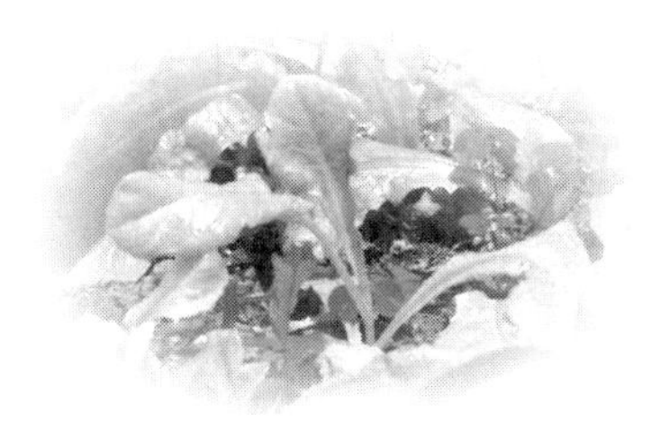

상 추

젖이 부족한 사람에 큰 효과

여름철에 입맛을 돋우고 소화를 돕는 상추는 봄철에 씨 뿌려 가꾸는 한해살이 또는 두해살이풀이다. 맛은 씁쌀하고 성질은 차갑다. 번질번질하고 광택이 있는 줄기가 곧게 뻗고 타원형의 넓적한 잎이 줄기를 둘러싼다. 가지 끝에 노란색의 꽃이 핀 뒤 열매를 맺고 씨가 영근다.

채소로는 잎만을 먹지만 약으로는 줄기, 잎, 씨를 다 쓴다. 상추의 주요 성분은 쿠에드세친－3－β－D－구르쿠르니트이다. 약리작용은 소화작용, 오줌내기작용, 젖내기작용, 입내제거작용, 독풀이작용, 가래삭힘작용을 비롯하여 이를 희게 하고 눈을 밝게 하는 작용이 있다. 또 가래가 맺힌 증, 오줌이 안나오는 증, 달거리가 막힌 증, 젖이 부족한 증이 있는 사람에게 특히 효과적이다.

그러나 많이 먹으면 오히려 눈을 어둡게 하고 아프게 하기도 한다. 그러므로 눈병이 있는 환자에게는 예로부터 상추를 절대로 먹지 않도록 해왔다.

상추를 약으로 쓸 때는, 잎은 즙을 내서 먹거나 차처럼 달여서 먹고, 줄기는 즙·가루·달임약을 만들어 먹는다. 화상을 입은 피부 부위, 뱀이나 독충에 물렸거나 상처를 입었을 때 상추를 짓찧어서 붙이기도 한다.

상추씨는 죽을 쑤어 먹기도 하고, 또는 달임약을 만들어 먹기도 하며, 가루를 내어 술에 타서 마시기도 한다. 젖내기약으로 상추씨를 쓸 때는 씨 30개를 빻아 막걸리에 타서 먹는다. 그리고 음낭퇴종(고환이 부은 증)에는 씨 한 홉을 가루내어 물 한 대접을 넣고 5~6번 끓인 뒤 따뜻할 때 먹는다.

실험결과에 따르면 고기를 그냥 먹을 때보다 상추로 싸서 먹으면 소화흡수력이 30% 이상 높아진다는 보고도 있다.

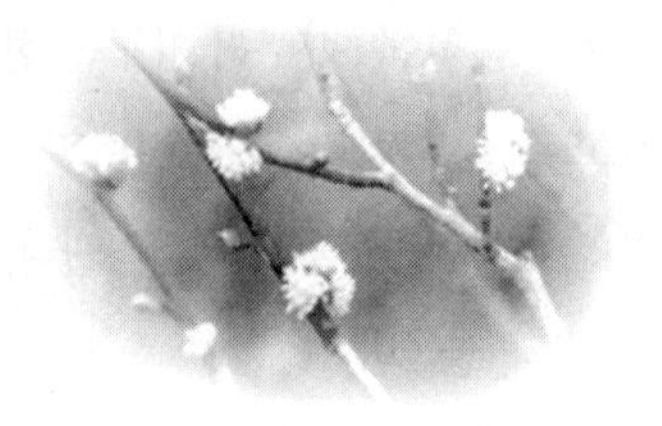

생 강

신진대사 기능 촉진, 땀내기,
독풀이 처방의 보조약

생강을 새앙이라고도 하는데, 우리나라를 비롯하여 온대의 각지에서 심고, 전주 생강이 특별히 유명하다. 4월에 밭에 심어 8~10월에 캔다. 일찍 캐면 수량은 적지만 향기가 강하므로 양념으로 좋고, 약으로 쓰는 것은 늦가을에 캐는 것이 더 좋다. 생강의 맛은 맵고 성질은 약간 따뜻하다. 생강 말린 것을 건강이라고 하는데, 건강의 성질은 매우 덥다.

뿌리줄기에는 여러 가지 성분의 정유와 매운맛 성분인 진게론, 쇼가올 등이 들어 있다. 진게론은 위점막을 자극하여 반사적으로 혈압을 높이며 위액을 빨리 나오게 한다. 또 진게론과 쇼가올은 티푸스균, 콜레라균에 강한 살균작용이 있다.

생강은 침 속에 있는 디아스타제의 활성을 높이며, 몸 속의 차가운 기운을 내보낸다. 또 게움질을 멈추고 가래를 내보내는 효과가 있어 추위로 인한 머리아픔, 게움질, 위가 차갑고 배아픔, 기침 등에 쓴다. 또한 방향성 건위약, 입맛 돋우는 약으로 신진대사 기능을 촉진시킨다. 생강은 건강(말린 생강)보다 위를 튼튼하게 하고 게움질을 멎게 하는 효과가 크다.

생강은 향약 치료에 있어 주약으로 쓰는 경우도 있지만, 신진대사기능 촉진, 땀내기, 독풀이 등을 목적으로 하는 처방의 보조약으로 섞어 쓰는 것이 보통이다.

위가 약해서 늘 속이 메스껍거나 침을 자주 뱉는 사람, 또는 늘 속이 더부룩하고 답답하며 소화가 잘 되지 않는 사람은 생강 1쪽, 혹은 생강가루 0.2~1g, 혹은 생강 달인 물(생강 3쪽 대 물 150g의 비율), 혹은 생강팅크(생강가루 200g을 70도의 알코올로 우려 1 *l*가 되게 한 것)를 1회에 0.1*ml*씩 물에 타서 하루 3회 끼니 전에 먹으면 위를 건강하게 한다.

먼 옛날 중국의 공자가 방향성 건위약으로 생강 3쪽씩을 끼니 뒤에 먹었다는 기록이 『논어』에 나온다.

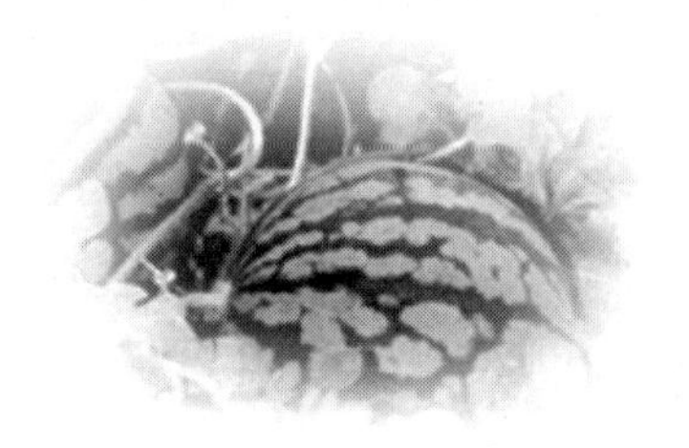

수 박

열매살은 동맥경화증에 큰 효과,
씨 볶아 먹으면 촌충 없어져

여름철 무더위를 식히고 갈증을 잡아 몸과 마음을 상쾌하게 해주는 청량한 과일 가운데 으뜸인 수박은 봄철에 씨로 심는다. 줄기는 덩굴로 뻗고 잎은 새깃처럼 끝이 갈라져 자란다. 여름철에 노란 꽃이 핀 뒤 크고 둥근 풀색 열매가 맺어 속이 빨갛게 익는다. 맛은 달고 성질은 차갑다.

수박열매 속의 붉은 색소는 카로티노이드이고 열매살과 즙액에는 물에 풀리는 당과 사과산을 비롯한 여러가지 유기산과 아미노산이 풍부하게 들어 있다. 붉은 살 속에 박혀 있는 씨에는 탄닌질, 알카로이드, 기름, 우레아제 등이 들어 있다.

수박의 열매껍질과 속살은 대단한 오줌내기작용을 하며, 씨에는 호박씨보다 센 구충 효과가 있다.

따라서 수박 열매살은 치료기능이 풍부한데, 특히 피가 적은 환자에게 좋다. 그리고 염통핏줄계통의 질병, 오줌길병, 황달병에 쓴다. 또한 수박 열매살은 장 운동을 조절하고 콜레스테롤을 빨리 배설시키는 작용이 있어서 동맥경화증에 특히 좋다.

신선한 수박 열매살은 열병에 열내림약으로 쓰고, 말린 가루는 어린애들의 대장염에 쓴다. 열매껍질은 오줌내기약으로 급성콩팥염, 만성콩팥염, 통풍, 지방과다증, 방광염, 당뇨, 담도질병, 고혈압병에 쓰는데, 말린 수박껍질 10~20g을 약물 200*ml*가 되게 달여서 하루 3번에 나누어 먹는다.

신선한 열매 속살까지 짓찧어서 즙을 내어 먹으면 더욱 좋다. 씨는 촌충을 떼고자 할 때에 살짝 볶아서 먹는다.

이밖에 우리 선인들이 수박을 약으로 이용한 향약요법을 보면, 익지 않은 수박 열매에 작은 구멍을 내놓아두면 구멍 밖으로 흰가루가 돋는데, 그 가루를 인후염 치료에 이용하여 성과를 보았다.

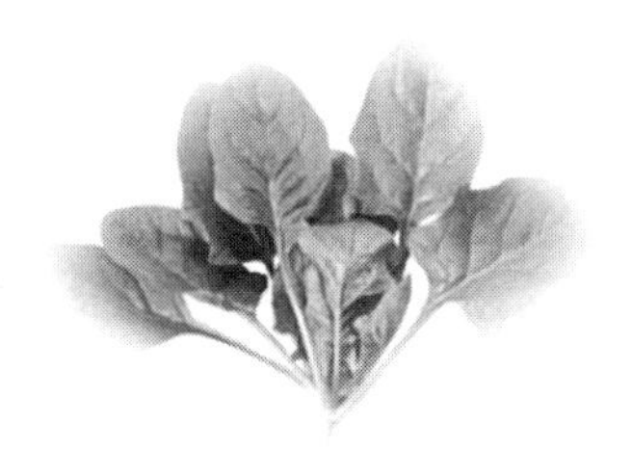

시금치

섬유질이 적고 영양가 높아서
환자들에게 먹이면 치료에 도움

시금치는 파채라고도 하는데, 사람들의 입맛을 돋구며 풍부한 영양을 제공해주는 훌륭한 채소일 뿐 아니라 귀중한 약재의 하나이다. 그 잎은 달걀 모양의 삼각형이고 여름철에 노란꽃이 피는 두해살이 식물인데, 씨로 번식하며 여러 지방에서 널리 심는다. 약맛은 달고 성질은 서늘하다.

주성분은 기름, 단백질, 회분, 물기인데, 거기에는 위액과 췌장액의 분비를 강하게 촉진시키는 스피나트세크레틴이라는 물질이 들어 있다. 그리고 탄수화물, 리피드, 스테린, 카로티노이드, 루틴, 비타민, 아스코르빈산, 니코틴산, 염산, 유기산 미량원소들도 들어 있다.

이와 같이 시금치는 섬유질이 적고 영양가가 높아서 환자들에게 나물로 해서 먹이거나 쌀과 함께 죽을 쑤어 먹이면 치료에 도움이 될 뿐아니라 회복도 빠르다. 또 시금치를 그늘에 말려서 가루를 내어 따뜻한 물에 타 먹어도 좋다.

말린 시금치의 단백질 함량은 소젖보다 1.5배이고, 배추보다는 2배, 밀가루보다는 약 3배나 높다. 또한 리피드도 밀가루나 양배추보다 높다. 게다가 시금치에는 비타민P 활성이 있는 플라보노이드를 비롯하여 각종 비타민이 많이 들어 있기 때문에 치료 영양에서 매우 귀중한 약재로 되는 것이다. 따라서 일반 허약자들은 물론 당뇨병, 고혈압, 변비 등에 시금치를 이용하면 훌륭한 효과를 본다.

먹는 방법은 나물로 먹거나 쌀과 함께 죽을 쑤어 먹어도 좋지만 더 좋은 방법은 시금치를 그늘에 말려서 가루를 내어 한번에 찻숟갈 2개씩 따뜻한 물 반컵에 타서 하루 3번 먹으면 좋다. 먹는 양이 많아도 부작용이 없다

그러나 이와같이 훌륭한 시금치에도 약점은 있다. 그것은 시금치에 염류대사 장애를 일으키는 상아산이 많다는 점이다. 즉 시금치의 상아산은 감자보다 8배, 토마토보다 64배가 많다. 그러므로 염류대사 장애가 있을 때에는 쓰지 못한다.

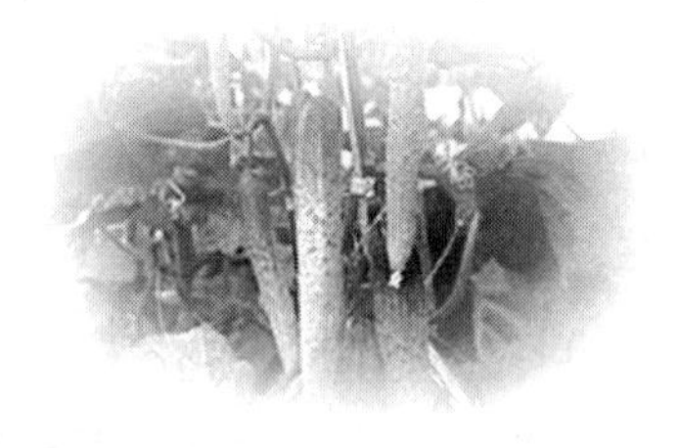

오 이

어린애들이 열이 나면서 설사할 때 효과

오이는 다른 이름으로 황과 또는 호과라고도 하는데, 봄철에 씨로 심으면 덩굴져 자라면서 여름에 노란꽃이 핀 뒤 둥글고 긴 열매를 맺는다.

오이열매는 오이김치, 오이소박이를 비롯하여 갖가지 찬을 만들어 먹기도 하고, 여성들이 얼굴 맛사지용으로도 애용하고 있으며, 약용으로는 뿌리, 덩굴, 열매, 꼭지 모두를 이용하고 있다. 열매의 맛은 달고 성질은 차가운데, 뿌리, 덩굴, 꼭지의 맛은 쓰고 성질이 차갑고 독성이 있다.

오이에는 구르코스, 람모스 등을 비롯하여 갖가지 성분이 들어 있다. 특히 오이열매 머리쪽의 쓴맛 성분은 쿠쿠르비타씬 A, B, C, D인 것으로 알려졌다. 동물실험에서 쿠쿠르비타씬 C는 악성종양을 막아내는 작용이 있으며, 독성이 비교적 낮다는 것이 확인되었다. 또 쿠쿠르비타씬 B는 간염에 효과가 있다는 것도 밝혀졌다.

약리실험에서는 열내림작용, 물길돌림작용, 오줌내기작용, 독풀이작용, 아픔멎이작용이 있으며, 목이 붓고 아픈 증, 눈이 빨갛고 아픈 증, 비뇨기계통의 질병으로 아랫배와 손발까지 붓는 증과 불에 덴 상처에 유효하다는 것이 알려졌다.

비뇨기계통의 질병으로 아랫배가 붓는 증에는 오이 한개를 2쪽을 내서 씨를 빼지 않은 채 1쪽은 식초, 다른 1쪽은 맹물에 삶아 오이가 흐물흐물해졌을 때 빈속에 먹으면 물을 잘 배설하면서 붓는 증이 잘 낫게 된다. 또 뿌리 30~40g을 달여서 먹기도 하고, 신선한 덩굴 5~12g을 달여서 먹거나 즙을 내서 먹어도 좋다.

그리고 목이 붓고 아플 때에는 늙은 오이 1개를 씨를 빼낸 뒤 초석을 가득 채워 그늘에 말려서 가루를 내어 매번 조금씩 목 안으로 불어 넣으면 잘 낫는다. 그리고 불에 데었을 때에는 오이 날즙을 내서 바르거나 오이를 말려서 가루를 내어 반죽을 해서 상처에 붙인다.

이밖에 어린애들이 열이 나면서 설사를 할 때에는 오이 10개쯤 즙을 내서 벌꿀을 섞여 먹이면 씻은 듯이 낫는다.

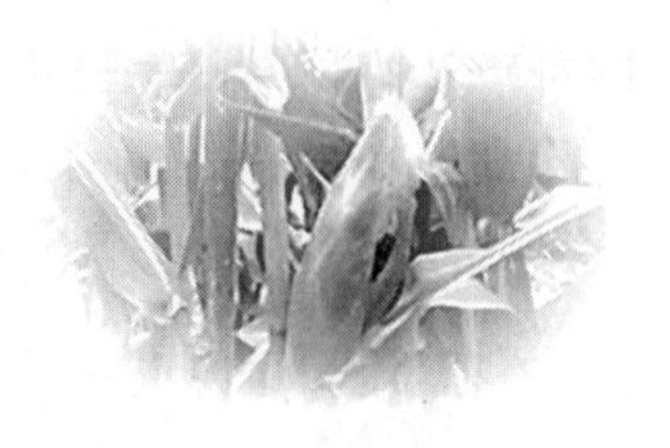

옥수수

알기름은 동맥경화 예방과 치료약

전국 각지에서 심는 한해살이 풀로서 봄철에 씨를 뿌리면 여름철에 1~2m 높이로 자란 대마디에서 직경 2~3㎝, 길이 10~20㎝의 옥수수가 5~8개씩 열리게 된다. 영글면 따서 쪄 먹기도 하고, 더 쇠면 알을 까서 말렸다가 양식으로 쓰기도 한다. 또는 튀김을 해서 먹기도 한다.

약으로는 옥수수잎, 옥수수 수염, 옥수수알을 쓸 수 있다. 현대적 약리실험에 의하면 옥수수 수염에는 가래삭힘작용이 있다. 수염에서 뽑아낸 물질은 시험관 및 동물실험에서 결석, 특히 탄산결석, 인산결석, 요산결석을 풀리게 한다. 또한 피의 응고성을 높인다. 동물 및 임상실험에서 오줌내기작용이 있는 것도 밝혀졌다.

옥수수알 기름은 비타민F의 활성이 있으며 가래삭힘작용도 있다. 잎과 줄기의 에스트로겐 활성은 감초의 전초보다는 약하지만 토끼풀보다는 세다.

이러한 실험성과에 기초하여 담낭염, 담도염, 황달성 간염에 옥수수 수염을 달여 먹으면 간과 쓸개 부위의 아픔이 적어지거나 없어지면서 황달이 빠지고 밥맛이 좋아진다. 또한 콩팥염 환자에게서는 오줌량이 늘어나고 부기와 허리아픔이 없어지며 오줌단백이 줄어들거나 없어진다.

그리고 만성방광염과 심장성 부종, 특히 어린이의 급성 콩팥염에 효과가 있다. 신석증 환자에게도 렌트겐 검사로 신석이 없어진 예가 있다. 또한 오줌내기작용, 가래삭힘작용, 피멎이작용이 있기 때문에 출혈이 있는 콩팥, 쓸개, 간 질병에 쓰며 당뇨병과 고혈압에 써도 좋다.

민간에서는 임질 치료에 옥수수 수염을 달이거나, 대싸리 또는 길장구 씨를 같은 분량으로 섞어서 4~10g을 약물 200*ml*가 되게 달여서 하루 2~3번 먹는다. 오래 먹어도 부작용이 없다. 또한 옥수수대 뿌리(말린 것 7~10g, 생것 20g)을 달여 먹거나 옥수수잎을 달여 먹기도 한다.

그리고 옥수수알 기름은 동맥경화의 예방 및 치료약으로 한번에 한 숟갈씩 하루 3번 먹으면 훌륭한 효과가 있다

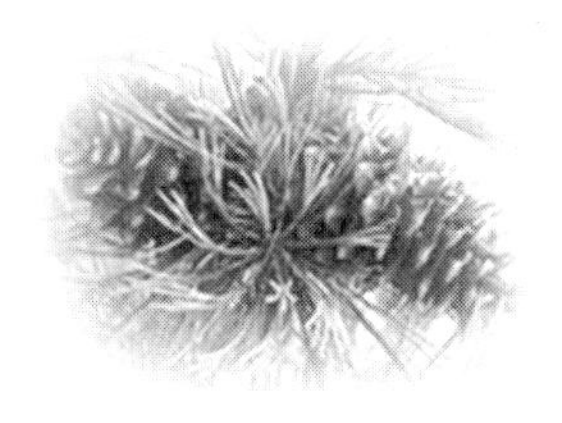

잣

불로장수의 먹거리

잣은 옛부터 몸과 마음의 젊음을 유지하는 불로장수의 먹거리로 알려져 왔다. 잣나무는 우리나라 각지의 깊은 산에서 자라며 널리 심는다. 잣씨의 맛은 달고 그 성질은 따뜻하다. 그리고 잣씨에는 기름 74%, 단백질 15%, 탄수화물 11.7%, 그밖에 비타민과 미량원소들이 들어 있다.

이처럼 잣에는 지방과 단백질 및 여러가지 무기물들이 들어 있으므로 영양에 좋을 뿐만 아니라 오장을 보호하며 살결을 윤택하게 하고 변비를 예방 치료하는데도 좋은 먹거리다.

향약 치료에서 우리 조상들은 잣이 정액을 보충하고, 머리골을 건전하

게 하며, 오랫동안 먹으면 100살이 넘어서도 얼굴은 더 젊어지고 몸이 날래게 된다고 하여 건강장수의 보약으로 많이 써 왔다.

또한 잣이 불로장수약이라는 여러 가지 전설도 전해오고 있으며, 이웃나라에서도 옛적부터 이름있는 의사들이 불로장수약에 잣을 썼다는 기록이 있다.

잣은 질좋은 지방성분인 올레인산과 리놀산같은 불포화지방산으로 이루어져 있다. 머리골신경은 거의 60%가 지방으로 구성되어 있는데 생리적으로 만들지 못하는 리놀산과 리놀렌산이 잣에 들어있기 때문에 잣은 머리골을 건전하게 한다.

잣은 칼로리가 높을 뿐만 아니라 비타민 B군이 풍부한 것이 특색이며, 또 많은 철분이 들어 있어 빈혈에도 좋은 먹거리이다. 잣은 병 뒤 쇠약했을 때나 변비가 있을 때 날것으로 먹거나 잣죽을 쑤어 먹어도 좋다. 잣죽은 기운을 내고 입맛을 돋구며 건강을 증진시킨다.

또 잣을 약으로 먹을 때에는 적당한 양을 고약처럼 짓찧어서 죽에 타 먹거나 꿀에 재어두고 조금씩 먹어도 좋다. 또는 잣씨 250g, 인삼엑기스 10g, 율무씨 140g, 꿀 170g을 섞어 고약처럼 만들어 보혈강장약으로 한번에 15~30g씩 하루 3번 먹는다.

잣껍질을 우려 먹으면 결핵 치료에 좋고, 잎은 기침멈춤, 오줌내림, 땀내기약으로 쓴다. 또 가는 가지를 물에 끓여서 목욕하면 류머티즘, 통풍, 허리아픔 등에 좋다.

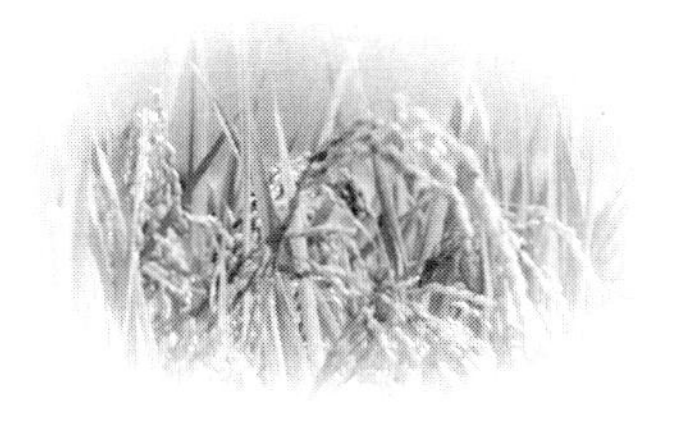

좁쌀과 기장쌀

살짝 볶은 좁쌀을 쌀뜨물처럼 묽게 달여서
상처에 바르면 좋은 효과

좁쌀은 한자로는 속미(粟米) 또는 백량미, 자미라 한다. 푸른색, 붉은색, 누런색, 흰색, 검은색 등 여러가지 색을 띤 좁쌀이 있는데, 일반적으로 누런색 좁쌀을 많이 먹는다. 좁쌀의 맛은 달고 짜며 성질은 서늘하다.

주요 성분은 지방 1.68%, 총질소 2.48~2.79%, 단백질 2.41~2.72%, 회분 1.15~1.85%, 전분 63.2~77.1%, 환원당 2.03~1.98%가 들어 있다.

약리작용은 비위를 화평하게 하고 정력을 도와준다. 또한 열을 내리고 독을 풀고 게움질과 설사를 멎게 하며 갈증을 가시게 하여 당뇨병에도 이롭다. 당뇨병에는 묵은 좁쌀이 더욱 좋다. 죽을 쑤어 먹으면 단전의 힘을 기르고 허약체질을 개선하며 소화기능을 활발하게 한다. 그러나 살구씨와 같이 먹으면 게우고 싸게 되므로 삼가야 한다.

화상을 입었을 때 살짝 볶은 좁쌀을 쌀뜨물처럼 묽게 달여서 상처에 자주 바르면 좋다. 피부병에는 좁쌀을 갈아서 즙을 내어 시금털털해졌을 때 바르면 좋다. 또 시금털털해진 좁쌀즙의 침전물은 살충효과가 있으므로 악성종양에 바르면 좋다.

기장쌀은 서미라 한다. 붉은색, 흰색, 누런색, 검은색 등 여러 가지가 있는데 일반적으로 누런색 기장쌀을 먹는다. 기장쌀의 맛은 달고 성질은 화평하다. 주요 성분은 무기물 2.8%, 거친 섬유 6.25%, 거친 단백질 15.8%, 전분 59.65% 등이 들어 있다.

작용은 원기를 돕고 소화기능을 활발하게 한다. 또한 설사, 게움질, 갈증, 기침 등을 멎게 한다. 달여 먹어도 좋고 즙을 내 먹어도 좋다.

어린애 아구창에는 기장쌀 가루를 바르면 잘 낫는다. 또한 어린애 아구창에 약누룩(신곡)과 기장쌀을 같은 분량으로 검은 숯처럼 볶아 가루를 내어 달걀 흰자위로 반죽해서 바르면 좋다. 별복(배 속에 덩어리진 것이 이리저리 움직이는 병)에는 붉은색 기장쌀죽을 한되쯤 먹으면 좋다.

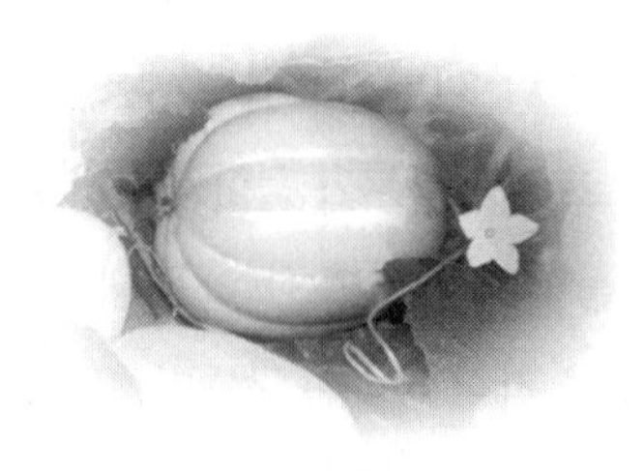

참 외

체했을 때, 곽란이 났을 때 효험

전국 각지에서 봄에 씨로 심는 한해살이풀이다. 줄기는 덩굴로 뻗으며 잎은 얕게 갈라진 넓은 달걀 모양 또는 둥근 모양인데, 여름철에 노란꽃이 피고 긴 타원형의 열매가 열린다.

익은 열매는 과일로 먹고, 꽃받침이 붙은 열매꼭지는 따서 햇볕에 말려 약으로 쓴다. 익은 열매꼭지보다 선 열매꼭지가 약효는 더욱 좋다. 열매꼭지의 약맛은 쓰고 성질은 차다. 쓴맛이 있는 결정성 물질인 엘라테린(멜로톡신) $C_{20}H_{28}O_5$가 들어 있다.

열매꼭지의 가루 또는 달임약은 게우기작용이 있다. 게우기작용을 하는 성분이 바로 엘라테린이다. 엘라테린을 주사하여서는 게우기작용을 하지 않으며, 먹을 때에만 위의 지각신경을 자극하여 게우기 중추를 흥분시킨다. 엘라테린은 또한 설사작용이 있다.

임상실험 결과에 의하면 참외꼭지의 5% 추출액을 한번에 3~5*ml*씩 하루 3번 써서 유행성 간염 치료에 좋은 효과가 있었다고 한다.

향약 치료에서는 체하였을 때, 또는 곽란이 났을 때 참외꼭지(오이꼭지도 무방하다)를 가루약 또는 달임약으로 쓴다. 또는 참외꼭지 1g과 붉은팥 1g을 함께 200*ml*로 죽처럼 끓여서 걸러 먹는다. 많이 먹으면 설사한다. 허약한 사람에게는 쓰지 않는다.

황달이 들었을 때에는 참외꼭지 가루를 잠자기 전에 환자의 코 안에 불어 넣거나 솜에 묻혀서 콧구멍을 막고 자면 다음날 아침부터 누런 콧물이 쏟아져 나오면서 황달이 낫게 된다. 이 때에 인진쑥을 달여서 차처럼 마시면 더욱 좋다.

이밖에도 체력이 충실한 비염환자들에게 참외꼭지 가루를 황달 치료 때처럼 코 안에 불어 넣거나 솜에 묻혀 콧구멍을 막고 잠자기를 5일 걸러 1번씩 3번만 하면 잘 치료된다. 비염 치료를 할 때에는 족도리풀 뿌리를 가루 내어 참외꼭지 가루와 같은 분량으로 섞어서 쓰면 좋다.

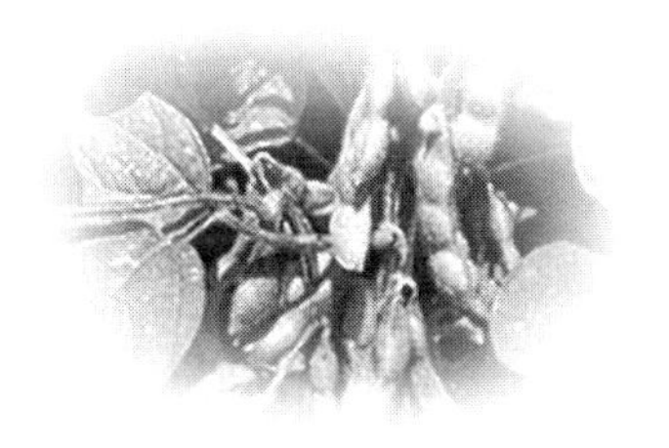

콩

콜레스테롤 줄이고 동맥경화 막는데 효과

콩은 우리나라 어디서나 잘 자란다. 특히 강원도를 비롯한 그 북쪽에서 자라는 콩은 질이 매우 좋다. 그래서 일본 정식(바른 먹거리)의 원조 사쿠라사와는 "일본 콩은 콩이 아니다. 만주 콩이라야 진짜 콩이다" 고 했다.

우리 선조들은 콩을 이용해서 많은 먹거리를 개발해 냈다. 콩을 가공하여 만든 두부, 된장, 콩기름 등은 소화흡수가 잘 되는 먹거리다. 쌀 단백과 콩 단백을 섞으면 동물성 단백에 뒤떨어지지 않는 영양가를 얻을 수 있다. 콩에 모자라는 메티오닌이 쌀에 많고 쌀에 모자라는 리진이 콩에 많아서 서로 모자라는 것을 보충한다.

콩의 맛은 달고 그 성질은 화평하다. 콩은 단백질 38%, 지방 18%, 탄수화물 25%, 수분 12%, 그밖에 비타민과 많은 미량원소 성분이 들어 있는 이상적인 먹거리 가운데 하나다. 콩의 단백질에는 리진을 비롯한 거의 모든 필수 아미노산들과 글루타민산을 비롯하여 10여 종의 아미노산이 들어 있다.

또 늙음을 막는 사포닌도 들어 있다. 콩의 사포닌은 몸 안에 과산화지질이 생기는 것을 막아주며, 지방의 합성 및 흡수를 억제하고 그 분해를 촉진한다. 과산화지질은 동맥경화를 촉진하는 것을 비롯하여 몸의 여러 기관에 나쁜 작용을 한다. 그러므로 과산화지질이 몸 안에 많아지면 사람은 쉽게 늙게 된다. 이로부터 콩에 들어 있는 사포닌은 늙음을 방지하는데 효과가 있는 물질이라고 말할 수 있다.

콩은 콜레스테롤을 줄이고 동맥경화를 막는데 효과가 크다. 그것은 주로 콩기름에 들어 있는 불포화지방산의 작용에 의한 것이다. 콩에 들어 있는 리진은 불포화지방 및 콜린과 인이 결합된 것인데, 콩의 콜린은 지방간을 막으며 늙음을 방지하는 데 중요한 역할을 한다. 콩은 지방의 합성과 흡수를 억제하고 그 분해를 촉진하므로 사람들이 지나치게 비만해지는 것을 막으며 살결을 곱게 하는 작용도 있다.

결국 콩은 늙음을 막는데 효능이 높은 매우 훌륭한 복합약재라고 할 수 있으며, 가장 이상적인 장수 먹거리라고 할 수 있다.

콩은 단백질 부족과 소금을 지나치게 먹어서 생기는 뇌출혈, 뇌혈전 등을 예방할 뿐 아니라 지방질을 지나치게 받아들여 생기는 뇌출혈, 뇌혈전, 심근경색 등을 예방하는 데도 매우 좋은 역할을 한다. 심근경색을 일으킨 심장동맥을 보면 혈소판 덩어리에 의해서 핏줄이 막혀 있다. 혈소판은 핏줄이 상하게 되면 재빨리 들러붙어서 그 상한 부분을 막아주므로 피가 새어 나오는 것을 멎게 하는 작용을 한다. 그리고 정상상태에서는 혈소판끼리 서로 붙어서 굳어지면 혈전이 생기게 된다.

혈전의 형성과 밀접한 관계를 가지고 있는 물질로서 프로스타글란틴이라는 것이 있다. 이 물질은 두가지 서로 상반되는 작용을 하는데, 그 하나는 혈소판을 굳게 하여 혈전을 만들고, 다른 하나는 혈소판이 핏줄벽에 잘 들러붙지 못하게 하면서 혈전이 생기지 않게 한다. 이와 같이 서로 상반된 작용을 하는 두가지 종류의 프로스타글란틴이 서로 균형을 맞추어 혈소판의 상태를 조절한다.

콜레스테롤의 수치가 높으면 혈소판을 서로 붙게 하는 프로스타글란딘의 작용이 강해진다. 그러므로 콜레스테롤 수치가 높은 사람은 조금만 자극을 받아도 혈소판이 쉽게 굳어 혈전을 일으킬 수 있다. 그런데 콩을 비롯한 식물성 기름에는 콜레스테롤 수치를 낮추는 불포화지방산이 많이 들어 있다. 특히 콩기름에는 몸 안에서 만들지 못하는 리놀산이 55%나 들어 있다. 리놀산은 콜레스테롤 수치를 낮출 뿐 아니라 프로스타글란틴을 늘리는 작용을 한다.

최근에는 콩이 혈전이나 동맥경화의 예방뿐 아니라 그 치료자용을 하는 약물로서 주목을 끌고 있다. 콩은 중년기 이후에 문제가 되는 당뇨병의 예방치료약으로도 주목을 끌고 있다. 그것은 콩에 들어 있는 트렙신 저해인자라는 물질작용 때문이다. 트렙신 저해인자는 단백질을 분해하는 소화효소인 트렙신의 작용을 억누르는 유해물질이지만 당뇨병에서는 이 물질이 약과 같은 작용을 한다.

콩은 이를 튼튼하게 하고 벌레먹는 것을 예방해 준다. 콩은 그밖에도 간을 튼튼하게 하며 인내력과 지구력을 길러준다.

그런데 날콩은 거의 소화되지 않을 뿐 아니라 혈구를 엉겨 굳게 하고, 또 성장을 저해하는 작용이 있으므로 물에 담갔다 삶거나 갈아서 먹어야 한다. 콩단백질의 흡수율을 보면 삶은 콩은 65%, 두부는 95%다.

콩 제품이 좋기는 하지만 비타민C가 부족한 것이 흠이다. 그러나 콩나물을 길러서 먹으면 비타민C가 많이 생겨나고, 또 잠자고 있던 여러 가지 영양소와 효소들이 깨어나 이용되기 쉬운 상태로 된다.

콩길금(콩을 싹틔워 싹의 길이가 1.5~2㎝ 때 햇볕에 말린 것으로 대두황권 또는 두벽이라 한다)은 청량성강장약, 독풀이약, 열내림약, 오줌내기약으로 좋다.

검은콩의 껍질을 벗겨서 말렸다가 가루를 내어 1회에 10~20g을 물로 달여 먹으면 피를 보양하여 어지럼증과 눈흐림증을 다스린다. 또 땀이 나고 열이 있으며 음이 허한 증을 다스리고 풍병에도 좋다. 검은 색소는 크로마르닌이다.

검은콩을 6월 중순께 물에 씻어 말린 다음 쪄서 따뜻한 곳에 얇게 펴고 그 위에 천을 덮어서 띄운다. 곰팡이가 누렇게 끼면 다시 쪄서 말린다. 이렇게 7번 되풀이 한 것을 약메주, 또는 두시, 향시라고 하는데, 약메주는 소염성 건위약, 소화약, 열내림약, 땀내기약으로 좋다. 열병 초기, 또는 머리가 아프고 추울 때 약메주를 살짝 볶아서 가루를 내어 1회에 1~2g을 그대로 먹거나 달여 먹어도 좋다. 검은콩 1홉을 초오(草烏) 10g 달인 물로 콩장을 만들어 1회에 5알 정도씩 1일 3회에 먹으면 신경통에 좋다.

검은콩과 하늘수박뿌리(천화분)를 같은 분량으로 섞어 가루를 내어 밀가루풀로 반죽해서 오동나무열매씨 크기의 알약으로 만들어 검은콩 100알을 달인 물에 매회 30~50알을 끼니 전에 먹으면 정력이 허약하고 당뇨가 있는 병에 좋다.

검은콩잎 한 줌을 물 4되를 잡아 2되가 되도록 달여서 마시면 피오줌 누는 병을 다스린다.

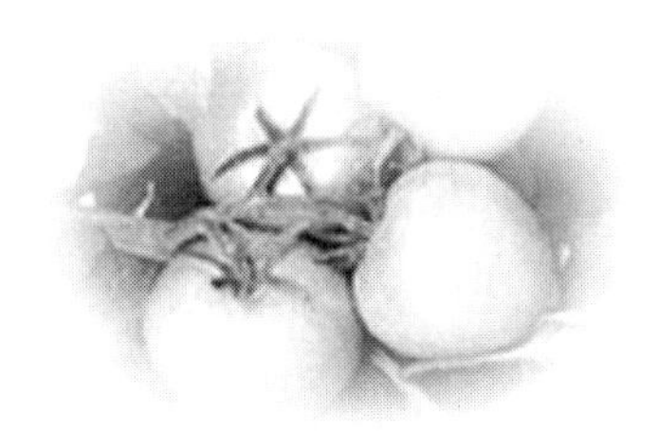

토마토

비타민과 무기염류의 보충적인 치료 영양제

씨로 심는 한해살이풀이다. 잎은 새깃 모양으로 갈라져 있으며 여름철에 붉은색 또는 노란색으로 익으며, 그 모양이 감과 비슷하다고 해서 일년감이라고도 한다.

토마토를 집에서 심기 시작한 것은 16세기부터이다. 처음에는 유독물질로 알려져서 먹을 수 없는 관상용으로 심다가 19세기에 들어서면서 먹기 시작하였다.

토마토의 열매살에는 단백질, 효소, 아미노산 등을 비롯하여 각종 영양소가 풍부하게 들어 있고, 씨에는 네오티고게닌과 스테로이드, 토마토지

드A가 들어있다는 것이 밝혀졌다. 그리고 잎과 덜익은 열매에는 토마틴, 토마티 등이 들어 있는데 익은 열매에는 적게 들어 있다. 잎에는 또한 토마토의 고유한 냄새를 내는 물질과 아린 맛을 내는 물질도 들어 있다.

약리실험에 의하면 마른 잎의 추출액은 평활근의 긴장도와 굼틀작용을 세게 해주는 작용이 있는데, 이것을 흰쥐, 토끼에게 0.7~1.33kg을 먹이면 배설물을 잘 내보내게 된다는 것이 알려졌다.

또한 혈압내림작용도 있다는 것이 밝혀졌다. 그리고 열매의 펙틴물질은 피 속의 콜레스테롤 함량을, 열매즙은 항생작용과 진균을 죽이는 작용이 있다는 것이 알려졌다.

그리하여 토마토는 비타민과 무기염류의 보충적인 치료영양제로 쓰일 뿐아니라 여러가지 물질대사 장애, 특히 염류대사 장애와 지방과다증으로 앓는 사람이 먹으면 잘 치료된다. 또한 염통핏줄계통과 위장병에도 좋다.

즙을 내서 한번에 1컵씩 하루 2~3번 먹는 것이 좋다.

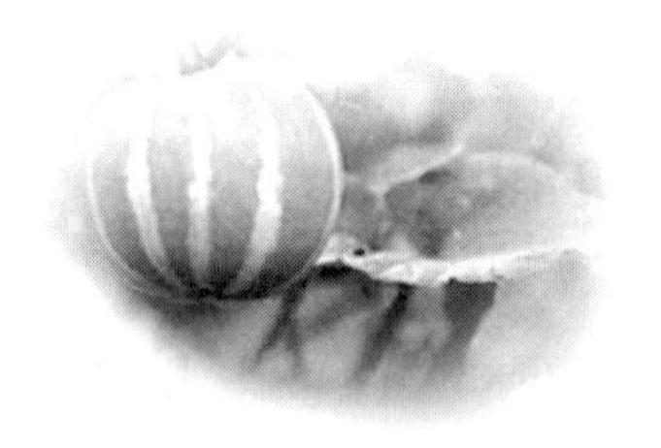

호 박

호박씨는 기생충 없애는 약으로 쓰면 효과

사람들은 소중하고 일상적인 것을 자칫 업신여기고 소홀하게 대하는 경향이 있다. 호박이 그 가운데 하나이다. "호박꽃도 꽃이냐", "호박같다"는 등 흔히 경멸의 비유로 쓰고 있다. 그러나 사실 호박은 우리 몸에 풍부한 영양소를 공급해 주고 또 여러가지 질병도 치료해 주는 약재로 쓰이고 있다.

호박의 맛은 달고 성질은 평하다. 호박씨는 맛이 달고 성질은 따뜻한데, 조충에 범고삐뿌리줄기(면마)와 비슷한 작용을 하는데, 그것보다는 독성이 적고 효과도 약한 것으로 알려져 있다.

열매살은 오줌내기작용, 소염진통작용, 이담작용을 하며, 염화나트륨의 배설을 빠르게 한다. 약한 설사작용도 한다. 열매살을 지나치게 많이 먹으면 피부가 누런색을 띠게 된다. 이것은 카로티노이드가 땀으로 배설되어 피부각질의 기름을 물들이기 때문인 것으로 알려져 있다. 이 누런색은 곧 없어지며 건강에 해가없다.

향약 치료에서는 호박씨를 조충 등 기생충을 없애는 약으로 쓴다. 구충효과는 적지만 독성과 부작용이 없으므로 임신부와 어린이들에게도 쓸 수 있는 이로운 면이 있다.

호박씨를 구충약으로 쓸 때에는 다음과 같이 만든다. 호박씨 300g을 겉껍질을 벗기고 푸른색의 엷은 속껍질만을 절구에 넣고 물 10~15 방울씩 타서 찧는다. 맛을 좋게 하기 위하여 꿀 15g을 넣는다.

이것을 한번에 한 숟가락씩 1시간 동안에 먹는다. 3시간 지나서 유산마그네슘 15~30g을 먹는다. 쓰는 양은 씨로 계산하여 어른 300g, 10~12살 150g, 5~7살 100g, 3~4살 75g, 2~3살 30~50g이다.

열매살은 오줌내기약으로 콩팥염, 간 질병 및 여러가지 붓는 병에 쓴다. 오줌 속에 염산염이 많이 섞여 나오게 한다. 즙을 짜거나 죽을 만들어서 하루 500g까지 먹는다. 해산 뒤 부었을 때 좋다.

호박속은 총상을 비롯하여 쇠붙이에 상처를 입었을 때 붙이면 잘 낫는다. 호박꽃은 독기가 있는 뾰두라지에 붙이거나 달여 먹으며, 호박넝쿨뿌리는 임질 또는 젖이 안나올 때 달여 먹으면 좋다.

5
『건강하게 오래 사는 길』

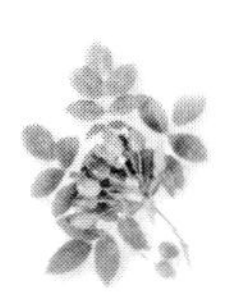

참 건강을 위한 몸단련

사람이 산다는 것은 숨쉬고, 먹고, 움직이고, 쉬고, 잠자는 것의 되풀이 과정이다. 이 과정은 '움직이는 것' 이 중심으로 되어 이루어지고 있다. 그러므로 사람이 산다는 것은 결국 움직여 일하는 과정이라고 말할 수 있다.

사람들이 움직여 일해서 무엇인가를 만들고 창작해 내는 것을 노동이라고 하고, 몸을 고르게 단련시키기 위해 움직이는 것을 운동이라 한다. 다시 말해서 노동이란 자신과 남의 삶을 보람지게 엮어 나가기 위한 육체적 정신적 활동이요, 운동이란 노동하는 힘을 배양하기 위한 몸단련 수단이다.

사람은 노동을 해야 먹고 살 수 있다. 그리고 노동이야말로 사람만이 가지는 가장 고귀한 특권이다. 그러나 이 고귀한 노동이 한편에서는 몸의 균형을 깨고 있다. 특히 현대처럼 직업이 세분화되고 전문화된 상황에서는 몸놀림이 지나치게 일방적이면서도 부분적으로 치우치게 마련이다. 때문에 전체적인 몸의 균형이 깨져서 건강이 망가지고 노화현상이 보다 빠르게 나타나기도 한다.

그래서 현대인들의 노화현상은 중·고령층의 문제만이 아닌 것이다. 남녀를 불문하고 청년층 혹은 소년층에 이르기까지 탈모, 백발, 건망증, 불안, 초조 등을 비롯하여 여러 장기(臟器)들에 허약해진 노화증후군 현상이 심각하게 나타나고 있다. 현대인들은 젊은 나이인데도 불구하고 몸의 유연함을 잃고 노화증후군에 시달리다 못해 병원과 약국을 뻰질나게 드나들면서 건강을 걱정하고 있다.

그러나 참 건강은 병원이나 약국만이 보장할 수 있는 것이 아니다. 오히려 건강의 지름길은 주방과 마당에 있다고 봐야 할 것이다. 말하자면 주방에서 만들어지는 좋은 먹거리와 마당에서 단련되는 적절한 운동만이 참 건강을 보장해 주는 것이다.

좋은 먹거리는 영양을 고르게 하여 몸을 살지우고, 적절한 운동은 몸의 균형을 바로잡아 물질대사를 활발하게 하여 피돌림이 잘 되게 한다. 또한 적절한 운동은 힘이 넘치고 지칠 줄 모르는 상쾌한 나날을 보낼 수 있도록 튼튼한 몸으로 단련시켜 주는 것이다.

사람의 몸은 움직이는 건물

사람의 몸을 한 채의 집에 비유해 보면 팔과 다리는 네 모서리의 기둥이요, 등뼈는 대들보이고, 핏줄(혈관)과 신경은 수도관 및 전기배선과 같다. 그리고 내장은 집안의 세간에 비유할 수 있다. 건축물은 해당 재료가 제자리에 배치되어 균형을 이루고 있을 때 아름답고 훌륭한 저택이 된다. 마찬가지로 사람들의 몸도 해당 기관들이 제자리를 지키면서 기관과 기관들 사이에 균형을 이루고 있을 때에 건강과 장수를 누릴 수 있다.

건축물은 활동이 없는 무기물이기 때문에 외부적인 자극이 없으면 조화가 깨지지 않는다. 그러나 사람의 몸은 늘 움직이고 활동하는 생명체이기 때문에 외부적인 자극은 물론 자체의 움직임과 활동에 의해서도 균형이 흔들리고 깨뜨려질 수 있다.

향약 이론에 의하면 외부적 자극에 의해 균형이 깨치는 원인을 외인, 자체의 움직임과 활동에 의해 균형이 깨뜨려지는 원인을 내인이라고 설명하고 있다. 그리고 외인에서이건 내인에서이건 균형에 이상이 생길 때 사람의 몸은 바로 경고신호를 울리게 된다. 그 증세가 바로 피로요, 권태요, 불쾌감이요, 통증이다.

그러므로 사람들이 건강한 몸으로 정상적인 활동을 하자면 몸이 발하는 이상신호에 즉각적으로 대처해 풀어 주어야 한다.

그리고 몸이 이상신호를 말하게 된 원인이 내인 가운데 하나의 요소가 되는 일반적인 노동에서 왔다면 반대방향으로 운동하는 것이 가장 현명한 방법이다. 그렇지 않고 무턱대고 진통제, 진정제, 안정제 등 약물을 남용한다면 그것은 마치 배가 고파 우는 어린애의 울음소리가 시끄럽다고 하여 젖먹일 생각은 하지 않고 입을 틀어막아 버리는 것과 같은 이치이다.

입이 틀어막힌 어린애는 울 수는 없지만 그렇다고 어린애에게 절박한 배고픔이 해결된 것은 아니다. 따라서 절박한 요구인 배고픔을 해결하지 못한 어린애는 결국 크게 병들고 말 것이다. 우리들의 몸에서 말하는 경고신호도 바로 이와 같은 것이다. 그러므로 경고신호가 울리기 전에 일상적인 운동을 통해 균형을 바로잡아 주어야 한다.

일상적 운동은 건강유지의 기본

운동을 하면 첫째, 물질대사를 왕성하게 한다. 운동을 하게 되면 보통 때보다 에네르기를 더 많이 소모하게 되므로 그것을 보충하기 위해 몸의 여러 기관들에서 물질대사가 왕성하게 된다. 사람들이 하루 동안에 써버리는 힘의 양은 나이와 몸무게, 그리고 활동의 종류와 세기에 따라 다르고, 힘이 많이 필요할 때에는 물질대사가 보다 활발하게 이루어진다. 또한 물질대사가 활발하면 신진대사가 왕성하게 되어 피가 맑아지고 건강이 증진된다.

둘째, 운동을 하면 염통 활동과 피돌림을 강화시켜 준다. 운동을 하지 않고 안정상태에 있을 때 염통에서 내보내는 피의 양은 50~60*ml*이다. 같은 조건에서 운동으로 단련했을 경우 염통에서 내보내는 피의 양은 70~90*ml* 이상이 된다. 따라서 운동으로 단련된 사람은 그렇지 못한 사람에 비해 염통의 뛰는 회수가 줄어들고, 또 염통이 한번 줄어들 때 소모하는 힘의 양도 절반이나 절약되면서 그 힘은 2~3배나 커진다. 또 운동을 하면 가는핏줄이 늘어나서 조직과 세포에는 영양물질과 산소가 많이 공급되고, 흰피톨과 붉은피톨이 많아져 병에 대한 저항력도 늘어나게 된다.

셋째, 운동을 하면 신경계통이 튼튼해진다. 운동을 할 때 복잡한 동작을 자유롭고 재빠르게 하기 위해서 힘살이 골고루 민첩하게 움직이게 된다. 그것은 대뇌피질에서 제지와 흥분과정이 빠르게 엇바뀌면서 그의 동일적인 지배 밑에 중추신경계통의 각 부분들이 활발하게 활동하기 때문이다. 그러므로 운동은 신경반사과정을 발전시키고 왕성하게 한다.

넷째, 적당하고 가벼운 운동은 소화기의 굼틀운동도 강화하며, 소화액도 잘 나오게 하며, 입맛도 돋구고, 소화도 잘 되게 한다. 그러나 밥을 먹은 뒤 바로 운동을 하면 소화기관으로 가야 할 피가 힘살에 쏠리게 되므로 소화불량이 생기고, 또한 먹은 것이 밥통에서 오래 머물러 있게 되어 위하수증이 생길 수도 있다. 그러므로 밥을 먹었다면 30분 뒤에 운동을 하는 것이 좋다.

건강장수의 기본조건

현시기 인구학 문제에서 절실하게 제기되고 있는 것은 늙은 층이 절대적으로나 상대적으로나 늘어나고 있다는 점이다. 따라서 어떻게 하면 늙지 않고 건강하게 장수할 수 있을 것인가 하는 문제가 진지하게 연구되고 있다.

이것은 비단 현시기에 있어서 뿐아니라 인류 창생 이래 기나긴 역사적 과정을 통해서 수많은 연구가들이 머리를 싸매고 몸부림쳤던 일이기도 하다. 그 결과 지금까지 건강장수에 대한 학설을 거의 2백여가지가 넘게 내놓고 있다.

그러나 이 많은 학설들 가운데 꼭 이것이면 된다는 정설은 하나도 없다. 그것은 사람들이 늘 변화하고 발전하는 상대적 세계에서 살고 있기 때문일 것이다. 그러므로 여기에서 제시하는 건강장수법이 또하나의 가설로 그치고 말는지도 모르겠지만, 그러나 현시기에서는 이 이상 더 좋은 방법이 없으리라 생각하며 자신있게 말하고 싶다.

사람들이 건강을 누리고 수명을 늘리자면 우선 일차적으로 사회경제적

문제를 해결해야 한다. 다시 말하자면 사람의 자주성이 유린되고 모진 착취와 압박 속에서 헐벗고 굶주리던 노예제사회에서의 노예제 들은 장수는 고사하고 산다는 것 자체가 고역이었다. 그러므로 모든 사람들의 건강장수의 소망은 사람을 가장 귀중한 사회적 존재로 여기고, 모든 것을 사람을 위해 복무하는 민주복지 사회에서만 해결할 수 있는 것이다.

다음으로 사람의 수명을 늘리는데 중요한 것은 생물학적 요인을 옳게 해결하는 것이다. 그것은 ① 이로운 외부환경의 적극적 조성, ② 일상적인 육체적 단련과 알맞는 생활섭생, ③ 알맞는 영양의 고른 섭취, ④ 질병의 적극적인 예방과 신속하면서도 철저한 치료, ⑤ 약물학적 대책을 세우는 것 등이다.

태 속에서 장래가 결정된다

사람들은 어머니 태 속에서 280일 이쪽저쪽을 살게 된다. 그것은 150만분의 1 그램쯤밖에 되지 않는 하나의 수정란이 30억 배로 성장하는 엄청난 폭발의 세계다. 따라서 이때부터 20조라는 천문학적 수자의 세포 덩어리로 뭉쳐져서 사람의 기본적 구조가 거의 갖추어진 태아가 완성된다.

이 20조의 세포들 가운데는 이 세상을 살아가면서 늘 분열작용을 하는 것도 있지만, 한번 생겨나면 평생 동안 분열하지 않는 신경세포와 힘살세포도 있다. 그러므로 세포들은 애당초 빈틈없이 만들어져야 한다.

여기에 태교를 철저하게 지켜야 할 이유가 있다. 어머니 배 속의 태아는 생물학적으로나 생리학적으로나 어머니의 먹거리 생활, 육체적 · 정신적 일상생활, 심리작용 등에 전적으로 영향을 받으면서 성장해 나가고 있는 것이다.

그러므로 태아를 가진 어머니의 섭생과 수양은 태아의 육체와 정신을 형성하는데 절대적인 작용을 하는 것이다. 따라서 동양에서는 태아를 가진 어머니가 지켜야 할 훌륭한 태교법을 수천년 전부터 매우 진지하게 실천해 내려왔다.

그런데 지금은 태교법이 실종되어 버리고 없는 것같다. 임산부는, 태아의 생리는 아랑곳없이 자기 기분대로 멋대로 편할대로 먹어치우고 해 제끼고 있다.

그것은 태아의 입장에서 볼 때 마치 광란의 세계다. 광란의 세계에 휘말리고 있는 태아는 정신적으로 육체적으로 온전할 수가 없다. 온전치 못한 정신과 육체를 가지고 성난 물결이 넘실거리고 있는 모진 이 세상을 탈없이 순탄하게 헤쳐나아갈 수 있기를 바란다면 그것은 분수를 모르는 망상이다.

그러므로 자녀들의 건강과 행복을 바라는 부모들이라면 농사꾼들이 씨앗을 챙기듯이 태아를 위해 정성을 쏟아야 한다. 별난 먹거리를 먹지도 말고, 요사스런 것을 보지도 말며, 괴이쩍은 말은 하지도 듣지도 말아야 한다. 망측스런 몸가짐, 마음가짐은 얼씬도 못하게 해야 한다. 이렇게 될 때 건강하고 머리 좋고 훌륭한 아기를 낳아 기를 수 있다.

태아는 제 힘으로 자궁문을 연다

사람의 수정란은 첫째 달에는 소젖이 엉킨 것(絡)과 같고, 둘째 달에는 자두와 비슷하고, 셋째 달에는 사람의 모습이 대강 꾸며지고, 넷째 달에는 남녀가 분별되고, 다섯째 달에는 힘살과 뼈가 생기고, 여섯째 달에는 털이 생기고, 일곱째 달에는 혼이 놀면서 오른손을 움직이고, 여덟째 달에는 백이 놀면서 왼손을 움직이고, 아홉째 달에는 세 번 몸을 굴리고, 열째 달에는 체구가 만족하여 엄마와 아기가 저절로 갈라서게 된다.

그것은 마치 한 톨의 밤알이 봄에 핀 꽃봉오리에서 여름내 만들어낸 송이 속에서 영글어 가을이 되면 저절로 빠져나오는 것과 같다.

그러나 철부지들은 밤알이 영글어 빠져나올 때를 기다리지 못하고 생밤을 까서 망쳐버린다. 그리고 요즘의 해산법은 이 생밤 까는 철부지들의 수법을 흉내내고 있는 것 같다.

그것도 임부와 태아를 반주검의 상태로 마취시켜 놓고 시퍼런 칼날을 휘둘러 임부의 배를 째고, 태아를 끌어 내놓고 하며 소위 문명인의 묘기를 자랑하고 있다.

생배를 째게 되면 살갗과 힘살과 핏줄과 신경이 상처를 입고 내장이 타격을 받게 된다. 물론 감쪽같이 꿰매놓는다지만, 그것은 짜깁기해 놓은 옷가지보다도 볼썽사납고 흠집이 생긴다. 그래서 한번 배를 째고 아기를 끌어낸 부인은 두 번 이상 애를 낳기 어렵다고 한다.

한편 귀여운 아기는 아기대로 자궁문을 통과하면서 다듬어지고 영글어질 환희의 행로를 박탈당하고, 게다가 터무니없는 마취로 혼절당한 채 억지로 세상에 끌려나오게 된다. 그래서 '천상천하유아독존' 이라는 환희에 찬 울음소리 한번 시원스럽게 내보지 못한다.

세상은 고해라고 했다. 그러나 그 고해는 자주·자립·자활의 위력 앞에서 행복으로 용해되고 만다. 그런데 애당초 출발점에서부터 자주·자립·자활능력을 박탈당하고 어거지로 끌려나온 신생아가 무슨 힘으로 건강을 보존하고, 무슨 능력으로 행복을 창조해 나갈 수 있을까.

세살 버릇 여든까지 간다

어린아이의 생물학적 생리학적 교육은 전적으로 어머니의 먹거리 생활(그것에 의한 건강·활동·심리·사상·인격 등)을 통해서 이루어진다. 그렇기 때문에 옛날에는 젖어미를 들여 세우는 데 무척이나 까다로웠다. 즉 젖어미의 혈통, 가정환경은 물론 그녀의 성격·기질·행동·사상·지성·교육정도·생김새 등을 세심하게 조사한다. 만약 남으로부터 비난을 받는 추악한 여성이라면 아무리 풍부한 젖을 가지고 있더라도 젖어미로서는 불합격이다.

젖어미가 되자면 건강하고 상냥하고 예의바르고 꾸밈이 없고 진실하고 창조성이 있고 마음씨 고와서 친척이나 이웃으로부터 칭찬을 받는 여성이어야만 한다.

그것은 어린이의 성장·지능계발·사회적응력 등 모든 것이 전적으로 젖어미에 의해서 이루어지고, 또 그것을 바탕으로 살아가게 되기 때문이다. 실제로 사람들의 체질적 심리적 소인은 5살 안쪽에 이루어진다고 현대 교육심리학은 밝히고 있다.

이것은 "세살 버릇 여든까지 간다"는 우리의 속담을 더없는 명언으로 증명해 준다.

그런데 현대의 아기 엄마는 어떻게 하고 있는가. 내 생명보다도 소중하다는 아기에게 젖꼭지 한번 물리지 않는 이기심을 발동시켜 지성도 이성도 분별력도 창조력도 없이 그저 힘자랑할 줄밖에 모르는 뿔난 소에게 젖을 부탁한다. "개구장이라도 좋으니 몸만 튼튼하게 자라라"고 하면서 온갖 잡스런 노리개를 수북하게 쌓아 놓고 이기심·사행심·포악심만 길러 준다.

그러면서도 장래 건강 장수하는 훌륭한 지도자가 되어 주기를 바라고 있으니, 이런 터무니없는 망상이 어디에서 실현될 수 있을까.

강철은 용광로에서 녹여낼 수 있지만 잘못된 사람의 습성을 바로잡는다는 것은 거의 불가능에 가깝다. 가령 어렵게 바로잡아 세웠다 할지라도 그것은 마치 휘어진 대나무를 펴놓은 것만큼이나 나약할 뿐이다.

우리 몸은 세포가 지탱한다

우리 몸에는 무려 20조에 달하는 수많은 세포가 있는데 그 한 무리는 한 번 생겨난 다음 사람의 수명과 평생을 같이하는 신경세포와 힘살세포들이고, 다른 한 무리는 평생 동안 수천 번씩 분열하면서 살아가는 세포들로 되어 있다.

이들 세포들은 사람의 발육기에는 수를 불리는 것이 중심역할이 되고, 어느 정도까지 세포의 수가 불어나게 되면 그 다음에는 세포의 성장, 즉 용적이 커지는 것이 주된 작용이 된다. 그리하여 세포의 수와 크기가 꼭지점에 이르게 되면 장기(臟器)의 성숙기에 이르고, 그것을 지나게 되면 늙음 즉 장기의 위축이 일어난다.

다시 말해서 늙어감에 따라 세포의 수가 줄어들기 때문에 내장 장기들이 위축되게 된다. 이것은 사람에 따라, 장기에 따라 차이가 있다. 예를 들면 머리골, 염통, 허파, 힘살과 같은 장기는 70대에는 그 세포의 수가 가장 번성했을 때의 60%로 떨어진다. 콩팥에서 콩팥 단위(네프론)의 수가 젊은 사람은 80만이나 되지만 늙은이는 35~45만으로 줄어든다.

늙어감에 따라 세포 자체에서 일어나는 변화는 그 속에 노인색소라고 불리는 세포 안의 침착물이 나타난다. 이 색소는 전혀 분열능력이 없는 염통이나 머리골을 비롯한 신경세포에 들어붙는 소모성 세포다. 그밖에도 세포 안에는 칼슘이나 지질이 늘어나서 세포의 작용을 약하게 만든다. 따라서 늙음이란 세포 안에서 퇴행성 변화들이 일어나고 환경에 적응하는 능력과 불리한 조건들을 이겨내는 활동능력 및 예비력 등이 계속 낮아지는 과정이다.

그런데 이와 같은 세포의 기능약화와 장애현상은 유리기, 우주선, 자외선, 방사선 등 외부환경 조건과 관련하게 된다. 물론 유리기의 일부는 세포 자체에서 정상적으로 만들어지고도 있지만, 그것은 적은 양이고 곧 다른 물질로 바꾸어지기 때문에 별로 문제가 되지 않는다. 다만 그것이 어떤 원인에 의해서 축적될 때, 또는 바깥에서 들어온 유리기와 서로 어울려 작용할 때 세포의 구조물이 타격을 입고 손상되는 것이다.

우리 몸 안에 있는 세포들은 물질대사를 통해 살아간다. 이 물질대사를 하는 데서 중요한 것은 영양소이다.

분자량이 큰 영양소가 세포에 이르게 되면 리소좀 안에 흡수되어 거기서 변화를 일으켜 분자량이 작은 물질로 된 다음 리소좀에서 세포질 속으로 빠져나온다.

이렇게 빠져나온 저분자 물질은 리소좀 주위에 있는 사립체로 들어가 최종분해를 하게 되는데, 이때에 에너지인 ATP(아데노신 3 린산)를 유리한다. 따라서 핵 안에 있는 태핵산은 대사과정에서 생기는 ATP를 이용하면서 세포의 전반 대사와 기능을 지배하게 된다. 그러므로 태핵산은 세포의 물질대사 전반을 지휘하는 중추적 기능을 하고 있는 것이다.

그리고 사립체에서는 대사되는 과정에서 ATP와 함께 유리기(나쁜 물질)가 생기게 된다. 이 유리기는 적은 양인데다 곧바로 다른 물질로 바꾸어지기 때문에 태핵산과 세포 안의 다른 구조물들에 그리 큰 영향을 주지 못한다. 그러나 그것이 어떤 원인에 의해서 축적이 되면 세포 안의 구조물에 손상을 입히게 되고, 또한 세포 안에서 생긴 유리기가 바깥에서 들어온 유리기와 서로 어울려서 작용을 하게 된다면 세포의 구조물이 더 큰 타격을 받게 되는데, 그것은 유리기가 막을 파괴하는 작용이 매우 강하고, 또 다른 물질과 쉽게 반응할 수 있는 성질을 가지고 있기 때문이다.

특히 밖으로부터 들어온 유리기는 세포막을 이루고 있는 지질계 등의 물질 즉 지방산화물과 반응하여 과산화물을 만들어낸다. 그러므로 지질을 주성분으로 하여 구성된 핵막, 사립체막, 리소좀막, 미트로솜막 등과 반응하여 이들 막을 쉽게 손상시킬 수 있다. 또한 과산화물은 핵단백질을 비롯한 단백복합물과도 쉽게 반응하므로 태핵산을 비롯한 다른 구조물을 파괴한다.

세포의 핵 안에는 무려 10만 개나 되는 유전자 토막이 들어 있는데, 이 유전자 토막의 기능이 높으면 높을수록 모든 장기들을 이루고 있는 세포가 튼튼해지면서 정상적으로 살아가게 된다.

건강한 숨틀은 생명을 연장한다

사람들은 숨을 쉬고 산다. 숨을 계속 쉬고 있으면 살아 있는 사람이요, 숨이 그쳤으면 죽은 송장이다. 그래서 "사람들의 삶이란 숨 한번 쉬는 사이"라 했다.

숨틀이란 코안, 울대, 기관 및 기관지, 허파로 이루어져 있다. 여기서 코안, 울대, 기관 및 기관지는 숨길이고, 허파는 몸 안팎의 가스를 교환하는 곳이다.

코 안의 점막은 섬모상피로 덮여 있는데, 거기에 먼지가 걸리게 되면 콧구멍 바깥쪽으로 섬모가 운동을 해서 먼지를 내보내게 된다. 그리고 점막 밑에는 가는핏줄들이 많아서 통과하는 공기를 따뜻하게 덥혀 준다. 기관과 기관지는 바깥 공기를 폐포에 들여보내고 폐포에 있는 가스를 내보내며, 또한 숨길과 허파에 쌓인 가래 성분을 내보내는 일을 한다.

허파에는 약 7백만 개가 넘는 폐포가 있고, 폐포벽을 둘러싼 가는핏줄의 표면적은 140평방미터에 이른다. 이 넓은 광장이 가스를 교환해서 기(氣)를 만들어 내는 공장이다.

가스교환을 위해 사람들은 하루에 2만 1천 6백여 번이나 숨을 쉬게 된다. 날마다 되풀이되는 2만 1천 6백번의 숨을 통해 만들어진 기는 하루에 810 장(丈)이나 되는 머나먼 길을 몸안 구석구석까지 누비고 돌아다닌다.

이와 같은 일을 하는 숨틀은 바깥 공기와 통해 있는 장기이다. 따라서 숨틀은 온도, 습도, 세균, 가스에 의해 직접 영향을 받게 된다. 호흡기를 잘 보호하고 일상적으로 단련해야 할 중요성이 바로 여기에 있다.

숨틀을 보호하자면, 첫째 숨을 정확히 그리고 늘 코로 쉬는 버릇을 붙여야 한다. 둘째 몸단련 특히 한냉을 이겨낼 수 있도록 일상적으로 몸을 단련해야 된다. 셋째 공기와 의식적으로 접촉하는 습관을 붙여야 한다. 넷째 일상적으로 깨끗한 공기를 마시도록 청결한 환경을 조성해야 한다. 다섯째 기후조건에 따라 몸조리를 잘 하며, 온도와 습도를 잘 조절하여야 한다.

그리고 숨틀을 보호하는 데 필요한 보약들을 쓰는 것이 좋다. 단너삼, 도라지, 더덕, 오미자, 겨우살이뿌리, 복숭아씨, 살구씨 등은 숨틀을 보호하는 데 쓰인다.

머리는 쓸수록 좋아진다

정신활동을 담당 수행하는 머리골 신경세포의 수는 갓 태어난 어린아이의 머리골에 약 140억 개가 있다. 그것이 스무살 정도가 지나면 날마다 약 10만개씩이나 없어지게 된다. 이처럼 사람들이 나이를 먹어감에 따라 머리골 신경세포만 줄어드는 것이 아니라 세포 안에서 정신활동을 하는 단백질을 만들어 내는 리보솜이라는 물질도 줄어들게 된다.

이렇게 죽어가고 줄어든 머리골 신경세포와 리보솜은 다시 보충 생산되지 않는다. 그 대신 남아 있는 머리골 신경세포의 돌기 연결과 리보솜에 의해서 정신활동이 원만하게 진행된다. 그렇기 때문에 나이가 많아지는 것과 함께 머리골 신경세포가 줄어든다고 해서 그에 따라 정신활동 기능이 약화되는 것은 아니다. 그것은 머리골 신경세포가 내는 돌기들이 주위의 세포들과 매우 복잡하면서도 규칙적으로 맞물리는 돌기 연결을 최대한 발휘하기 때문이다.

그런데 이런 돌기 연결은 창조적인 정신활동을 하는 사람일수록 더 풍부하게 이루어지며, 나이가 들수록 머리골 신경세포가 보다 건전하게 된다.

마치 그것은 잘 구르는 기계는 녹이 슬지 않고 성능이 좋은 이치와 같다. 실제로 아이들이 어른보다 머리골 신경세포를 많이 가지고 있으면서도 정신능력이 낮은 것은 머리골 신경세포 상호간에 돌기를 통하여 밀접한 연결을 가지지 못하고, 리보솜이 잘 발달되지 못한 것과 크게 관련이 있는 것이다.

그러므로 머리를 좋아지도록 하자면 정신활동 능력을 높이기 위한 섭생을 잘 하는 것이다. 무엇을 기계적으로 외는 것이 정신활동 능력을 보장하는 방도가 되기도 하지만, 그보다는 창조적인 정신활동을 정열적으로 벌이는 것이 보다 효과적이다.

머리골 세포는 고도로 발달된 세포로서 리보핵산분자 수가 2천만 개 이상이면 그가 만들어낸 단백질은 기억단백질을 비롯하여 1백만 개 이상이 된다.

절도있는 삶이 장수의 비결

절도있는 생활은 장수를 보장하는 중요한 요인이 된다. 하루의 해는 아침에 동녘 하늘에 어김없이 솟아올라 저녁에는 서녘 산으로 넘어간다. 봄에는 싹이 트고, 여름에는 푸르름이 싱그럽고, 가을에는 풍성한 열매를 맺고, 겨울에는 눈발이 날리듯, 사람도 아침에 일어나서 낮에 일하고 밤에는 잠을 잔다. 즉 8시간 생각하고, 8시간 일하고, 8시간 잠잔다. 이것이 자연의 이치요 인생의 섭리다.

기계도 절도없이 무리하게 돌리면 마침내 마모되고 망가져 버리듯이 사람들이 무절제하게 되는대로 생활한다면 몸은 망가지고 건강을 잃고 만다.

우리들이 어쩌다 하루밤을 뜬눈으로 지새우고 나면 입맛을 잃게 되고, 심하면 얼굴 모습까지 일그러지게 됨을 경험하게 된다. 뿐만 아니라 아침 점심 저녁 끼니를 제대로 먹지 않았을 때 곧잘 위장장애를 경험하여 건강을 해치게 된다는 것은 상식이다.

하루하루를 놓고 생각할 때 그것은 별것이 아닌 듯 싶다. 그러나 사람의 한 평생도 하루로부터 시작되고, 또 하루하루가 겹치고 겹쳐서 한 평생이 되는 것이다. 그러므로 우리는 하루하루의 생활을 헛되이 할 수 없다. 동서고금을 막론하고 건강 장수하면서 큰일을 했다는 사람들은 모두가 절도있는 생활을 한 사람들이다.

절도있는 생활, 그것은 질서를 지키는 생활이다. 질서는 순간일 망정 어겨서는 안된다. 그러므로 옛 성현들은 우주의 질서 속에서 그 질서의 모습대로 절도있게 살아가기를 절규했었다. 절도있는 생활, 그것이 바로 삶이요, 건강이요, 장수이기 때문이다.

80살을 넘겨 살다가 간 정열적인 철학자 칸트가 규칙적으로 아침 산책길에 나서면 동네 사람들이 밥을 짓기 시작했다는 이야기는 건강 보장에 더없이 귀한 교훈이다.

일하는 사람은 늙지 않는다

어떤 사람들은 편안하고 한가롭게 보내는 것이 건강하게 오래 살 수 있다고 생각하고 있다. 그러나 과학적 연구자료에 의하면 놀고 먹는 자들이나 게으름을 피우는 사람들은 예외없이 쉬 늙고 또 오래 살지 못했다는 것을 밝혀 주고 있다.

사람들이 일을 하면 뼈를 이루고 있는 세포의 활력이 높아져서 배가 튼튼해지고 뼈마디도 여물게 된다. 육체노동을 하면 관절액이 많이 나와서 관절면을 고루 적시게 되어 관절면에 있는 삭뼈가 바스러지지 않는다. 뿐만 아니라 삭뼈의 영양을 도와 관절운동을 보다 매끄럽게 한다.

또 육체노동 과정에서 힘살이 튼튼해진다. 일을 할 때 온몸을 놀리는 과정에서 힘살조직이 오그라드는 것을 예방할 수 있고, 온몸의 피흐름이 잘 되게 한다. 이것은 "힘은 쓸수록 더 큰 힘이 생긴다", "일손을 놓았더니 쉬 늙었다"는 진리를 생생하게 증명해 주는 것이다.

사람의 힘살 안에 있는 모세혈관망의 길이는 모두 합하면 약 10만 킬로미터에 달하는데, 그것은 지구 둘레의 2.5배나 된다. 그런데 이 모세혈관은 피를 먹고 산다. 이 모세혈관들에 피를 제대로 보내자면 심장이 제대로 활동하는 것과 함께 근육의 수축작용을 원만하게 보장해야 한다.

심장은 동맥피를 온몸에 보내는 펌프작용을 하지만 정맥피를 빨아들이는 힘은 매우 약하다. 그러므로 온몸에 퍼져 있는 정맥피를 심장으로 되돌려보내는 일은 힘살이 맡아 하게 된다.

나이가 들면 어떤 사람들이 손발이 차가워지고 또 시린 감을 느끼게 되는 것은 피의 말초순환이 잘 되지 않는 것과 관련이 깊다. 이렇게 된다면 세포와 조직에 충분한 산소와 영양물질을 공급해 줄 수 없게 되므로 세포와 조직이 제대로 활동할 수 없게 되어 쉬 늙는다.

일반적으로 몸 안의 세포와 장기들은 활동이 적을수록 빨리 위축되고 자기 기능을 수행하지 못하게 되어 퇴화해 버리게 된다.

사람은 핏줄과 함께 늙는다

사람의 심장은 하루에 10만 번을 고동치며 1분 동안에 6l의 피를 뿜어내고 있다. 그리고 심장이 한 번 뛰는 데는 0.8초가 걸리는데, 그중에서 심실이 수축하는 시간(즉 일하는 시간)은 0.35초 뿐이고 나머지 0.45초는 심실의 힘살이 쉬는 시간이다.

사람의 몸에는 심장에서 내뿜는 피를 수송하기 위해 지구 둘레의 2.5배에 달한다는 무려 10만여km의 핏줄이 널려 있다. 그 핏줄은 동맥과 정맥으로 나뉘고, 그것들은 다시 큰핏줄, 작은핏줄, 가는핏줄로 갈라져 있다. 따라서 사람이 살고 있다는 것은 심장에서 내뿜고 있는 피를 이들 핏줄을 통해 쉼없이 수송하고 있는 과정이기도 하다.

그러므로 핏줄은 항상 매끄럽고 탄력이 있으며 하찮은 걸림도 없어야만 한다. 그런데 사람마다 나이가 들어감에 따라 동맥벽에 콜레스테롤이라는 물질이 붙게 되어 동맥 안쪽벽이 점차로 좁아지며 탄력성도 약하게 된다.

뿐만 아니라 큰동맥의 맥파 전파속도는 5살에서 1초 동안에 4.1m이던 것이 65살에서는 초당 약 10.5m로 빨라지게 되고, 심장에 대한 피 흐름량의 경우 50대에서는 20대에 비해 22%나 줄게 된다.

또 늙어감에 따라 가는핏줄이 위축되면서 그 속이 좁아지고 기저막이 두터워지면서 투과성이 낮아질 뿐 아니라 가는핏줄의 수도 줄어들게 된다. 그러므로 "사람은 자기의 가는핏줄의 나이를 가진다" 고도 한다.

또한 핏줄의 노인성 변화와 관련하여 말초의 피흐름이 증가함에 따라 늙은이는 젊은이에 비해 혈압이 높아지고 심장이 하는 일도 많아지게 된다. 그 결과 평균 55살까지는 심실 힘살이 비대해지다가 그 이후부터는 심장핏줄의 노인성 변화와 심장힘살 재생능력의 저하로 인해 심장힘살에서 변화가 일어나게 되고, 심장힘살의 예비력도 약해지게 된다.

또한 동맥이 경화되면서 일정한 곳에서 피흐름의 장애가 생기게 되고, 그에 따라 여러 장기들과 계통들의 정상적인 기능 및 대사과정에 이러저러한 변화가 일어나면서 늙게 되는 것이다.

늙음이란 유전자의 기능변화다

사람의 몸에는 20조라고 하는 천문학적 수자의 세포가 들어 있다. 이들 세포의 모습은 서로 다르게 생겼지만 그 서로 다른 세포의 중심에 있는 핵 속에는 어느 것이나 똑같은 디옥시리보핵산이 사슬 모양으로 들어 있다. 이것이 후대를 닮게 할 뿐 아니라 사람의 생명활동을 규제하는 유전물질이다.

디옥시리보핵산은 이중 나선형의 구조를 하고 있는데 그 한 개의 길이는 3만분의 1㎜이다. 그리고 디옥시리보핵산 사슬은 유전자 토막으로 되어 있으며, 한 개의 핵 속에 무려 10만 개나 들어 있다. 물론 그것들이 모두 같은 일을 하고 있는 것은 아니다.

그 가운데서는 심장활동을 규제하는 유전자가 따로 있는데, 이 유전장치에서 심장활동에 필요한 단백질을 생산하도록 하는 지령서를 찍어 보내고 있다. 이 지령에 의해 수축단백질을 만들어 내보내게 되므로 심장은 쉴새없이 늘어났다 줄어들었다 하면서 뛰고 있는 것이다.

세포의 핵 속에 있는 10만 개나 되는 유전자 토막은 필요한 토막의 유전자만이 열려 활동하고 나머지는 예비력으로 대기하고 있다.

이 유전장치의 기능이 높으면 높을수록 모든 장기를 이루고 있는 세포들이 튼튼해지면서 정상적으로 살아간다. 그러나 사람들이 살아가는 과정에서 세포 안에 대사산물이 차거나 병균의 침입을 받는 등 여러 가지 원인에 의해서 유전장치의 기능이 떨어지게 되는데, 이 때에는 디옥시리보핵산에 들어 있는 방어계와 수복계에서 손상되고 기능이 떨어진 유전장치를 매우 신속하게 수리하고 복구해 준다.

그러나 수리되고 복구된 유전장치는 애당초의 것만은 못하므로 유전장치의 기능이 점차로 떨어지게 된다. 이와같이 유전장치의 기능이 점차 떨어지고 변화해 가는 과정에서 사람들은 늙어가게 된다.

결국 사람들을 이러저러한 원인 때문에 변화하고 기능이 떨어지는 유전장치와 함께 늙어가면서 1백 살이 넘는다는 종적 수명(생물학적 수명)을 다 할 수 있을 뿐 아니라, 그보다 더 늘릴 수도 있다.

사상의학으로 본 인간의 체질

사상의학의 내용

인간의 체질에 대한 연구는 먼 옛날로 거슬러 올라간다. 우리 동방에서는 음양오행 사상이 갖는 세계관을 터전으로 하여 『황제내경』에서 이미 음양체질 · 오행체질에 대한 연구를 기록하고 있다. 한편 서양에서는 우주생성이 불 · 물 · 바람 · 흙의 4요소로 되었다는 그리스 철학에 뿌리를 갖고 출발한 히포크라테스의 4액체질설 등이 문헌상의 기록으로 전해지고 있다.

이후 동방의 음양오행체질은 이제마에 의해 사상체질론으로 정리 · 발전하였으며, 서양의 4액체질설은 갈레누스의 4기질론으로 발전하였다. 물론 이밖에도 육경(태양 · 소양 · 양명 · 태음 · 소음 · 궐음)체질, 4혈액형 체질설과 의학적 체질설 등 여러 가지 체질설이 있다.

그런데 이들 모든 체질론에 대해서 자세하게 알아본다는 것은 매우 벅찬 작업일 뿐 아니라 여기에서 다루어야 할 테두리 밖의 일이 될 것이므로 우리 겨레 고유의 사상체질론에 대해서만 알아보기로 하겠다.

1836년 주막집 딸을 어머니로 하여 태어난 이제마는 당시 사회의 신분적 구속 때문에 온갖 수모와 천대 속에서 자라면서 오직 천민 신분을 면해

보겠다는 일념으로 의학에 정진하던 끝에 종전의 의학설과는 매우 다른 특색이 있는 사상체질설을 주창하기에 이르렀다. 즉 이제마는 사람마다 그 체질이 모두 같은 것이 아니고, 크게 나누어서 태양·소양·태음·소음의 상으로 나누어 보면 누구나 다 그 가운데 하나의 상(象)에 소속된다고 하는 사상체질론을 주장하고 있다.

다시 말해서 사상의학에서는 인체를 음양론적 입장에서 상초와 하초로 구분하여 대대(對待)시키고, 다시 상초를 상초와 중상초, 그리고 하초를 중하초와 하초로 분리하여 거기에 각각 하나씩의 장부를 배치시키는 4개 장부설을 주장하고 있는 것이다. 즉 상초에 자리잡고 있는 허파와 중상초에 자리잡고 있는 간, 그리고 중하초에 자리잡고 있는 지라, 하초에 자리잡고 있는 콩팥 등의 장부 중에 어느 장부가 모자라느냐(虛) 넘치느냐(實)에 따라서 사상인 가운데 어느 한 상인(象人)으로 결정되는 것이다.

그리하여 허파가 크고 간이 작으면 '태양인' 이 되는데, 태양인은 허파의 성품인 슬퍼하는 감정이 넓게 흩어지고, 지라의 감정인 노여워하는 감정이 조이고 급하게 되어 기가 허파에 몰려서 허파의 기가 넘치게 되고, 간의 기가 깎이고 상하게 된다는 것이다.

또한 간이 크고 허파가 작은 '태음인' 은 간의 성품인 기뻐하는 감정은 넓게 부풀지만 콩팥의 성품인 즐거워하는 감정이 조이고 급한 것이다. 따라서 기뻐하는 감정이 넓게 부풀면 기가 간으로 모여 간은 더욱 넘치게 되고, 그 대신 허파에 기가 모자라 상해를 입게 된다.

그리고 지라가 크고 콩팥이 작은 '소양인' 은 지라의 감정은 넓게 부풀지만 허파의 감정인 슬퍼하는 감정은 조이고 급해서 지라의 기가 넘치고, 콩팥의 기는 들떠서 상하게 된다.

또 콩팥이 크고 지라가 작은 '소음인' 은 콩팥의 감정인 즐거워하는 감정은 깊고 야물지만 간의 감정인 기뻐하는 감정은 조이고 급해서, 콩팥에 기가 넘치게 되어 지라의 기는 들떠서 상하게 된다는 것이다.

태양인 체질과 소양인 체질의 특성

그러면 이상과 같은 사상인은 어떻게 분별할 수 있을까? 이에 대한 해답은 그렇게 쉽사리 얻어지는 것이 아니다. 사상의학설의 제창자 이제마에게도 각개 상인의 정확한 분별법은 까다롭고도 어려운 문제였다. 이제마는 해당 상인의 분별을 위해 각인의 몸집과 용모는 물론 심리상태, 생활태도, 질병의 증후 등 다방면 다각도에서 세밀하고 신중한 관찰을 한 끝에 조심스럽게 결론을 내렸다.

그런데 이제마는 사상체질의 분별을 각 개인의 외적 표현형식인 몸집과 기상(氣象)에 우선순위를 두고, 몸집의 감별을 통해 몸통 안에서 운행하고 작용하는 생리적 · 심리적 기능을 유추해냈다.

태양인의 기상은 용모가 뚜렷하고 밝으면서도 목덜미가 굵고 허리통이 가늘어서, 몸통 위쪽은 풍만하면서 아래쪽이 빈약해 보이고, 다리 힘이 약하고 근육의 발달이 부족한 편이다. 즉 태양인 체질(일명 양성체질 또는 활발성체질)은 거꿀 人(Y)형으로 몸통 속에서 작용하고 있는 기능은 기가 넘치고 피는 정상적이지만 결과적으로 넘치는 기 때문에 피가 소모되기 쉬워 기가 많고 피가 적어지는 쪽으로 기울게 되는 것이다.

그러나 기가 넘치면 생활활동이 왕성하여 활동적이며 생리 또한 왕성하다. 심리상태는 앞으로 나아가기를 좋아하며 물러서기를 싫어할 뿐 아니라 공명심 · 과장심 · 자존심이 세고 과단성과 통솔력이 있다. 그리고 여간해서 병에 걸리지 않고, 혹 걸리더라도 쉽게 회복되는 편이다.

소양인 체질은 가슴이 딱 벌어지고 어깨가 넓고 눈썹과 눈매가 시원스런 반면에 아래쪽이 빈약하여 까치걸음을 걷는다. 즉 소양인 체질(일명 음허양성인 체질 또는 열성 체질) 또한 거꿀 人자(Y)형이며, 몸통 안에서 작용하는 기능 또한 음이 열세이고 양이 우세하다. 말하자면 소양인은 피가 모자라고 기가 넘치는 편인데 그 때문에 강단은 세지만 몸은 여윈 편이요, 하관이 빠르고 입술이 얇다. 몸통 속에서는 열이 끓기 쉬워서 변비를 일으키게 되고, 땀은 많은 편이지만 만약 열을 내뿜지 못하고 몸통 속에서 맺히게 되면 땀이 나오지 않으면서 가슴속이 번거롭고 답답한 증이 생기게 된다.

또한 소양인 체질은 몸통 밖의 나쁜 기운을 감촉하든가, 노력이 지나치게 되면 음이 더욱 쇠약해지는 반면 양만이 극성을 부리게 되어 열이 나기 쉽고, 그 때문에 혈압병이나 풍을 얻기가 쉽다. 심리적으로는 발산과 표현력이 세서 외교를 좋아하고 가정을 등한히 하지만, 부지런하여 일을 미루기를 싫어하고 성급하게 처리하려 덤빈다. 따라서 이기심이 세고 자긍심이 지나쳐서 잘못 빗나가게 되면 경거망동하여 방종하기 쉽고, 또 마음씀이 옹졸하고 융통성이 모자라며, 조급하여 노심초사하는 경향이 있다.

태음인 체질과 소음인 체질의 특성

태음인 체질의 몸집과 기상은 허리통이 굵고 서 있는 자세가 의젓하지만 목덜미는 빈약하다. 즉 태음인 체질(일명 음성체질 또는 완만성체질)은 몸통의 아래쪽이 건강하고 위쪽이 빈약하면서도 전체적으로 두리뭉실하여 H자형이다. 생리작용에서는 양은 정상이지만 음이 우세하다. 말하자면 피가 기를 억제하게 되어 기가 맺히게 되므로 피가 탁하게 된다. 그런데 피가 탁하고 기가 걸리고 맺히게 되면 몸통 겉쪽에 지방이 축적되어 살이 찌고 살갗이 두텁게 된다. 그리고 살갗이 두텁게 되면 땀 배설이나 피돌림이 순조롭지 못하게 되는데, 이 때에 만약 질병에 걸리게 되면 질병인자를 제거하는 작업이 굼뜨게 되기 때문에 그에 따라 질병인자가 몸안에서 극성을 부려서 열이 나게 된다. 특히 이 때의 열은 태음인 체질의 취약장부인 허파에서 더욱 극성을 부리게 된다. 그런데 허파는 피를 여과하는 기관이므로 만약 허파가 열에 부대끼게 되면 피를 여과하는 소임을 다하지 못하게 되어 피가 탁해져서 상하게 되고, 또 감소되는 것이다.

그리고 정신은 피가 기르는 것이므로 만약 허파가 열에 부대껴 피를 여과하지 못하게 된다면 깨끗한 피를 먹고 사는 정신은 영양실조로 쇠약해지게 마련이다. 그러므로 태음인 체질의 심리상태는 겁이 많고, 내숭스럽고, 일에 굼뜨며, 가정을 중히 여기고 세상일에는 외면하려 들며, 안일한 것을 좋아하는 경향으로 된다.

소음인 체질의 몸집과 그 기상은 일반적으로 키가 작고 몸집이 작은 편이지만 예외적으로는 키가 크고 몸집이 큰 사람도 있다. 그런데 몸집이야 어떻든 소음인은 엉덩이가 크고 가슴은 좁으며 얼굴은 달처럼 둥글고 걸을 때에는 앞으로 수그리기를 잘한다. 즉 소음인 체질(일명 양허음성체질 또는 냉성체질)은 아래쪽이 퍼진 人자형이며 그 속에서 작용하는 기능 또한 열세이고, 음이 우세하여 기는 적고 피는 많은 체질이다.

그러므로 기가 부족한 소음인 체질은 몸통 속에서 차가움이 생기게 되고, 그 때문에 소화기능이 약하게 되어 기는 더욱 부족하게 되는 것이다. 따라서 소화기능이 약하면 먹는 것이 적어도 주림을 그다지 느끼지 않으며, 밥통과 창자가 조화를 잃기 쉽게 되고, 그 때문에 살과 살갗의 기운을 기르지 못하게 되어 식은땀을 잘 흘리게 되는 것이다.

그러므로 소음인 체질은 몸통 밖의 나쁜 기를 감축하거나 노력이 지나치게 되면 뼛속에 비축되어 있던 예비력까지 발동하여 생체를 보호하려 드는 것이다.

그리고 소화기 계통에 기가 부족하게 되면 체온이 낮아져서 배가 차가워지기 쉽고, 또 설사하기 쉬우며, 오줌을 자주 누게 된다. 뿐만 아니라 밥통과 창자가 조화를 잃게 되면 기가 순조롭게 운행하지 못하게 되는데, 그렇게 되면 피돌림도 고르지 못하게 되는 것이다.

소음인 체질은 원래 피는 충분하지만 기가 부족하므로 안에서 지키는 힘은 세고 밖으로 발산하는 힘이 약하며, 간혹 한숨을 쉬게 되고, 또 정신작용도 활달하지 못하여 성격이 내향성이며, 편협하고 욕심이 많고 조용히 있기를 좋아한다.

또한 시기심과 질투심도 많아 자칫 잘못하면 남을 해치고자 하는 적개심을 갖기 쉽고, 쓸데없이 근심 걱정하고 불안해하며 노심초사하는 경향이 있다.

사상인 체질의 건강관리

이상에서 사상인 체질에 대한 분별법의 대강을 알아보았다.

사람이 건강을 누리자면 남이 좋다는 대로 무턱대고 따라갈 것이 아니라 자기 체질을 알고 자기가 살고 있는 바탕(환경)을 알아서 그에 알맞는 생활을 해야 한다. 따라서 체질이란 나서 죽을 때까지 절대 고정불변이 아니라 시간과 환경과 조건에 의해 변화한다는 이치도 깨우쳐야 한다. 왜냐하면 사람들의 체질은 시간과 조건과 장소 속에서 신토불이(身土不二)로 태어나고 형성되며, 또 신토불이로 살아가고 있기 때문이다.

병법에 "나를 알고 적을 알면 백전백승"이라는 말이 있다. 사람들의 건강관리에 있어서도 체질을 알고 환경을 알면 질병 따위가 문제될 것이 없다. 그러므로 각자는 자기의 체질을 알고 자기의 체질에 맞는 먹거리를 먹으며 생활을 해야 한다. 또 체질에 맞게 환경을 개조해 나아가야 하는 것이다.

즉 태양인과 소양인은 음이 점진적으로 소모되어 피·진액·정액 등이 감소하게 되면 질병에 걸리게 되고, 끝내는 불치의 질병에 휘말려 들게 되는 것이므로 항상 피를 기르도록 섭생에 주의를 기울여야 하는 것이다. 그리고 태음인과 소음인은 원래 부족한 기가 불철저한 생활 때문에 더욱 부족하게 되면 탈진해서 질병에 걸려들고 마침내 불귀의 객이 되고 마는 것이다.

유사 이래 사람들이 타고난 생리적 수명을 다 누리고 자연사한 사람은 드물다. 그것은 모두가 자기의 체질을 알지 못한 채 자의에 의해서건 또는 타의에 의해서건 어떻든 자기의 체질에 걸맞는 생활태도를 지키지 못한 데 그 원인이 있는 것이다.

그러므로 우리들은 건강장수를 위해 사상체질론을 긍정적으로 받아들여 연구하고 발전시켜야 할 책무를 짊어지고 있다. 따라서 이와 같은 책무 이행을 돕기 위해 그 동안 많은 사람들이 연구해 놓은 사상인 체질에 맞는 먹거리를 소개하고자 한다.

태양인은 열성체질이기 때문에 더운 것보다 생냉하고 담백한 먹거리가 좋다. 만약 맵고 뜨거운 것을 오래 먹게 되면 위암에 걸리기 쉽다. 생냉한 것 가운데도 다음과 같은 것이 특히 좋다.

곡식류 메밀
채소류 채소류는 모두 좋은데, 될 수 있는 대로 지방질이 적은 것이 좋다.
과실류 포도 · 감(곶감) · 앵두 · 다래 · 모과 등
생선류 새우 · 조개류(굴 · 전복 · 소라 · 홍합) 등

소양인 체질은 열이 번성하기 쉬운 소질을 갖고 있기 때문에 물길이 순조롭지 못하기 쉽고, 또 바람 · 차가움 · 습기 등에 상해를 입기 쉽다. 또한 지라와 밥통에 항상 열이 있으므로 겨울에도 찬물을 좋아하며, 무슨 음식이나 생냉한 것을 좋아한다. 소양인 체질에 이로운 먹거리는 다음과 같다.

곡식류 보리 · 팥 · 피 · 녹두 · 참깨 · 메밀 등
채소류 배추 · 오이 · 가지 · 호박 등
과실류 수박 · 참외 · 포도 등
생선 및 고기류 굴 · 해삼 · 게 · 새우 · 전복 · 돼지고기 등

태음인 체질은 허파에 열이 끓기 쉬운 소질을 갖고 있기 때문에 쉽게 허파에 열이 끓어 피를 여과하는데 지장이 생겨 피가 탁해지는 것이므로 피를 맑게 하는 먹거리를 먹는 것이 좋다

곡식류 밀 · 밀가루 · 콩 · 율무 · 콩나물 · 콩비지 · 두부 등
채소류 무우 · 도라지 · 연근 · 고사리 · 토란 등
과실류 배 · 밤 · 호도 · 은행 등
생선 및 고기류 일체의 담백한 생선류, 쇠고기 · 우유 · 버터 등

소음인 체질은 기가 모자라서 체온이 낮아지기 쉬운 소질을 갖고 있기 때문에 항상 따뜻한 먹거리를 먹는 것이 좋다.

곡식류 찹쌀 · 좁쌀 · 차좁쌀 등

채소류 시금치 · 미나리 · 홍당무 · 쑥갓 · 파 · 마늘 · 후추 · 생강 · 들깨 등

과실류 대추 · 사과 · 귤 · 복숭아 · 토마토 등

생선 및 고기류 명태 · 고등어 · 미꾸라지 · 뱀장어 · 닭 · 개 · 염소 · 노루 · 꿩 · 참새 등

생활 속의 몸 단련

숨쉬기

사람은 이 세상에 나오자마자 울음을 토해 자연의 기(대기)와 자신의 기 사이에 대화를 선언한다. 그리하여 사람은 온몸에 돌고 있는 기를 숨틀에 모아 코와 입으로 내보낸다. 이것을 "숨을 내쉰다(호)" 고 한다. 그리고 숨을 내쉬고 난 뒤 곧 자연의 기를 되받아 아주 조용하게 코로 들이마신다. 이것을 "숨을 들이쉰다(흡)" 고 한다.

그런데 숨을 들이쉴 때에는 일반적으로 산소만 들이쉬는 것으로 알고 있지만, 여러가지 요소로 되어 있는 대기의 속삭임을 받아들이는 것이다. 대기의 속삭임은 받아들이는 사람의 수용태세 여하에 따라 이롭게도 작용하고 해롭게도 작용한다.

이를테면 숨은 반드시 코로 들이쉬어야만 코의 점막에서 걸려 몸에 이롭게 작용한다. 만약 입으로 들이쉰다면 대기중의 나쁜 물질들이 곧바로 기관지와 허파로 들어가서 몸의 기관을 상하게 한다. 또 들이쉬는 숨은 항상 내쉬는 숨보다 절반쯤 약하게 하는 것이 좋다. 그렇지 않고 내쉬는 숨이 약하게 되면 몸에서 녹아난 공기중의 나쁜 성분이 밖으로 나갈 수가 없게 돼 몸이 상하게 된다.

사람이 숨을 짧게 위로 올려 쉴수록 격정적 · 불안정적 · 병적 체질로 된다. 반면에 길게 아래로 낮춰 쉴수록 안정 · 침착 · 건강체질로 된다. 그것은 갓난애가 숨쉬는 것을 보면 알 수 있다. 갓난애의 숨쉬기야말로 가장 합리적이다. 그러므로 잘못 습관화된 숨쉬기를 의식적인 숨쉬기 운동을 통해 갓난애 때로 되돌려야 한다.

산 보

산책은 자연을 통해서 몸과 마음을 단련하는 수단이다. 산책은 공기가 맑고 숲이 우거진 공원이나 강변, 또는 산속 길을 걸으면서 몸을 가볍게 움직이며 깊은 숨쉬기를 하기도 하고, 또 자연을 감상하면서 몸의 피로를 푸는 운동이다.

산책하는 과정에서 팔과 어깨를 주무른다든가, 혹은 목을 굽혔다 폈다 한다든가, 또는 허리를 앞뒤, 왼쪽 오른쪽으로 돌린다든가 하는 간단한 체조를 섞어서 하면 더욱 좋다.

산책을 늘 하면 우리 몸에서 피돌림이 잘 되고 물질대사가 빨라지며, 염통과 핏줄과 허파 등이 체계적으로 단련된다. 산책은 시간과 장소를 일정하게 정해놓고 매일 규칙적으로 하는 것이 좋다. 산책하는 시간은 15~30분 정도, 거리는 500~1천m가 적당하다.

산책은 억제되었던 머리골 기능을 운동과 관찰을 통해서 활발하게 만든다. 특히 열심히 일을 하였던 머리골을 충분히 쉬게 할 뿐 아니라 산만해지고 흥분되었던 정신상태를 안정시키며 피로를 빨리 회복시켜 준다.

사람의 몸은 잠자는 과정에서 긴장이 풀려서 기능이 느슨해지게 되는

데, 잠에서 깨어나서 아무런 운동도 하지 않으면 몸의 정상회복이 더디게 된다. 그러나 아침 산책을 하면 잠자는 과정에서 낮아졌던 몸의 기능을 재빠르게 정상상태로 되돌리게 되어 물질대사가 빨라져 몸의 모든 기능도 높아지게 될 뿐아니라 입맛도 돋우게 된다.

그리고 저녁을 먹은 뒤에 잠깐 밖에 나가서 주변의 산책길을 가볍게 거닐면 위(밥통)운동이 잘 되어 소화가 잘 되고, 또 피 속에 산소가 많아지게 되어 잠도 깊이 들 수 있어 건강에 매우 이롭다.

이와 같이 몸에 이로운 산책을 일상적으로 체계있게 하는 것은 건강장수를 위해 손쉽고도 훌륭한 방법이다.

걷기운동

사람들은 누구나 건강하게 오래 살기를 바란다. 그런데 건강이란 누가 가져다 주는 것이 아니라 스스로 만드는 것이며, 그것은 절도있는 일상생활 속에서 규칙바른 몸 단련을 통해서 얻어지는 것이다.

그럼에도 불구하고 사람들은 흔히 건강을 해치는 생활을 아무렇게나 하면서 몸 단련을 통한 인체 자체의 방어력과 자연치유력에 대한 관심을 등한시하고 치료의학, 특히 약을 먹는 것으로 건강을 보존하려고 하는 경향이 있다. 그것은 크게 잘못된 것이다.

인체의 방어력과 자연치유력은 균형잡힌 육체노동과 체계적인 몸단련운동으로 얻어지게 되는 것인데, 현대인들은 기계화된 생활 속에서 육체의 어느 한 부분만 노동과 운동에 참여하게 되고, 다른 부분은 참여하지 못하고 있는 형편이다. 그리하여 노동과 운동에 참여하지 못하고 있는 인체의 부분에서는 힘살이 빠지고 기능이 퇴화해 가고 있다.

이를테면 웬만한 거리도 기계화된 교통수단을 이용하고 걷는 일이 적게 된 현대인들의 다리는 힘이 빠지고 연약해 있다.

다리는 머리와 몸통을 싣고 움직이면서 인체의 균형을 잡아 건강을 보장해 주는 중요한 역할을 하고 있다. 그러므로 다리가 튼튼하면 온몸이 건강하고 힘이 넘치게 된다.

반대로 다리에 힘이 빠지고 냉기가 생기고 찬바람이 나게 되면 인체는 병들게 된다. 그래서 "늙음이란 다리에서부터 시작한다"고 한다. 따라서 늙음을 늦추고 건강하게 오래 살자면 먼저 다리를 튼튼하게 단련시켜야 하는 것이다.

다리를 단련시키는 데는 여러가지 방법이 있지만 걷기운동이 제일이다. 걷기운동은 몸 단련법 가운데서 가장 자연스러우면서도 하기 쉬운 기본 단련법이다. 걷기운동을 하면 힘살이 단련되고 다리의 힘이 세지며 기능이 좋아지게 된다.

걸을 때에는 다리의 힘살들에서 피돌림과 임파액 돌림이 잘 되게 되어 신경이 튼튼해지고, 또 정신적 피로도 빨리 풀리게 된다. 특히 중년기 이후에 걷기운동을 일상적으로 하면 염통과 핏줄이 튼튼해지게 되어 동맥경화를 비롯한 염통핏줄계통의 질병과 비만증, 당뇨병, 불면증, 신경쇠약증같은 병들을 예방할 수 있을 뿐아니라 고칠 수도 있다.

걷기운동의 방법으로는 방 안에서 걷기, 산책, 길걷기, 산오르기 등 여러가지가 있다. 다만 나이와 건강상태에 따라 거리와 시간 및 속도를 조절해야 한다.

이를테면 정신노동을 하고 있는 중년기 이후의 사람들은 하루에 1만 발짝 걷는 것이 좋다. 물론 1만 발짝 걷는다고 해서 노인네 장에 가듯이 세월아 네월아 하고 걸어도 되는 것은 아니다. 어떤 운동이든 운동으로 체력향상의 효과를 거두자면 과부하(過負荷)의 원칙에 따르는 운동의 세기와 양이 필요한 것이다.

즉 운동은 일상적인 생활에서 쓰는 힘보다 약간 센 정도로 하지 않으면 운동의 효과가 나타나지 않으며 체력 향상은 물론 현상유지도 할 수 없는 것인데, 걷기운동도 허리에 차고 있는 계보기(計步器)가 1만 발짝을 넘었다고 가리키고 있다 할지라도 그것이 과부하의 원칙을 벗어났다면 오히려 다리에 힘이 빠지고 염통은 부담만 느끼게 되는 것이다.

그러므로 걷기운동은 1만 발짝 걷는 것과 함께 몸에 땀이 촉촉이 배일 정도로 해야 하는 것이다. 우리가 보통 1분 동안에 1백 발짝 걷는 것으로 계산하면 1만 발짝은 1시간에 해당하는 운동량이고, 1시간에 4km의 거리를 걷는 것으로 셈하면 6km의 거리를 걷는 것으로 되는데, 이것을 일상적으로 습관화할 때에 비로소 걷기운동은 효과를 얻을 수 있게 되어 다리에 힘이 붙고 염통도 튼튼하게 될 뿐아니라, 온몸에서는 방어력과 자연치유력이 증대하여 건강한 삶을 누릴 수 있게 되는 것이다.

햇볕쪼이기

햇볕쪼이기는 질병을 예방하고 몸을 단련하는 데 가장 좋은 방법 가운데 하나다. 자외선은 사람의 건강에 매우 이로운 작용을 해 몸에서 비타민 D를 만들어 뼈를 튼튼하게 하고, 물질대사를 강화하여 건강을 증진시킨다.

햇볕쪼이기는 자외선을 직접 이용하는 몸 단련법이다. 그 효과는 피부가 검게 타는 정도를 가지고 판정한다. "피부는 흰 것보다 검은 편이 낫다"(『동의보감』)고 했다. 그러나 무턱대고 피부를 오래 태우면 화상을 입게 되어 염증을 일으킬 수도 있으므로 주의해야 한다.

햇볕쪼이기는 강변이나 바닷가에서 하는 것이 좋다. 나무그늘이나 인공적으로 그늘을 지은 곳에서 먼저 윗옷을 벗고 가벼운 체조를 한다. 그 다음에 머리에 흰 모자나 수건을 쓰고 햇볕을 체계적으로 쪼인다. 햇볕을 쪼이는 피부면은 2~5분이 지나면 곧 다른 피부면으로 바꾸어야 한다. 햇볕을 쪼이기 전에 몸에 물을 묻혀서는 안된다.

먼저 엎드려서 2~5분, 그리고 양쪽 옆구리 각각 2~5분, 반듯하게 누워서 2~5분 쪼인다. 이것이 끝나면 그늘 속에 들어가서 안정하면서 쉰 뒤에 예비운동을 하고 헤엄을 친다.

만약 햇볕쪼이기를 하는 과정에서 가슴이 두근거리거나 머리가 아프고 맥이 없으면서 식욕을 잃게 되면 그것은 햇볕을 지나치게 쪼이고 있다는 것을 의미한다. 이때는 곧 햇볕쪼이기를 그치고 안정해야 한다.

공기욕

공기욕이란 일상적으로 옷에 덮여 있는 피부를 드러내어 공기와 직접 접촉시키는 것을 말한다.

사람들은 공기 속에서 공기의 영향을 받고 살고 있는데, 어느 때부터인가 옷을 입고 살게 되면서 몸통과 사지의 일부는 공기와 직접 접촉할 기회가 적게 되어 공기와 직접 접촉하고 있는 얼굴과 손에 비해 찬공기의 적응에 약하게 되어버렸다. 그리하여 피부가 단련되지 못한 사람들은 옷에 늘 가리웠던 부분이 찬공기와 잠깐만 접촉하여도 곧 소름이 이는 등 예민한 반응을 일으킨다. 그러므로 피부의 연약성을 없애고 외부 공기의 온도차에 의한 자극에 튼튼한 적응력을 기르기 위하여 공기욕을 할 필요가 있는 것이다.

공기는 온도, 습도, 바람 등 물리적 성질과 산소를 비롯한 화학성분을 가지고 우리 몸의 생리적 기능을 자극하기 때문에 공기욕을 하게 되면 피부의 수분 증발이 활발해지고 공기의 유동(바람)이 이것을 조장하며, 또한 피부 겉면의 복사와 증발에 의하여 몸의 열을 더 많이 잃게 되는 것이므로, 이것을 조절하기 위한 유기체의 반응이 활발해지게 된다.

더구나 사람들의 피부 호흡량은 허파 호흡에서 얻어지는 산소섭취량의 100분의 1, 탄산가스 배출량의 80분의 1에 해당하고 있기 때문에 피부가 단련된다는 것은 허파의 건강을 보장하기도 하는 것이다.

한편 피부는 내장을 싸고 있으면서 신경, 혈관, 경락 등 여러가지 길을 통해 내장과 밀접하게 연결되어 있다. 그러므로 사람들이 맑은 공기와 직접 접촉하는 공기욕을 하면 피부뿐 아니라 몸 안에 있는 내장도 튼튼해지게 된다.

또한 공기욕은 핏줄의 수축 · 확장 반응에 의한 체온조절 반응을 활발하게 한다. 즉 자극에 대한 반사적 반응의 강화, 자율신경기능의 단련과 조절 등의 과정을 통하여 만성질병에 효과적인 작용을 하게 된다.

이와같은 공기욕의 자극은 효과적 측면에서는 목욕할 때와 비슷하지만 공기에 의한 자극은 물에 비하여 약하기 때문에 어린이들이나 강한 자극에 견디지 못하는 허약체질에 더욱 좋다. 또한 공기욕을 체계적으로 해서 몸 단련이 된 사람은 추위를 잘 견디어 내의가 필요없게 되고, 여간해서 감기같은 것에 걸리지 않게 된다.

공기욕을 처음 하는 사람은 공기의 온도가 20도 이상인 계절에 방 안에서 시작해야 한다. 그리고 바람이 불지 않거나 매우 약하게 부는 정도에서 공기욕을 해야 한다. 공기욕은 방안을 거닐거나 체조를 하는 식으로 한다. 공기욕을 처음 시작할 때에는 5~10분쯤 하고 차츰차츰 시간을 늘려 할 수 있다.

공기욕은 빈 속이나 밥 먹은 뒤 곧바로 해서는 안된다. 반드시 밥 먹고 30분 이상 지난 뒤에 하는 것이 좋다. 만약 몸이 떨릴 정도로 추우면 공기욕을 바로 그만두어야 한다.

아무튼 공기욕은 천천히 적응하는 것이 우선이며, 수월하게 하기 위하여 춥지 않은 계절부터 시작하면 특별한 병이 없는 이상 그다지 문제될 것이 없다.

목 욕

먼 옛날부터 우리 겨레는 목욕을 즐기고 몸을 청결하게 가꾸며 위생을 좋아하여 이웃나라의 모범이 되어 왔다. 그리고 지금은 나라 안의 크고 작은 도회할것없이 골목골목마다 대중목욕탕이 즐비하게 세워져 있고, 그 안에는 온탕, 열탕, 냉탕, 한증탕 등 각종 시설들이 있어 서민들이 편리하게 이용하면서 목욕하는 것을 생활화하고 있다.

그런데 사람들이 목욕을 하는 일차적인 목적은 더러워진 피부를 청결하게 가꾸자는데 있다. 생활을 하다보면 피부 겉면에는 땀, 기름, 먼지, 세균 및 몸에서 떨어진 세포들과 그 분해물질들이 피부를 더럽히는 오물로 붙게 된다. 그리하여 그 오물이 피부에 오랫동안 붙어 있게 되면 몸에서는 역겨운 냄새가 나게 되고, 또 여러가지 피부병을 일으키기도 한다. 그런데 목욕을 하면 피부 겉면에 붙어 있는 오물이 씻겨서 피부가 깨끗해지고 피돌림도 활발해지며 신진대사도 왕성하게 되어 튼튼한 피부를 갖게 한다.

뿐만 아니라 목욕을 하게 되면 목욕물의 온도와 수압에 의해서 몸안에 작용을 끼치기도 한다. 즉 목욕물에 들어가게 되면 몸이 수압을 받아 줄어들게 되는데, 가슴은 뼈가 둘러싸고 있기 때문에 그다지 줄어들지 않지만 그래도 1~3㎝쯤 줄어들고, 배둘레는 2~5㎝까지 줄어든다.

이와 같이 배 부위가 가슴쪽보다 더 눌리게 되기 때문에 횡격막이 위쪽으로 밀려 가슴 속의 압력이 높아지면서 호흡기가 영향을 받게 된다. 또 배 부위와 다리 부위에 있는 정맥피가 수압에 눌려 갑자기 염통으로 쏠리게 되므로 염통도 부담을 갖게 된다. 이와 같은 작용은 특히 물의 온도가 체온보다 높거나 낮을 때 심하게 나타난다. 그러므로 목욕을 할 때 무턱대고 뜨거운 물 또는 찬물에 뛰어들 것이 아니라 각자 자기 몸의 상태를 잘 알고 물의 온도를 조절해야 한다.

일반적으로 사람들에게 무난한 목욕물 온도는 36~38도이다. 이 때에는 열감을 별로 느끼지 않으며 대사작용도 그다지 왕성해지지 않으므로 오랜 시간에 걸쳐 목욕할 수 있다.

또 목욕은 진정작용과 불면증 치료에 효과가 있으므로 천천히 피로를 푸는데 안성맞춤이다. 그리고 혈압에 대한 영향도 적으면서 혈압을 낮추는 효과도 있기 때문에 고혈압 환자나 노인들에게도 좋다.

그런데 41~43도 정도의 뜨거운 물 목욕은 땀 발산이 잘 되고, 목욕 뒤에 청량감을 얻을 수 있는 이점은 있으나 혈압 변화가 크기 때문에 고혈압 환자는 삼가해야 한다. 뿐만 아니라 대사작용도 왕성해지기 때문에 빈혈이 있는 사람이나 간이 나쁜 사람, 그리고 환자들의 경우에는 체력소모가 많아서 그것을 회복하자면 상당한 시간이 소요되게 되므로 조심해야 한다.

한편 뜨거운 물 목욕 뒤에는 핏줄이 넓어지는데 이러한 상태에서 찬물에 잠깐 동안 몸을 담그거나 찬물을 몸에 끼얹으면 피부의 핏줄이 강해지고 핏줄반응을 세게 일으켜 교감신경을 자극하고, 몸의 긴장을 높이는데 효과가 있다. 따라서 염통 및 핏줄계통에 장애가 있는 사람은 찬물 목욕을 삼가해야 한다.

그리고 목욕의 회수는 피부의 오염도나 피로 정도 등에 따라 다르지만 너무 자주 하면 체력을 소모하기 때문에 2~3일에 1번 정도가 알맞다.

냉수마찰

냉수마찰은 우리 몸을 단련하여 건강을 증진시키는데 가장 좋은 수단 중의 하나다. 냉수마찰을 체계있게 일상적으로 하면 감기를 비롯한 여러 가지 질병을 예방할 수 있으며, 우리들의 건강을 증진시킬 뿐 아니라 일의 능력도 훨씬 더 높일 수 있다.

냉수마찰을 하면, 첫째로 물질대사 특히 탄수화물대사가 활발하게 되어 힘살의 긴장도를 높여준다. 둘째로 피부에서의 피돌림이 느려지고, 염통의 박동수는 적어지지만 반면에 염통의 수축력이 세지고 맥박도 충실해진다. 셋째로 갑자기 변하는 바깥 환경에 적응할 수 있도록 반응성이 높아진다. 넷째로 피부를 깨끗하게 하여 피지선의 기능을 좋아지게 한다. 다섯째로 몸이 튼튼해져서 신경쇠약, 신경통, 불면증, 비만증, 고혈압병, 만성위염, 만성십이지장궤양, 위하수 등 여러가지 질병의 예방과 치료에 도움을 준다.

냉수마찰은 보통 아침에 하는 것이 좋다. 잠자리에서 일어나 산책과 아침체조, 줄넘기, 제기차기 등을 한 뒤에 하는 것이 좋다. 냉수마찰을 할 때는 먼저 마른 수건을 물에 적시어 꼭 짜가지고 마찰을 하는데, 맨 먼저 양쪽 팔목에서 시작하여 그 다음으로 얼굴, 양쪽 다리, 등, 허리, 배, 가슴 등의 순서로 하는 것이다. 마찰하는 방향은 정맥피가 흐르는 방향, 즉 염통쪽을 향해 하는 것이 기본이다.

이렇게 마찰을 하다보면 피부가 붉어지면서 몸이 훈훈해지기 시작한다. 이 때에 마른 수건으로 물기를 닦고 몸이 더워질 때까지 마른 수건, 또는 맨손으로 몸을 문지른 다음에 옷을 입는다.

냉수마찰을 하는 시간은 처음에는 보통 5~10분쯤 하다 점차 시간을 늘려서 나중에는 15분 정도까지 할 수 있다. 냉수마찰을 처음 시작할 때는 20~30도의 미지근한 물로 하다가 점차 1~2도씩 낮추어서 한다. 익숙해지게 되면 보통 찬물(16~18도)로 한다. 더 단련되면 어느 물로도 할 수 있다. 공기 온도는 20도쯤이 좋다.

한 증

우리 조상들은 먼 옛날부터 한증을 몸 단련과 질병의 예방 및 치료수단으로 이용하여 왔는데, 15세기 초에서부터 국가에서 경영하였고, 지금은 전국 곳곳의 웬만한 목욕탕에는 모두 한증탕을 곁들이고 있어서 서민들이 이용하기 편하게 되었다.

한증탕의 온도는 대개 80~90도에 이르게 되는데 이러한 온도 속에서 우리는 먼저 뜨겁다는 것을 느끼게 된다. 우리 몸은 1~2도의 온도 변화에도 반응을 일으키게 된다. 그것은 우리 몸의 피부에 수없이 퍼져 있는 지각신경의 맨끝에 있는 온열감수기와 냉한감수기의 작용 때문이다.

아무튼 한증을 하면 피부의 온도는 48도, 힘살의 온도는 39도로 높아지며, 직장에서는 0.6도가 높아지는데, 이러한 뜨거운 자극은 반사적으로 중추신경계통에 전달되어 피부 핏줄이 확장되고 땀을 많이 흘리게 된다. 이 때 땀이 많이 난다고 해서 몸에 필요한 염류나 비타민 등은 그다지 빠져나가지 않으므로 생체의 물질대사에는 장애가 생기지 않을 뿐 아니라 오히려 몸에 해로운 물질들이 땀과 함께 몸 밖으로 빠져나가기 때문에 건강에 이롭다.

또한 피부에는 수많은 핏줄들이 그물처럼 펼쳐져 있는데 한증을 하게 되면 보다 많은 가는핏줄이 열려 활발한 피돌림이 이루어진다(안정상태에서 힘살 1㎡ 단면에 50~250개인 것이 한증 때는 250~300개로 늘어난다). 그리고 이 때의 심장은 보다 많은 양의 피가 온몸을 돌게 하기 위해 더 큰 힘을 내서 크게 수축하고, 또 더 빨리 뛰게 되어 튼튼하게 단련된다.

다시 말해서 한증을 하면 심장이 튼튼해질 뿐 아니라 온몸을 도는 피의 양도 많아지고 핏줄의 저항도 적어져서 핏줄을 따라 흐르는 피흐름의 속도가 빨라지는데, 특히 머리의 피흐름과 손발 끝의 피흐름이 매우 원활해진다. 그리하여 피돌림 시간은 50~60%나 줄며, 또 핏줄 끝의 저항은 약 50% 적어진다. 그러므로 한증은 고혈압을 치료하는데 효과적인 수단의 하나로 된다.

또한 한증을 하면 피부와 힘살 및 숨길에서의 피흐름이 세지고, 그에 따라 허파에서의 피흐름량이 늘어날 뿐 아니라 피흐름 속도도 빨라진다. 그리하여 폐포에서 가스 교환이 활발해지고, 또 호흡기능이 강화된다. 즉 한증을 할 때 환기량은 134.8%로 늘어나고, 산소 섭취량은 160%까지 늘어나면서 더 많은 산소를 날라주고, 그만큼 빨리 탄산가스를 몸 밖으로 내보내게 되는 것이다. 그러므로 한증은 기관지염과 호흡기병을 예방할 뿐 아니라 치료에도 효과가 있다.

한증은 피부를 단련시켜 늙지 않게 하며 힘살의 힘도 세게 하여 준다. 그리하여 피부의 탄력성이 좋아지며 피부 겉층에 있는 가는핏줄이 불어나 피부와 힘살에서 피돌림이 잘 되고 물질대사가 세지기 때문에 힘살세포들이 튼튼하게 된다. 그러므로 한증을 계속한 사람들은 피부가 윤택해지고 주름살도 적어져서 나이에 비해 젊어보이게 되며, 또 힘살의 힘도 더 세진다.

한증은 부신피질 기능이 강화되고 하이드로코티존 성분이 잘 나오게 하여 류마티스를 비롯한 일련의 염증성 관절염을 낫게 한다. 또 당 대사와 밀접한 관련이 있는 인슐린 활성을 높이며 뇌하수체에서 성장 호르몬이 많이 나오게 하여 당뇨병과 위장병을 고칠 뿐 아니라 어린이들의 성장발육도 촉진한다.

한증은 정신적 · 육체적 피로를 풀어주고, 또 세균과 독소에 대한 방어능력을 높이며 염증을 비롯한 감염성 질병을 잘 막아낼 수 있는 튼튼한 몸으로 단련해 준다.

그러나 이와같이 좋은 한증도 심장 · 간 · 콩팥기능부전환자 및 결핵환자, 암환자, 출혈성 소인이 있는 사람들은 삼가야함은 물론, 한증의 시간과 온도를 나이와 체질 및 건강상태에 따라 알맞게 정해서 해야 한다.

한증탕에 머무는 시간은 10분 안쪽으로 하고, 온도는 습도 17~25%의 조건에서 90도 전후로 1주일에 1~2번 하는 것이 좋다.

그리고 한증은 다음의 요령으로 하는 것이 좋다. ① 너무 배가 고프거나 배가 부를 때는 피한다. ② 용변을 본 후 한다. ③ 한증탕에 들어가기 전에 우선 찬물로 머리를 적시고 온몸에 물을 끼얹은 뒤 물기를 깨끗하게 닦는다. ④ 한증탕 안에서는 차분하게 움직이지 않는다. ⑤ 입술이 뜨겁다고 하여 젖은 수건으로 계속 대고 있지 않는다. ⑥ 일어날 때는 천천히 일어난다. ⑦ 한증탕 밖에 나온 뒤 곧바로 차가운 자극을 피한다. ⑧ 한증탕 안을 자주 들락거리지 않는다.

산과 건강

우리나라의 국토는 약 80%가 산으로 되어 있다. 산줄기는 대부분 북부와 동부에 치우쳐 있으며 고원성을 이루고 있다. 그것들은 크고 작고, 높고 낮고 옹기종기 솟아 포근하고 아름답다. 골짜기를 따라 철철 흐르는 시냇물과 강물은 폭포도 만들고 호수도 만든다. 거기 수만 종을 헤아리는 풀과 나무들, 그리고 수천 종을 헤아리는 날고 뛰고 헤엄치는 새와 짐승과 물고기들, 말 그대로 금수강산이다. 먹거리는 풍성하고 진기한 약초들은 무진장이다.

그래서 사마천은 『사기』에서 "삼신산(봉래산 · 방장산 · 영주산, 일설에는 금강산 · 지리산 · 한라산)에는 늙지 않고 죽지 않는 약이 많이 있으며 여러 신선들이 살고 있다"고 했다. 『삼국유사』, 『환단고기』 등에는 "환웅이 태백산에 내려 크게 사람에게 이익을 베푸는(弘益人間) 나라를 세웠다" 했고, 『포박자』와 『환단고기』는 "치우(14세 자오지 환웅)와 헌원(중국의 시조)은 동문수업했다"고 적고 있다. 『삼국사기』에는 "화랑들이 산천을 누비며 큰 뜻을 키우며 몸 단련을 했다"고 기록하고 있다.

오죽해야 공자는 "사람다운 사람이라야 산을 즐길 줄 안다(仁者樂山)"라 했고, 진시황은 늙지 않고 죽지 않는 약을 구해 오라고 서복을 삼신산으로 보냈다고 했다.

지금 지구상에 2천m 이상의 높은 산지대에는 3천만을 헤아리는 고산족이 있고, 또 수를 헤아릴 수 없는 등산 전문가들이 있다.

새벽마다 약수를 떠나르는 사람들, 휴일마다 무리지어 명산을 찾으며 건강장수를 보장받겠다는 사람들로 산길은 미어지고 있다. 조사에 의하면 고산족이 있는 곳에 장수촌이 많다고 한다. 태백산에서 18대에 걸쳐 나라를 다스렸다는 환웅천황들은 평균 115살을 웃돌게 살았다고 『환단고기』는 밝히고 있다.

산에 살면서 늙지 않고 죽지 않는 소망을 이루고 있다고 해서 한자에서는 사람 인(人) 옆에 뫼산(山)을 그려놓고 선인(仙人)이라 부르고 있다.

이와 같이 높은 산지대는 사람들의 질병을 예방하고 건강을 적극 보호해 주는 건강장수의 요람이다.

산지대 기후의 특성

산지대 기후란 해발 400m 이상 되는 높은 지대의 기후를 말한다. 산지대 기후는 평지에 비해 기압이 낮다. 기압은 바다로부터 높은 지대로 올라갈수록 점차로 낮아지게 되는데 고도 10.5~11m마다 1밀리바씩 낮아진다. 기온도 산 높이가 높을수록 낮아지는데 보통 180~200m 높아짐에 따라 기온이 1도씩 떨어지게 된다. 그것은 대기가 태양의 열을 직접 받아서 더워지는 것이 아니라 태양의 열에 의하여 덥혀진 땅 겉면으로부터 전달되는 복사열에 의하여 덥혀지기 때문에 햇볕을 더 많이 받는데도 기온이 낮은 것이다. 그리고 산지대에서는 낮과 밤의 온도차도 심하다.

산이 높아짐에 따라 공기중의 습도 역시 떨어진다. 해발 1천m 높이의 산에서 대기중 수분의 양은 바다면의 절반으로 떨어진다. 산에는 자외선이 풍부하다. 산이 높아짐에 따라 자외선을 차단하는 먼지, 매연, 습기 등 부유물이 적기 때문에 자외선은 100m 높이에서 바다 수준보다 2.5배나 더 많아지고 공기 이온도 풍부하다. 특히 사람의 건강장애를 순조롭게 풀리게 하는 음 이온이 풍부하게 있다.

산이 높을수록 먼지와 세균들이 적고 공기가 맑다. 또한 알레르기 질환을 일으키는 인자들도 적다. 높은 산지대에는 동식물의 분포가 들녘과는 다르다. 이를테면 800m 이상 오르면 소나무는 드물고 그 대신 잣나무, 전나무, 자작나무, 사시나무 등이 무성하고, 여러가지 약초들이 무리지어 자란다. 이러한 풀과 나무들은 먼지를 흡착하여 탄산가스를 들이마시고 산소를 내보낼 뿐 아니라 잎의 기공으로부터 테레핀, 기름, 정유, 유기산 등 여러가지 식물성 휘발물질을 가지고 싱그러운 향기를 풍기면서 공기를 맑게 해준다.

나무에서는 또 공기 이온도 내뿜는데, 이것들은 건강에 여러모로 유익한 작용을 한다. 나무는 무더운 여름날에 그늘을 만들어 서늘하게 하고, 겨울에는 세찬 바람을 막아서 건강을 보호해 준다. 높은 산의 경치는 머리를 맑게 해주고 몸과 마음을 튼튼하게 단련시켜 준다.

산기후는 숨틀을 튼튼하게 한다

산지대의 기후는 숨틀기능에 아주 이롭게 작용한다. 매우 깨끗하고 여러가지 병적 인자가 적은 높은 산의 공기는 기관지염, 인후염 등 여러 질병에 좋은 보약이 된다.

산지대의 기후는 기압이 낮아서 산소분압이 낮기 때문에 사람들은 산에 올라가면 산소가 적은 공기를 들이키게 된다. 사람의 숨쉬기는 규칙적으로 반복되는데 보통 어른들은 1분 동안에 14～18번의 숨을 쉰다. 그리고 한번 숨을 쉴 때 약 500㎖의 공기를 들이마시게 되는데, 그 중에서 150㎖의 공기는 숨길을 채우는데 쓰여지고 나머지 350㎖의 공기가 허파에서 교환작용을 한다. 이때의 350㎖의 공기 중에는 약 70㎖의 산소가 들어 있다. 이 산소의 12.3%가 허파를 흐르는 피 속의 탄산가스와 바뀌고 있다.

따라서 들이쉬는 공기 가운데 산소가 모자라게 된다면 폐포를 통하여 피 속으로 들어가는 산소의 양이 모자라게 되고, 그렇게 되면 대동맥과 경동맥 속에 있는 화학감수기가 자극되어 흥분한다. 이 신호가 머리골에 도달하면 연수에 있는 호흡중추가 흥분하여 호흡의 깊이와 호흡수를 증가시키는 지령을 내리게 된다.

이리하여 허파와 가슴통을 넓혀 호흡을 깊게 할 뿐아니라 단위시간당 호흡수도 빠르게 하여 더 많은 공기를 들이마셔서 모자라는 산소를 충당하려 한다. 이때에 허파와 가슴통이 하고 있는 늘어났다 줄어드는 운동은 평상시보다 몇배나 더 크고 잦아지며, 호흡량은 최고 20배까지 늘어난다.

이 과정에서 허파에서는 평상시 예비력으로 남아있던 폐포들까지 열려 공기가 통과하게 되므로 허파에서 공기교환이 잘 되어 허파가 깨끗하여 진다. 뿐만 아니라 가름막 운동도 좋아지고 호흡힘살도 발달하게 되어 갈비뼈의 가동성이 커지고 허파의 탄력성이 커지게 된다.

특히 정신노동만 하는 사람들이나 늙은이들은 높은 산지대에 가면 운동을 하지 않아도 운동이나 육체노동을 하였을 때처럼 호흡기가 잘 발달하게 된다. 실제로 높은 산지대에서 오랫동안 생활한 늙은이들을 보면 평지대의 늙은이들보다 폐활량이 크고 숨틀병이 매우 적다.

산의 기후는 심장을 튼튼하게 한다

사람들은 중년기 이후에 나이가 많아짐에 따라 심장활동도 핏줄벽도 모두 쇠약해지게 된다. 또한 오랜 시간 앉아서 정신노동을 하면 뱃속의 장기들과 살갗 밑에 있는 정맥피들이 고여서 변비 · 치질 · 고혈압 등 여러가지 만성적인 병을 일으킬 수 있다. 그러나 높은 산 기후에서 요양을 체계적으로 한다면 이러한 노쇠과정을 지연시킬 수 있고, 또 여러가지 병들을 예방하거나 빨리 회복시킬 수 있다.

사람들은 보통 평지에서 육체적 노동이나 운동을 하지 않을 때 온몸에 있는 피의 55~75%만이 돌게 되고, 나머지 25~45%는 피돌림에 참여하지 않고 지라에 10~15%, 간에 20~45%, 살갗에 10% 머물러 있게 된다. 또한 평지에서 안정상태인 경우 힘살 1평방미터 단면에 피가 통하는 가는 핏줄이 50~250개로 줄어들게 된다.

그러나 사람들이 높은 산지대에서 산소가 희박한 공기를 숨쉬게 된다면 심장은 보다 빠른 속도로 뛰어서 피흐름을 빠르게 함으로써 부족되는 산소를 보충하려 든다. 이때 심장이 빨리 뜀에 따라 맥박수는 약간 증가되나 그 반면에 핏줄이 넓어져서 혈압은 떨어지게 된다. 그러나 심장의 수축력이 세지고 피돌림 속도가 빨라지게 된다.

그에 따라 평상시에는 한번의 심장 수축에 의하여 운반되는 피의 양이 약 60*ml* 였었다면, 높은 산지대에서는 가만히 앉아 있어도 70~100*ml*, 혹은 그보다 더 많은 피를 내보내게 된다.

뿐만 아니라 높은 산 조건에서는 피톨이 더 많이 생산되게 된다. 피속에 산소가 부족하게 되면 처음에는 피톨이 빨리 파괴되며, 그 파괴된 산물들이 뼈골을 자극하여 더 많은 피를 생기게 하고, 일정 기간이 지나면 산소가 적은 피는 붉은피톨의 증식과정을 빠르게 한다. 따라서 조직과 세포는 영양물질의 분해와 합성과정이 활발해지며 불필요한 물질이 잘 배설됨으로써 빈혈을 비롯한 여러 가지 혈액병을 예방 치료하게 될 뿐아니라 심장이 단련되어 늙음이 지연되게 되는 것이다.

산지 요양

산지 요양은 산이 갖고 있는 독특한 경치와 맑은 공기 때문에 정신신경계통에 좋은 작용을 한다. 향기로운 나무와 풀, 시원스런 폭포와 여울, 생동하는 뭇새들의 노래, 경이로운 기암절벽, 이 모든 아름다운 풍경은 사람들의 오관을 통하여 큰머리골피질의 활동을 조화롭게 하고 산뜻한 정서를 불러일으키며 정신상태를 맑게 해준다.

높은 산에서는 머리골에 펴져 있는 가는핏줄도 잘 열리고, 또 머리골에 흐르는 피의 양이 많아져서 피로를 빨리 회복시키며 머리골의 활동기능을 높여준다. 특히 신경계통의 조절기능을 좋게 한다.

그러므로 신경쇠약 · 불면증 · 신경증 등을 비롯한 신경계통 질병과 정신병에 좋은 보약이 된다. 따라서 높은 산에서 요양을 하면 잠이 깊이 들 수 있고 머리가 산뜻해지며 과민증상이 없어진다. 뿐만 아니라 숲에서 풍기는 테레핀이 호흡을 통하여 허파를 거쳐 머리골에 도달하게 되면 연수에 있는 호흡중추와 핏줄운동중추를 흥분시켜 활발하게 작용하게 한다.

이밖에도 높은 산기후에 단련되면 대사가 갱신되고 조직 자체의 저항성이 높아지므로 외부의 어지간한 타격과 피해에도 잘 견더낼 수 있게 된다.

즉 한냉에 대한 조절능력이 세지고, 병균이 몸 안에 들어오는 것을 잘 막아내며 면역성이 높아진다. 또 방사선과 화학적 독물질에 대한 저항성도 높아진다.

한편 높은 산에서는 기압이 낮아 산소가 모자라기 때문에 몸 안에서 당질이 보다 빨리 분해된다. 그리하여 탄수화물이 피하지방으로 쌓이기 전에 소비되고, 나중에는 불어난 열량 소모를 충당하기 위해 피하지방까지 동원하게 된다. 그리고 소나무에서 나오는 정유는 간에서 글리코겐 분해를 억제하여 그 양을 불려준다. 그 결과 허파 속의 당질과 몸무게가 줄어들면서 비만증과 당뇨병을 예방·치료할 수 있게 된다. 동시에 산소 이용률을 높이는 효소들도 많이 생산되고 온몸 피돌림이 잘되기 때문에 살갗에도 좋은 영향을 준다.

산오르기

높은 산기후에 알맞은 신체적 조건은 체질, 나이, 건강상태 등 개별적 특성에 따라 다르다. 일반적으로 건강한 젊은이라면 2천m 안팎이나 그 이상의 산을 오르거나 행군, 야영 등을 하는 것이 가능하지만 60살 이상은 5백~1천 높이에서 운동을 하는 것이 좋다.

또 젊은이는 어떤 계절이나 상관이 없지만 연로한 사람들은 섭씨 22도 이상 올라가는 여름철이 알맞다.

그리고 허약자, 빈혈증상이 있는 자, 숨을 얕게 쉬는 자, 혈압이 높은 사람은 높은 산기후에 적응을 못해 울렁거림, 답답함, 현기증, 머리아픔, 입맛 떨어짐, 코피, 변비, 설사 등 순환기장애, 소화기장애, 전신장애가 나타난다. 그러므로 산에 오를 때는 각자의 특성에 따라 적응할 수 있는 알맞는 산높이 조건을 선택해야 한다.

만약 그렇지 않고 생각없이 무턱대고 높은 산에 오르면 지나친 자극을 받게 되는 산기후에 유기체가 순응하지 못하고 여러 가지 병적 현상이 일어나게 되는데, 보통 1천~2천m에서 생리적 변화가 뚜렷하여 때로는 뇌출혈을 일으키기도 한다.

높은 산기후는 일반적으로 기능장애만 있는 질병 치료에 적당하다. 또 빈혈, 심장핏줄 장애, 신경증환자에 좋다. 높은 산기후는 호흡량을 늘리기 때문에 허파의 피돌림 증가, 만성기관지염, 인후염, 기관지 천식을 비롯하여 일련의 알레르기 질환에 좋다.

또 산기후는 물질대사를 좋게 하기 때문이 비만증, 당뇨병, 발육장애, 만성류머티즘, 습진 등에도 좋다. 그러나 염통의 곤만성병, 기질적 장애가 있는 자, 중증 고혈압, 심한 동맥경화증, 악성빈혈, 백혈병, 콩팥염에는 해를 끼친다.

그리고 높은 산지대에서 술은 절대 금물이다. 만약 술을 마시게 되면 쉽게 취하고, 그에 따라 심장마비, 뇌출혈같은 장애를 일으킬 수 있다.

바다와 건강

지금 우리가 살고 있는 한반도는 삼면이 바다로 둘러싸여 풍요롭고 아름답다. 한반도의 이같은 모습은 신생대 제4기에 완성되었다고 한다.

건강을 단련하는 데는 산도 좋고 강도 좋지만 바다는 더욱 좋다. 그래서 공자는 실의에 빠졌을 때 "뗏목을 타고 바다로 가고 싶다" 고 했고, 또 "지혜있는 사람이라야 바다를 즐길 줄 안다(知者樂水)" 라 했다.

동쪽 바다, 서쪽 바다, 남쪽 바다 그 어느 곳에서나 별의별 물고기들이 많고 갖가지 바다풀이 풍성하다. 물도 좋고, 공기도 좋고, 경치도 아름다운 삼면의 바닷가에는 잘 꾸며 놓은 해수욕장, 야영장, 휴식처들이 즐비하게 널려 있어 손에 돈만 쥐어진다면 언제라도 바닷가를 찾아가 휴식을 즐길 수도 있고 체력을 단련할 수도 있다. 특유한 바닷가 기후와 함께 바닷물을 이용하여 이러저러한 질병을 치료할 수도 있다.

"태초에 하나님은 바닷물 위에 있었다" 고 한다. 지구는 애초에 물과 같은 액체가 천천히 고체로 변화하는 과정에서 바다도 생기고 물도 생겼다고 한다. 태고적 생명은 바다에서부터 시작했다고 하며, 바닷물 성분은 피의 성분과도 같다고 한다. 그러므로 바다를 살리는 것은 생명체를 살리는 것이요, 바다를 보호하는 것은 건강을 보호하는 것으로 된다.

그런데 지금 욕심꾸러기 현대인들은 산업폐수로 바다를 더럽히고 핵 폐기물로 바다를 죽이고 있다. GNP를 올리는 것도 좋고 산업을 발전시키는 것도 중요하다. 그러나 그보다 더 중요하고 다급한 것은 바다를 비롯한 우리들의 생활환경을 산뜻하게 가꾸는 일이다.

삼면을 둘러싸고 있는 바다, 무진장한 자원을 간직하고 있는 한반도의 바다, 그것을 적극적으로 보호하고 활용하는 것은 국민생활을 높이는 것은 물론 국민들의 건강을 보호 증진시켜주기 때문에 더없이 중요한 의미를 갖는다.

바닷가 기후의 특성

바닷가 공기는 깨끗하고 시원하다. 또 바닷가는 공기가 맑은데도 해 비치는 시간이 길며 햇볕 복사량이 많기 때문에 자외선 복사의 세기가 크다. 햇빛이 바닷속 깊이까지 침투하므로 천천히 덥혀지고 바다로부터의 높이가 바다면과 거의 같다. 그러므로 기압이 표준기압과 비슷하며 하루 사이의 변동도 크지 않다. 게다가 바다 철바람의 영향까지 겹치어 여름에는 선선하고 겨울에는 온화하다. 봄이 빨리 오고 겨울은 늦어지며 몹시 더운 날과 몹시 추운 날이 늦어진다.

바닷물은 민물과는 달리 염류를 포함하고 있다. 그 양은 1~5%이고, 그 가운데 5분의 4는 소금이다. 바닷물의 소금량은 평균 2.6%, 염화마그네슘은 0.3~0.38%, 염화칼슘은 0.1%, 유산칼륨은 0.086%, 브롬, 요드, 우란, 트리움 등도 적은 양이나마 포함되어 있다. 이밖에 여러 가지 원소가 용해

되어 있는데, 그 종류는 60여 종에 달한다고 한다.

바닷물은 이와 같은 특징으로 하여 열에 의하여 천천히 덥혀지고 대기의 온도가 차가워져도 바로 차가워지지 않는 등 열용량이 많다. 그리하여 바닷물은 쉼없이 증발한다. 뿐만 아니라 파도, 밀물, 썰물에 의해 많은 화학원소들을 공기중에 퍼뜨린다. 그러므로 바닷가 공기는 바닷물의 비말에 의해서 생기는 여러 가지 염류인자들과 오존, 요드, 브롬 이온들 및 공기 음이온이 많이 들어 있다.

바닷가에는 일반적으로 수증기량이 많으며 안개가 자주 끼고 강우량이 비교적 많다. 이러한 현상은 서해안보다 동해안이 더 심하다. 또한 여름철에 낮에는 바다에서 뭍으로 센 바람이 불기도 한다. 바닷가 공기는 그곳에 먼지와 미생물들이 적고, 천식을 일으키는 알레르겐을 비롯한 유해로운 인자가 적거나 없으므로 맑고 깨끗하다.

우리나라는 삼면이 바다로 둘러싸여 있으므로 해안선을 따라 자연 경치가 좋은 곳에 요양지를 선정할 수 있는 조건으로 되어 있다. 즉 바닷물 멱감기, 공기쐼, 햇볕쬠, 모래찜질, 바닷물 흡입, 바닷물 덥혀 멱감기 등을 할 수 있는 좋은 조건을 갖추고 있다.

바닷가 기후와 건강

수증기와 염류 등을 포함하고 있는 바다공기는 사람들이 숨쉴 때 숨길과 허파를 자극한다. 바다공기 중에 있는 매우 작은 염류의 알맹이들은 숨길막에 떨어져 가는핏줄을 확장시켜 충혈을 일으킨다. 그리하여 점막세포에는 피를 통하여 많은 양의 산소와 영양물질 등이 공급되고, 효소들이 활성화되며 물질대사가 강화된다. 따라서 숨길의 선분비가 강화되는 한편 습윤한 바다공기가 점막에 닿아서 숨길이 마르는 것을 막는다.

이때 숨틀에서 일어난 자극은 머리골의 호흡중추를 흥분시켜 숨을 크고 깊게 쉴 수 있게 하여 주며, 허파의 활량을 커지게 한다. 그러므로 바다공기를 충분히 계속하여 들이킬 때 숨길 점막세포가 튼튼해져서 감기를 비롯하여 후두염, 인후염 등의 감염에 대한 저항성이 높아진다.

그리고 세포에 떨어진 염류와 수증기로 된 바다공기의 작은 알갱이들은 충혈된 허파의 벽을 통과하여 피속으로 빨려들어간다. 그리하여 피속에는 소금 성분, 칼슘, 인 등의 함량이 높아지게 된다. 한편 피톨들은 약간 불어나서 커지며 혈색소의 양과 붉은피톨의 수가 많아지게 되어 산소를 더욱 활발하게 운반하게 된다.

또한 자극성이 센 바다공기는 피부에 닿아서 살갗의 핏줄을 확장시키고 피돌림이 잘 되게 하여 물질대사를 빨라지게 한다. 이러한 현상은 바닷가에 간 처음 2~3일 동안에 두드러지게 나타난다. 그리고 살갗에 대한 이러한 자극의 되풀이 작용에 의하여 질병에 대한 저항성이 강화된다. 바닷가에서 며칠 동안 적응하면 바다공기에 포함되어 있는 요드, 브롬, 마그네슘 등의 영향을 받아 잠을 깊게 오래 잘 수 있다.

또한 바다공기는 혈압을 낮춘다. 바다공기는 전반적으로 물질대사를 강화하고 몸을 단련시켜 저항성을 높여주는 한편 칼슘을 비롯한 광물질대사를 잘 되게 함으로써 뼈를 튼튼하게 하고 빠르게 성장시키며, 병을 앓은 뒤 건강을 빨리 회복시킨다. 그러므로 바다공기는 어린이와 젊은이들의 몸단련과 건강증진에 좋으며, 늙은이들의 숨틀 계통의 폐동맥경화증, 신경쇠약 등의 치료에 좋다.

바닷물 목욕

우리 조상들은 오랜 옛날부터 대중적인 건강단련수단 및 여러 가지 질병치료법으로 바닷물 목욕을 이용해 왔다. 특히 16세기에 제주도의 나병 수용소에서는 문둥병 환자들에게 바닷물 목욕을 체계적으로 시켜 치료 효과가 좋았다는 기록도 있다.

바닷물 목욕을 하면 사람의 몸은 바닷물의 온도 · 압력 및 화학적 조성성분(무기물 및 유기물)의 작용과 햇빛의 광화학적 작용을 받는다. 또한 끊임없이 밀려오는 파도는 몸에 물리적 · 기계적 자극, 곧 맛사지 효과를 준다.

바닷물의 온도는 곳에 따라 또 계절에 따라 변동이 있는데 대개 8도에서 30도 사이이다. 그러므로 바닷물 목욕을 할 때에는 각자의 건강상태(특히 피하조직의 발달 정도)에 맞는 바닷물 온도를 알아두고, 오염 여부, 날씨, 물의 흐름과 깊이를 고려해야 한다.

바닷물에서 목욕할 때는 보통 물에서 목욕할 때보다 체온이 훨씬 더 낮아진다. 20~25도인 바닷물에서 2~3분쯤 목욕하면 체온이 1~1.5도 낮아지고 8~10분 정도 하면 3도가 낮아진다. 낮아진 체온은 1시간쯤 지나서야 정상으로 회복된다.

자료에 따르면 바닷물 목욕으로 동맥압과 맥박수의 변화 등이 일어나게 되는데, 그것은 사람의 몸에 이로운 반응과 이롭지 않은 반응형, 생리적 · 병적 · 기이적 반응형, 대상형, 아대상형, 비대상형, 대상부전형 반응으로 나뉜다.

대상형은 동맥압이 150㎜Hg까지 높아지지만 5분 안에 정상화된다. 이 형은 훈련이 불충분한 사람한테서 나타나기 쉽다. 비대상형은 동맥압이 200㎜Hg이고 5분 이상 지나야 회복된다. 이 형은 고혈압 1기와 외상증,

뇌수쇠약증이 있을 때 나타난다. 대상부전반응형은 동맥압이 200㎜Hg 정도이고 최저압도 높아지며 그 회복시간도 매우 늦다. 대체로 고혈압 2기에서 보게 된다.

이상에서 알 수 있는 것처럼 바닷물 목욕은 염통핏줄계통을 자극하고, 또 염통의 수축력과 물질대사에 영향을 끼친다.

무더운 날에는 바닷물 속에 들어가 있는 것이 오히려 염통이나 핏줄계통에 대한 부담이 적다. 바닷물 속에 들어갔다 나오면 견디기 힘들던 더위마저도 상쾌한 느낌을 갖게 한다. 이러한 느낌은 1시간까지 간다.

바닷물 목욕을 하고 나면 물 속에 얼마 동안 있었는가에 관계없이 살갗에 소금기 막이 형성된다. 바닷물 목욕을 한 다음 살갗의 물기를 수건으로 닦아내지 않고 그대로 두면 소금기의 일부가 몸 안으로 흡수되어 이차반응이 일어난다. 그러나 수건으로 닦으면 이러한 작용이 없어진다. 또한 살갗에 생긴 소금기 막은 살갗을 축축하게 만드는데, 이것은 일부 피부병에 치료 효과를 나타내기도 한다.

바닷물 목욕의 적응증은 신경쇠약, 전신영양장애, 전신무력증(특히 급성 질병을 앓고 난 뒤), 당뇨병, 통풍, 비만증, 물질대사병, 밥통과 창자의 무력증, 숨길 윗부분의 카타르와 감기의 반복, 호흡기의 만성 염증성 질병, 피부임파성 결핵, 허파의 결핵(비활동기), 피부건조증, 만성 여성생식기질환, 대상기의 위염통병, 저혈압, 가벼운 동맥경화증, 갑상선기능저하증 등이다.

그리고 바닷물 목욕을 해서 안되는 증은 급성염증성 질병, 심한 쇠약, 출혈 경향이 있는 환자, 염통·콩팥·머리골에 현저한 경화가 있는 고혈압병, 잦은 협심증 발작이 있는 판부전증, 심한 동맥경화증, 활동성 결핵, 높아진 신경 및 정신적 흥분, 뇌척수의 기질적 질병, 어지럼이 잦은 증, 정신분열증, 전간, 악성빈혈증, 백혈병, 악성종양, 갑상선기능 항진증 등이다.

특히 바닷물 목욕 때에는 유기체의 정상반응을 변화시키기 때문에 술을 마신 뒤(적은 양이라도)와 달거리 때에는 삼가야 한다.

아무튼 바닷물 목욕은 몸에 강한 자극을 주기 때문에 환자는 의사의 진찰과 지시에 따라야 한다. 바닷물 목욕의 지속시간은 바닷물 목욕 때 나타나는 상쾌한 느낌, 신선한 느낌, 힘이 솟는 느낌, 밥맛이 좋아지는 것을 기준으로 한다. 반대로 목욕 뒤에 피로한 느낌, 맥빠짐, 졸림 등의 증상이 나타나면 그것은 필요 이상으로 긴 목욕을 했다는 신호이다.

바닷물 마시기

바닷물에는 다른 물과는 달리 마그네슘 이온들이 많이 들어 있다. 우리 몸의 피속에 들어 있는 마그네슘 이온의 정상치는 1.9~2.5㎎/% 정도인데, 일종의 신경증인 식물신경성 균형장애, 염통핏줄계통 기능장애 환자들은 1.8㎎/% 이하로 낮아진다.

바닷물에는 미량원소들도 풍부하다. 생물학적 활성이 큰 미량원소들인 철·동·망간·코발트·니켈·크롬·몰리브덴·베릴리움·브롬·요드·불소·비소·인·티탄 등이 주로 이온형태로 풀려 있다. 또 바닷물에는 방사성원소와 함께 K+을 가지고 있고 유기물질도 포함되어 있는데, 그 조성성분 또한 다양하다.

탄수화물·단백질·지방·비타민·유기산·효소·호르몬과 바다 생물이 만들어내는 여러 가지 생물 활성물질들도 들어 있다. 또한 생물자극소와 자연적 항산화제도 풍부하다. 바닷물에는 또한 자연치료수단의 중요한 인자인 후민계열의 후민산과 풀보산·페노 등이 포함되어 있다.

바닷물과 혈청과 조직외액의 화학조성은 비슷하다. 그러나 마그네슘·

수소탄산염의 농도에서는 커다란 차이가 있다.

이러한 바닷물을 마시면 만성위염, 만성소대장염, 담낭염 등을 비롯한 소화기계통의 염증성 질병 및 소화기능 장애에서 오는 질병(위무력증, 변비)에 좋다. 또한 호흡기 점막의 만성염증성 질병, 알레르기성 질병(천식, 습진 등), 물질대사 및 내분비 질병(당뇨병, 내분비성 비만증, 갑상선기능저하증), 비뇨기계통 질병(신우염, 방광염), 어린이 삼출성 체질, 밥맛 떨어진 증 등에 효과가 있다. 그러나 갑상선기능항진, 염통기능부전 및 콩팥염 등에는 먹어서는 안된다.

바닷물을 마실 때는 오염되지 않은 바닷물을 떠다가 약천 또는 약솜으로 걸러서 먹는다. 바닷물은 맛이 쓰고 찬맛이 나므로 탄산수를 넣거나 방향성 물질, 또는 과일즙을 넣어서 먹는다. 하루 3번, 한 번에 50*ml*씩 밥 먹기 전 일정한 시간에 먹는다. 100*ml*까지 늘려 마실 수 있다.

그리고 바닷물을 마실 때는 소화기의 운동기능 상태에 따라 바닷물의 온도를 달리하는 것이 좋다. 즉 밥통과 창자의 굼틀운동이 강화되거나 경련할 때에는 덥힌 것을, 밥통과 창자의 굼틀운동이 무력할 때에는 차가운 것을 마신다.

건강은 부엌에서 나온다

지은이 | 정민성
펴낸이 | 김학민
펴낸곳 | 학민사

주소 | 121-080 서울시 마포구 대흥동 303번지
전화 | 716-2759, 702-3317
팩시밀리 | 703-1494
등록번호 | 제10-142호
등록일자 | 1978년 3월 22일

http : //www.hakminsa.co.kr
E-mail | hakminsa@hakminsa.co.kr

1판 1쇄 | 2002년 10월 10일

ISBN 89-7193-142-6(03510), Printed in Korea

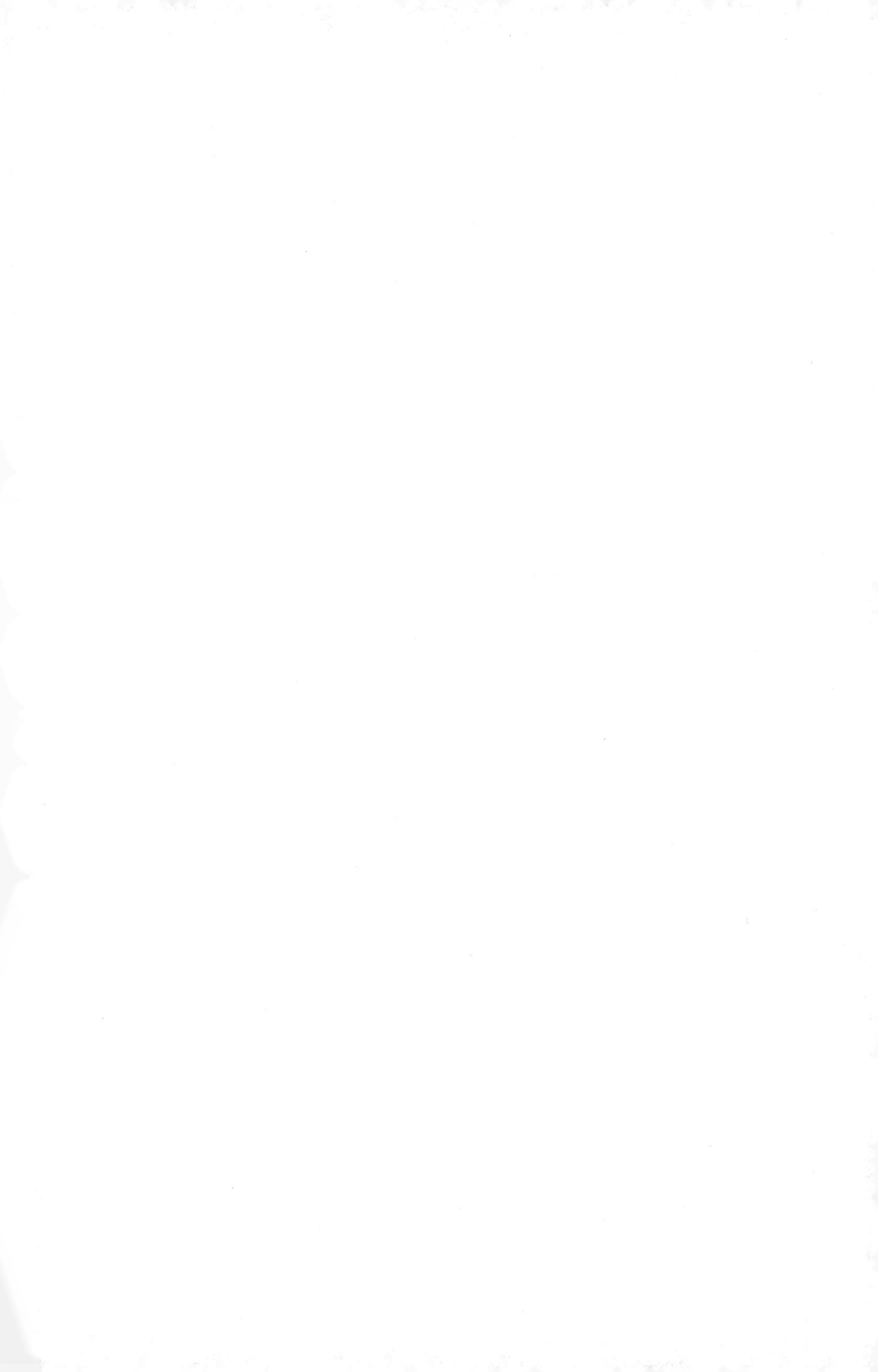